HÁBITOS SALUDABLES PARA PERDER PESO

BEN CARPENTER

HÁBITOS SALUDABLES PARA PERDER PESO

LA GUÍA DEFINITIVA PARA PERDER GRASA

LAS DIETAS NO FUNCIONAN.
LOS HÁBITOS, SÍ.

Traducción de Rocío Daniela Pereyra

Urano

Argentina – Chile – Colombia – España
Estados Unidos – México – Perú – Uruguay

Título original: *Fat Loss Habits*
Editor original: Short Books, un sello de Octopus Publishing Group Ltd.
Traducción: Rocío Daniela Pereyra

1.ª edición: enero 2026

ISBN: 979-13-87662-19-6
E-ISBN: 979-13-87750-90-9
Depósito legal: M-23.826-2025

Fotocomposición: Urano World Spain, S.A.U.

Impreso por: Liberdúplex, S.L. – Ctra. BV 2249 Km 7,4
Polígono Industrial Torrentfondo – 08791 Sant Llorenç d'Hortons (Barcelona)

Impreso en España – *Printed in Spain*

Me gustaría dedicar este libro a mi esposa.
Si ella no hubiera creído en mí, yo jamás habría tenido
el valor de empezar a escribir.

Índice

Introducción
No necesitas otra dieta

Cada vez que empieza un nuevo año, los gimnasios de todo el mundo reciben una avalancha de nuevos socios. Si te acercas al centro deportivo de tu barrio y preguntas qué meses son los más movidos, te apuesto lo que quieras a que te dirán que el pico de inscripciones es a principios de año, cuando una oleada de entusiastas se apunta, paga la cuota y empieza a ir al gimnasio como parte de sus propósitos de año nuevo.

Por desgracia, todos sabemos que esa motivación inicial suele durar poco y que, cuando termina el año, la mayoría de esos nuevos socios ya no vuelve a poner un pie en el gimnasio. Aunque a los centros de *fitness* no les gusta hablar del tema ni presumir de cuántos de esos socios ni siquiera vuelven, según un estudio realizado cn Norucga,[1] sc cstima quc más del 60 % no logra mantener una rutina regular durante los primeros doce meses. Para los gimnasios esto es ideal, porque ellos ganan dinero aunque la gente no use las instalaciones, pero es pésimo para quienes abandonan tan rápidamente el objetivo de ponerse en forma. Sin embargo, otras investigaciones dibujan un panorama aún más desalentador. Según un estudio realizado en Brasil, más del 60 % de los socios deja el gimnasio durante los primeros tres meses y apenas el 4 % sigue yendo después del primer año.[2] ¿Por qué crees que la mayoría de los gimnasios obligan a firmar una permanencia mínima de doce meses? Porque gran parte de sus ingresos proviene de la gente que se apunta pero luego deja de ir.

Si todos los que se inscribieran al gimnasio acudieran, el lugar estaría tan abarrotado que sería imposible entrenar. Su modelo de negocio se sostiene, literalmente, gracias a los que pagan pero dejan de ir.

Ahora traslada todo esto al terreno de las dietas. ¿Cuántas veces has querido perder grasa, has empezado un plan, lo has seguido durante un tiempo y has acabado tirando la toalla para volver a lo de antes? Quizá te aburriste o te costó seguirlo porque era muy difícil. O tal vez te diste cuenta de que hacer dieta no tiene nada de divertido, que podías aguantar sin comer lo que te gusta durante un tiempo, pero que, al final, la rapidez con la que bajabas de peso se vio superada por lo rápido que perdiste las ganas de vivir. En países occidentales como Estados Unidos, casi la mitad de la población adulta intenta bajar de peso, al menos, una vez al año,[3] y en muchas otras partes del mundo las cifras son igual de altas,[4] lo que es una clara señal de que estamos ante un problema muy serio.

Las dietas no funcionan. Al menos, no tal y como la mayoría de las personas suele abordarlas.

Ese patrón tan común en los gimnasios, donde la gente se apunta, abandona y luego lo vuelve a intentar, se replica en la forma en la que muchos hacen dieta. Muchos de los nuevos socios reconocen haber pasado por ciclos de peso —lo que se conoce como «efecto yoyó»— y haber recurrido a métodos poco saludables para adelgazar.[5] En definitiva, muchísima gente cae en la trampa de hacer dietas extremas, perder kilos durante un tiempo y acabar repitiendo el ciclo una y otra vez cada año. Este libro está pensado para quienes ya están hartos de eso y quieren un cambio de verdad.

Piénsalo: si te dijera que quiero jubilarme con mucho dinero y que mi plan es hacer todas las horas extra posibles durante unas semanas, para luego dejar el trabajo reventado del cansancio, ¿te parecería una buena idea? Me dirías que no tiene ningún sentido hacer eso, que lo lógico sería tener un plan estable para ganar y ahorrar dinero a largo plazo.

O imagina que te digo que quiero aprender a tocar la guitarra y que mi estrategia es practicar sin parar hasta que me sangren los dedos, para luego dejarlo a las pocas semanas, ¿crees que sería razonable? Por supuesto que no. Seguramente me dirías que, si quiero tocar bien, debería practicar con regularidad durante varios años, no darlo todo de golpe en un corto periodo de tiempo. Y que, además, si quiero seguir tocando bien toda la vida, tengo que seguir practicando siempre, no solo un par de semanas.

Y si te dijera que quiero llegar a la vejez en forma, fuerte y ágil para poder jugar con mis nietos y, con suerte, ser la persona más sana de la residencia, ¿me recomendarías entrenar a tope durante tres meses y seguir una dieta estricta, solo para dejarlo todo porque estoy harto? Tampoco.

En el fondo, sabemos que, si tenemos un objetivo a largo plazo, no tiene sentido abordarlo con hábitos que solo podemos mantener durante poco tiempo, ¿verdad? Entonces, ¿por qué la industria de la pérdida de peso insiste cada año en vendernos dietas nuevas e imposibles de mantener, en lugar de ofrecer soluciones a largo plazo?

A no ser que tu meta sea hacer una dieta estricta, perder algo de grasa y luego recuperarla para volver a empezar el mismo ciclo una y otra vez, lo mejor es dar un paso atrás y mirar el panorama completo.

Si quieres resultados que duren, debes tener claro que no necesitas otra dieta rigurosa a corto plazo, ni un plan de comidas exageradamente estricto, ni la enésima moda pasajera para perder grasa que nadie recordará en diez años. Entonces, ¿qué es lo que necesitas? Ponerte al día con lo que dicen las últimas investigaciones sobre el control del peso a largo plazo y aprender a incorporar hábitos saludables, conductas que de verdad puedas mantener en el tiempo. Mi objetivo con este libro es ayudarte a conseguir mejores resultados con menos esfuerzo, gracias a los trece hábitos saludables que vamos a ver juntos. La idea es que elijas los que mejor encajen contigo y acompañarte en el proceso de integrarlos en tu día a día.

Así que vamos a redirigir tu atención hacia lo que realmente importa. Esto es HÁBITOS SALUDABLES PARA PERDER PESO.

1
Cuál es el verdadero problema

Antes de meternos de lleno con los hábitos saludables que pueden ayudarte a perder grasa de forma duradera (de los que hablaremos en el capítulo 5), antes tenemos que ver qué factores son los que nos hacen desviarnos del camino e impiden que alcancemos ese objetivo a largo plazo. Me metí en el mundo del *fitness* cuando era un adolescente con la cara llena de granos y, como me encantaba entrenar, me ofrecí a echar una mano en el gimnasio del barrio. No tenía ningún título y me daba igual qué tareas iba a hacer allí, solo sabía que era el camino profesional que quería seguir. Empecé atendiendo el teléfono, limpiando las máquinas y asegurándome de que nadie se hiciera daño por usarlas mal. Más tarde, en 2006, me formé como entrenador personal, así que podría decirse que he pasado toda mi vida adulta trabajando en la industria del *fitness*. He tenido la suerte de dedicar miles de horas no solo a trabajar cara a cara con personas como tú, sino también a hablar con ellas en redes sociales. Así que créeme cuando te digo que he hablado con más gente sobre sus objetivos de salud y forma física que casi cualquier otra persona en este planeta, y eso me coloca en una posición privilegiada para detectar patrones y tendencias que se repiten.

¿Cuál crees que es el principal objetivo de la mayoría de las personas que acuden a mí en busca de ayuda? Perder grasa corporal gana por goleada. Claro que muchos quieren aumentar su fuerza, estar más en forma o mejorar su salud en general, y también hay un pequeño grupo que tiene objetivos más concretos, como ser más ágiles para trabajar haciendo *pole dance* o fortalecer el cuello para evitar un KO jugando al rugby (sí, los dos son ejemplos reales). Pero, de lejos, la pérdida de grasa es la meta más deseada.

Y no es ninguna sorpresa. Al fin y al cabo, mucha gente siente que lucha constantemente con su peso. Lo que quizá llama más la atención es que, en el caso de las personas con mayor peso, ocuparse de ese aspecto suele tener más prioridad que otros objetivos sumamente importantes, como mejorar la salud, la forma física o el bienestar.[1]

Escala de importancia de los motivos para realizar actividad física según personas con obesidad[2]

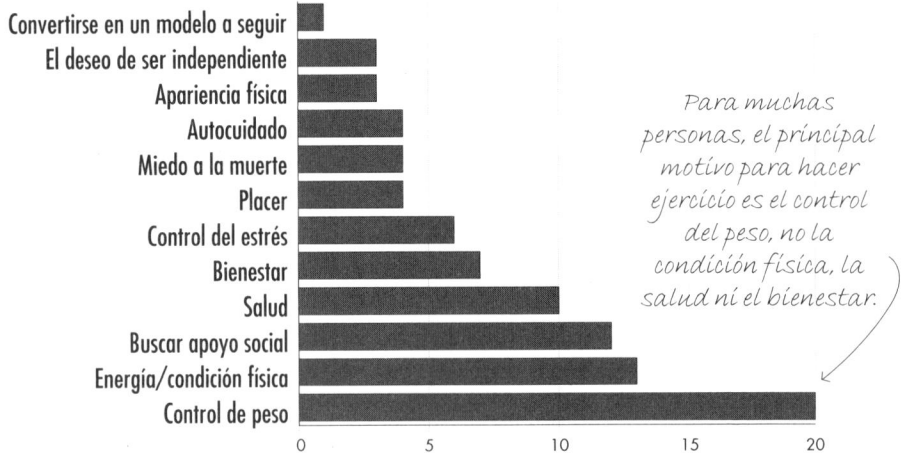

Para muchas personas, el principal motivo para hacer ejercicio es el control del peso, no la condición física, la salud ni el bienestar.

Las razones que hay detrás de este hecho son muy complejas. Si bien hay muchas personas que quieren hacer dieta porque creen que así mejorarán su salud, las principales razones que los motivan a hacerlo suelen ser la apariencia física y la autoestima.[3] Por desgracia, esto también puede estar impulsado por influencias externas negativas, como la presión social por parte de amigos o familiares o por haber sufrido algún episodio de discriminación debido a su peso.[4] La gente piensa que, quizá, si adelgaza, los demás los considerarán más atractivos o se sentirán más a gusto con su propio cuerpo. Muchas veces dicen que tienen previstas unas vacaciones y les preocupa sentirse incómodos en la playa, o que acaban de volver al mundo de la soltería y creen que, si adelgazan, tendrán más probabilidades de encontrar pareja. En realidad, esto habla más de cómo creen que los van a tratar los demás que de cómo se sienten consigo mismos.

Una tendencia que no deja de crecer

Si con el tiempo has notado que has ganado unos kilos o que no te sientes del todo a gusto con tu peso, tienes que saber que no eres el único. En los últimos cincuenta años se ha dado una tendencia hacia el aumento de peso corporal en toda la población mundial, algo que se puede observar en todos los grupos de edad y sexo. Entre 1975 y 2016, se calcula que el número de niñas con obesidad creció de 5 a 50 millones; el de niños, de 6 a 74 millones; el de mujeres, de 69 a 390 millones; y el de hombres, de 31 a 281 millones.[5] Aunque hay diferencias según el país, la tendencia se repite en casi todo el mundo.

La llamada «epidemia de obesidad» es un tema que está en boca de todos, ya que tener un porcentaje elevado de grasa corporal se asocia con riesgos para la salud como enfermedades cardiovasculares,[6] insuficiencia cardíaca,[7] varios tipos de cáncer,[8] diabetes tipo 2,[9] artrosis de rodilla,[10] peor calidad de vida[11] y mayor riesgo de mortalidad general.[12] En pocas palabras: si ganas mucho más peso del que tienes ahora, tu salud podría verse comprometida. Esto no significa que las personas que pesan menos sean necesariamente más sanas que quienes pesan más, ni que todas las personas con cuerpos grandes tengan problemas de salud. Mucho menos justifica que se ridiculice o discrimine a alguien por su aspecto físico; algo que, por desgracia, ocurre a menudo en el caso de las personas con cuerpos más grandes. Simplemente significa que el riesgo de sufrir ciertos problemas puede aumentar si se gana mucho peso y que, en algunos casos, el estado de salud puede mejorar con la pérdida de peso.

Ahora bien, también hay un dato curioso que a mucha gente se le escapa. A pesar de que, a nivel mundial, cada vez pesamos más, el porcentaje de personas que intentan activamente perder peso también parece ir en aumento, no a la baja. Por ejemplo, según algunas estimaciones de Estados Unidos, entre 1950 y 1966, alrededor del 7 % de los hombres y el 14 % de las mujeres declararon que estaban intentando adelgazar.[13] A finales de los años ochenta, esta cifra había subido a aproximadamente el 24 % de los hombres y el 39 % de las mujeres.[14,15] Esto siguió creciendo entre 1999 y 2016, cuando el porcentaje de adultos estadounidenses que dijo estar intentando perder peso volvió a aumentar, del 34 al 42 %.[16] Según los datos más recientes, los Centros para el Control y la Prevención de Enfermedades (CDC, por sus siglas en inglés), la agencia nacional de salud pública de Estados Unidos, indican que casi la mitad de todos los adultos y casi el 40 % de los adolescentes intentaron adelgazar el año pasado, y estas cifras son aún más altas entre mujeres y niñas.[17,18] Muchas veces se asocia erróneamente el aumento de peso con la falta de voluntad, pero si toda la sociedad realmente fuera perezosa y no tuviera autocontrol, lo lógico sería ver menos gente a dieta, no más. Si ahora hay más personas que nunca intentando perder peso, eso no sugiere que hayamos dejado de preocuparnos, ¿verdad? Está claro que aquí pasa otra cosa. Dado que la sociedad ha ido ganando peso, tiene sentido que, en respuesta, cada vez más personas intenten adelgazar, ¿no? Pero la creciente «epidemia de obesidad» de la que tanto se nos advierte demuestra con claridad que este aumento de las dietas no está resolviendo el problema, sino que, más bien, se parece más a intentar apagar un incendio forestal con un vaso de agua.

Prevalencia de obesidad (IMC ≥30 kg/m²) entre 1975 y 2016 según región geográfica[19] (datos correspondientes a mujeres de 20 años o más).

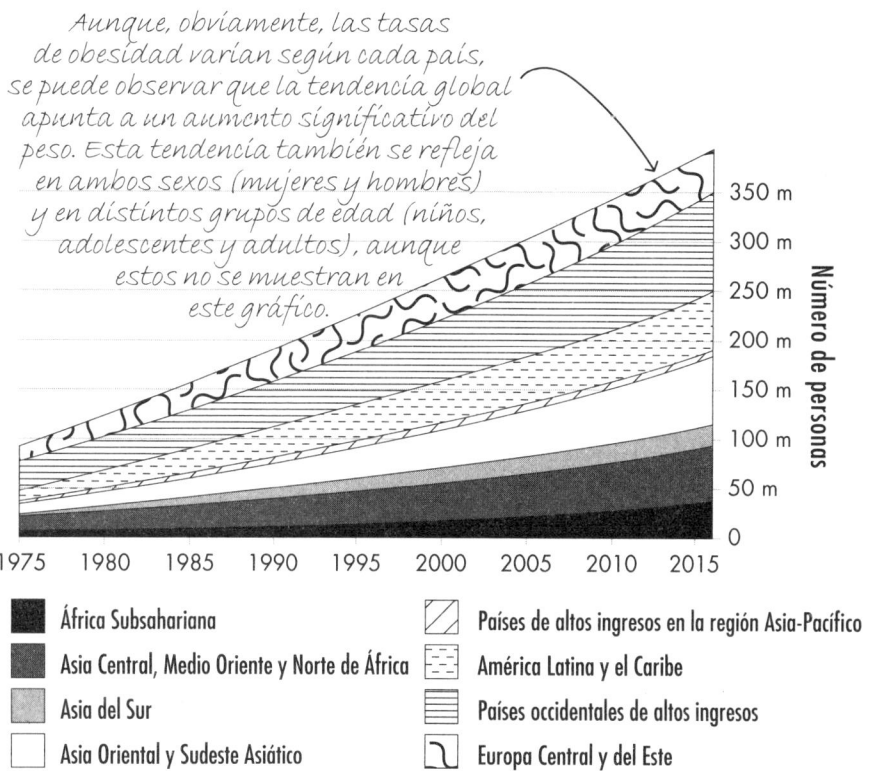

Aunque, obviamente, las tasas de obesidad varían según cada país, se puede observar que la tendencia global apunta a un aumento significativo del peso. Esta tendencia también se refleja en ambos sexos (mujeres y hombres) y en distintos grupos de edad (niños, adolescentes y adultos), aunque estos no se muestran en este gráfico.

Número de personas

350 m
300 m
250 m
200 m
150 m
100 m
50 m
0

1975 1980 1985 1990 1995 2000 2005 2010 2015

■ África Subsahariana

◩ Países de altos ingresos en la región Asia-Pacífico

■ Asia Central, Medio Oriente y Norte de África

▨ América Latina y el Caribe

▨ Asia del Sur

▤ Países occidentales de altos ingresos

□ Asia Oriental y Sudeste Asiático

⌐ Europa Central y del Este

Esto nos enseña una lección importantísima, y permíteme darte un ejemplo para que se entienda mejor. Imagina que estás al mando de todo un país y te llega la noticia de que la tasa de personas sin hogar está aumentando. Como tú eres una persona que se preocupa por los demás (o eso espero), quieres encontrar una solución al problema, así que necesitas diseñar una estrategia para ayudar a esa gente. Para empezar, tu asesor te dice que lo primero que debes hacer es decirle a toda persona en situación de calle que tiene que esforzarse más para encontrar una vivienda. En teoría, suena lógico, así que decides seguir adelante con el plan. Al cabo de un tiempo, notas que la tasa de personas sin hogar sigue aumentando, pero, a la par, observas que cada vez hay más gente buscando activamente un lugar donde vivir. Empiezas a sospechar que esa estrategia no está dando resultado y te preguntas cuál podría ser la verdadera raíz del problema. ¿Hay una crisis del coste de la vida? ¿Se ha desplomado la economía? ¿No hay suficientes viviendas disponibles? ¿Hay escasez de empleos y, por tanto, la gente no tiene ingresos para pagar un alquiler? Esos son los verdaderos factores que hay detrás del problema.

Pues bien, si cada vez hay más personas que poco a poco ganan peso a pesar de que un porcentaje cada vez mayor intenta perderlo, debemos detenernos a pensar cuáles son las causas de fondo. No se trata de una cuestión individual: hay un problema sistémico mucho más grande detrás. La «epidemia de obesidad» está tan extendida que muchos investigadores se rompen la cabeza intentando averiguar cuántos factores influyen en el aumento de peso.[20,21,22] De hecho, es un problema tan complejo que resulta sorprendentemente difícil señalar exactamente qué lo está impulsando a nivel mundial,[23] pero veamos cuáles son algunos de los principales responsables.

¿Qué hay realmente detrás de la epidemia de obesidad?

Si quisieras ganar mucho peso en un período muy corto de tiempo, ¿qué harías? La respuesta es obvia: comer mucho y hacer poco ejercicio. En el fondo, ganar peso es un simple desequilibrio entre la energía que consumes y la que gastas. Si quieres perder peso, te dicen que comas menos y que te muevas más.

Parece fácil, ¿verdad? Entonces, la pregunta del millón es: ¿por qué demonios a tanta gente le cuesta tanto?

Estilos de vida sedentarios

Retrocedamos unos setenta años, antes del gran aumento de peso que se empezó a registrar a partir de los años setenta. Piensa en cómo habría sido tu vida en comparación con cómo es ahora. En aquel entonces, la tecnología no estaba tan desarrollada, así que no pasabas la jornada laboral frente al ordenador en la oficina, ni trabajabas desde la comodidad de tu casa con el portátil sobre la mesa. Los televisores no eran tan comunes como hoy en día, y desde luego no tenías cientos de canales ni miles de series y películas al alcance de tu mano, así que las probabilidades de pasarte la noche haciendo maratones de tu serie favorita eran prácticamente nulas. En especial porque ni siquiera existía el mando a distancia. Hoy en día, la idea de levantarse y pulsar un botón cada vez que quieres cambiar de canal suena absurda y definitivamente interrumpiría la consulta del catálogo que incentivan las plataformas de *streaming*. Las consolas de videojuegos todavía no existían, así que la idea de un niño completamente enganchado a la pantalla era inimaginable. Y la posibilidad de que jugaran a sus videojuegos favoritos desde el móvil o la tablet era inconcebible. Hoy por hoy, la tecnología nos sirve como fuente de entretenimiento, pero gran parte de este nos lleva a ser más sedentarios.

También puede facilitarnos la vida: tenemos más acceso a coches y transporte público, así que caminamos mucho menos que antes. Además, las escaleras mecánicas y los ascensores nos ahorran el esfuerzo de subir escaleras. Gracias a internet, podemos comprar lo que queramos sin tener que movernos de casa. Tenemos lavadoras y lavavajillas que lo hacen todo pulsando un botón, sin tener que fregar ni lavar a mano. Ni siquiera hace falta gastar energía para cepillarse los dientes: muchos solo sujetan el cepillo eléctrico dentro de la boca y dejan que las vibraciones hagan su trabajo.

Hace mucho tiempo, si querías sobrevivir, tenías que salir a cazar o recolectar tu propia comida, y luego, con paciencia, cocinarla sobre un fuego que tú mismo habías encendido. Cuánto esfuerzo para una sola comida, ¿verdad? Hoy por hoy, aunque tenemos tiendas cerca que nos ofrecen de todo, lo cierto es que ni siquiera necesitamos salir de casa si no nos apetece. Bastan un par de clics en el ordenador para que alguien nos traiga la comida hasta la puerta. No es que nos estemos volviendo más vagos como tal, sino que usamos la tecnología a nuestro favor para ahorrarnos tiempo y energía. Si una empresa ofrece envío a domicilio, eso nos permite dedicar ese tiempo a otra cosa: trabajar más, jugar con nuestros hijos o simplemente descansar porque estamos reventados después de un día largo.

Muchos pasamos años —incluso décadas— repitiendo la misma rutina: nos despertamos, nos metemos en el coche para ir al trabajo, subimos en el ascensor que nos lleva a la oficina y pasamos allí ocho horas frente a un escritorio. Luego bajamos en el mismo ascensor, volvemos al coche para regresar a casa y dedicamos lo que queda del día a estar tirados en el sofá. En general, el entorno en el que vivimos nos lleva a gastar menos energía que nunca, así que ¿por qué nos sorprende no ser tan activos como quisiéramos? Para escribir este libro, pasé algo más de un año sentado enfrente del portátil. A veces tengo que obligarme a salir de casa porque el contador de pasos del reloj inteligente me lanza indirectas de que me estoy convirtiendo en un ermitaño que pasa el 95 % del tiempo prácticamente sin moverse. Pero eso no quiere decir que sea perezoso; simplemente es mi trabajo.

El caso es que, si moverse menos es uno de los factores que más contribuyen a ganar peso, entonces hemos dominado ese arte a la perfección. Se cree que la inactividad física es una de las principales razones por las que hoy pesamos más que antes.[24,25,26,27] No sé tú, pero la única forma que tengo de moverme aún menos durante mi jornada es meterme en la cama con el portátil y escribir el libro allí.

El acceso a la comida rápida

Por supuesto, la otra parte de la ecuación es comer más, y quizá no te sorprenda saber que lo que comemos hoy en día también ha cambiado un poquito. Bueno, en realidad decir «un poquito» es quedarse corto: la forma en que comemos hoy no tiene absolutamente nada que ver con cómo se comía antes, por tantísimos motivos que sería imposible enumerarlos todos. A modo de ejemplo, imagina que eres un niño que nace hoy y compara tu entorno con el de un niño nacido hace cien años.

En primer lugar, crecerás rodeado de más locales de comida rápida que en cualquier otro momento de la historia. El primer local de McDonald's abrió en 1955 y, en el momento de escribir esto, la cadena afirma tener más de 38.000 locales en más de cien países.[28] El primer Kentucky Fried Chicken abrió en 1952 y hoy en día aseguran tener más de 25.000 restaurantes en más de 145 países.[29] Y, como esas, hay más historias parecidas: Pizza Hut y Burger King tienen más de 19.000 restaurantes cada una.[30,31] Este dato por sí solo ya demuestra cuánto ha cambiado el panorama de la alimentación. Si hubieras nacido hace cien años, no te rodearía esta abundancia de comida rápida alta en calorías, frita, con mucho azúcar, facilísima de conseguir y diseñada para ser deliciosa. Teniendo en cuenta que solo estas cuatro cadenas suman más de 100.000 locales y juntas valen cientos de miles de millones de dólares, está claro que son un factor cada vez más grande e influyente dentro de nuestra oferta alimentaria.

A medida que los restaurantes de comida rápida y de «servicio rápido» se han vuelto cada vez más comunes, no es de extrañar que muchos acabemos cayendo en la tentación de la comodidad que supone que te sirvan la comida al instante. Al fin y al cabo, si tenemos un día muy atareado en el trabajo, podemos meternos en un local de comida rápida a la hora de comer, disfrutar de algo sabroso y terminar en mucho menos tiempo del que nos llevaría preparar esa comida si la hiciéramos desde cero. Si tomamos a Estados Unidos como ejemplo concreto, en 1978 se estimaba que el 82 % de la dieta media se basaba en comida preparada en casa, pero veinte años después esa cifra había bajado al 68 % porque la gente empezó a consumir más comida para llevar y de restaurantes. En 1978, el 4 % de la dieta media de un adulto provenía en concreto de restaurantes de comida rápida, y en solo veinte años esa cifra se triplicó hasta llegar al 12 %.[32] A medida que los locales de comida rápida ganaron popularidad, ampliaron sus menús para atraer a más clientes con una mayor variedad de platos sabrosos, muchos de los cuales acabaron siendo más grandes y más calóricos que antes.[33] Varios estudios han analizado el tamaño de las raciones en restaurantes de comida rápida y de algunas marcas populares de ultraprocesados (como chocolatinas o refrescos) y han descubierto que ciertos productos ahora son cinco veces más grandes que cuando se lanzaron al mercado.[34] En los años setenta, las marcas empezaron a ofrecer raciones mucho más grandes de lo que recomendaban las autoridades, lo que sugiere que la comida que compras hoy probablemente sea bastante más grande que su equivalente hace cincuenta años o más.[35]

Evolución del tamaño de las porciones en el mercado estadounidense: comparación entre el tamaño original de los productos en el momento de su lanzamiento y su tamaño en 2021[36]

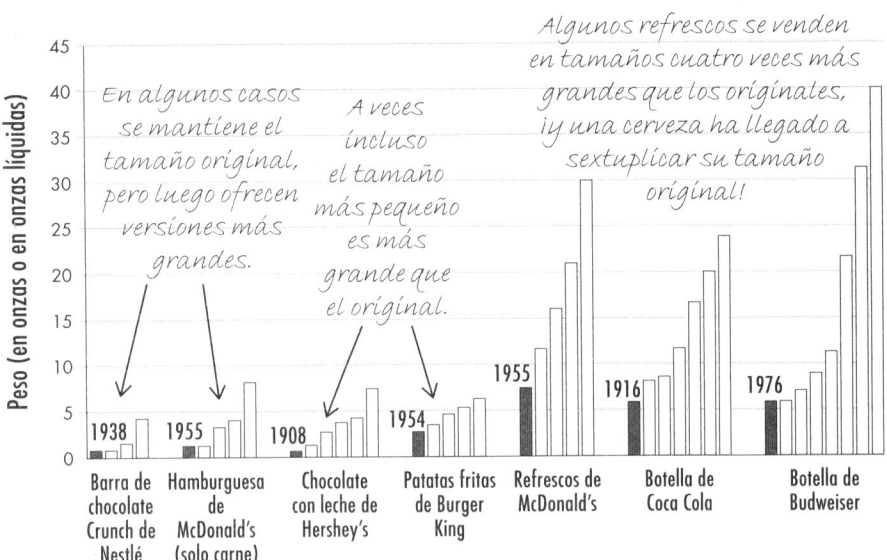

Según algunas estimaciones recientes, más de la mitad de los adultos estadounidenses comen todos los días en restaurantes convencionales y de comida rápida, y la comida rápida en concreto constituye aproximadamente el 37% de su ingesta calórica diaria total.[37] Los locales de comida rápida suelen estar más presentes en zonas de bajos ingresos y son menos habituales en barrios acomodados,[38] lo que significa que este tipo de comida, tan calórica, resulta una opción más atractiva para quienes tienen menos recursos. Al fin y al cabo, si le das a tu hijo adolescente cinco dólares para comer, podrá comprarse una hamburguesa con queso, patatas fritas y un refresco y aún le sobrará algo de dinero. ¿Para qué iría al local de comida saludable que está al lado, donde le cobran más por una ensalada aburrida y carísima?

A mi parecer, no es ninguna sorpresa que consumamos más comida rápida que antes, teniendo en cuenta que suele ser más barata, resulta más sabrosa gracias a la grasa, el azúcar, la sal y los aditivos, y además es más práctica que la mayoría de las demás opciones. Culpar a la gente por comer comida rápida es como ponerle delante una tarta deliciosa a una persona hambrienta y luego regañarle por comérsela. Si crecemos rodeados de restaurantes de comida rápida, no debería sorprendernos que elijamos comer allí.

El avance de los alimentos precocinados

Por supuesto, la comida rápida no es la única que ha ganado popularidad: también lo ha hecho la creciente variedad de alimentos tipo *snack* altos en calorías. Este tipo de productos se conocen como «alimentos discrecionales»: no forman parte de las comidas principales, suelen tener un alto contenido en azúcares, grasas y calorías, y no deberían suponer una gran parte de tu dieta.[39] Y cuando te entra el hambre, pero aún no puedes tomarte un descanso para prepararte una comida de verdad... ¿qué puedes comer?

Bueno, no te preocupes: hay muchísimas opciones a tu alrededor entre las que puedes elegir.

Cuando echas gasolina y entras a pagar, ¿qué sueles encontrar en el mostrador? Una variada selección de chocolatinas y golosinas situadas estratégicamente para tentarte y que añadas algo más a tu compra, para así darles más dinero. Si caminas por una calle de cualquier ciudad, seguramente verás tiendas de dónuts, quioscos que venden galletas o cafeterías con tartas y pasteles llamativos en el escaparate intentando captar tu atención. Este tipo de alimentos son de consumo ocasional y suelen ser prácticos, deliciosos y muy poco nutritivos.

Aunque cada vez son más habituales, en realidad es muy difícil estudiar su impacto de forma global, ya que no se puede contabilizar a todos los proveedores de estos productos en toda una ciudad. Sería más fácil contar los granos de arena en una playa mientras sopla un huracán. Lo que sí se puede hacer es fijarse en un ejemplo concreto, como las máquinas expendedoras. No es que sean una novedad, pero sí lo es lo fácil que es toparse con una de ellas hoy en día. Si pasas por un aeropuerto, una estación de tren o bus, un campus universitario, una escuela o el comedor de una oficina, lo más probable es que veas una como mínimo. Se las ha criticado mucho por fomentar un ambiente obesogénico (una forma elegante de decir que es «un entorno que favorece el aumento de peso»[40]). Esto se debe a que casi siempre están llenas de *snacks* calóricos y apetecibles que puedes comer sobre la marcha. De vez en cuando, también podemos toparnos con alguna máquina expendedora que ofrezca opciones más saludables, pero lo cierto es que no son muy comunes. La comida fresca y nutritiva no combina muy bien con estas máquinas, por motivos obvios. ¿Te imaginas qué pasaría con una máquina llena de ensaladas listas para comer y frutas lavadas y frescas? La comida empezaría a estropearse si no se vacía y se repone con frecuencia, lo que supone un coste adicional para el negocio. Ver una manzana podrida o una ensalada con moho detrás del cristal no es precisamente una imagen que te anime a meter tus monedas en la máquina, ¿verdad? Por suerte, tenemos las chocolatinas, las patatas fritas y las golosinas para salvar la papeleta gracias a su larga vida útil, ya que requieren un mantenimiento mínimo de la máquina. Según un análisis que se llevó a cabo en escuelas estadounidenses, los productos más habituales en las máquinas expendedoras eran patatas fritas, galletitas saladas, bizcochos, galletas, barritas y otros productos horneados. Menos del 1 % de las máquinas contenía alimentos más nutritivos, como fruta deshidratada, verduras y yogures, y exactamente el 0 % ofrecía fruta fresca o ensaladas.[41] Esto es un problema, dado que la gente solo compra los alimentos que tiene delante (¡qué sorpresa!), lo que significa que las máquinas expendedoras tienen la capacidad de influir de forma inconsciente en nuestros hábitos alimentarios.[42] Si en las escuelas solo hay máquinas con productos de escaso valor nutricional, eso es lo que los alumnos acabarán comiendo.[43] En cambio, si estuvieran llenas de opciones más saludables, su salud se vería beneficiada. Por tal motivo, los Gobiernos a veces intervienen y exigen que estas máquinas ofrezcan alternativas más sanas, como el programa *Smart Snacks in Schools* [«Snacks saludables en las escuelas»] del Departamento de Agricultura de Estados Unidos, que prohíbe los productos con un exceso de calorías, azúcares y grasas.

Aunque estas máquinas llenas de *snacks* hipercalóricos son muy comunes en las escuelas,[44] también generan preocupación en las universidades,[45] lugares de trabajo como hospitales[46,47,48] y otros lugares públicos como estaciones de tren.[49] Básicamente, los humanos tendemos a comer lo que nos resulta más práctico y accesible; por ello, disponer constantemente de *snacks* es un obstáculo moderno que ha transformado radicalmente nuestra forma de alimentarnos.

Para ilustrar esto, un estudio puso a prueba si se podía influir en los hábitos alimentarios de los consumidores en un *self-service* utilizando el sistema de semáforo nutricional, que en algunos países aparece en los envases. El objetivo era que se compraran más bebidas «verdes», como el agua, y menos bebidas «rojas», como los refrescos azucarados.[50] Además de este sistema con códigos de color, cuyo objetivo era incentivar a la gente a elegir opciones más saludables, reorganizaron el recinto para que las bebidas verdes estuvieran a la altura de los ojos y junto a la caja, lugar que normalmente se reservaba para los refrescos azucarados. Seis meses después, las ventas de refrescos se redujeron notablemente y se vendió más agua. Si es posible lograr que la gente consuma más o menos de ciertos productos solamente cambiando lo fácil que resulta acceder a ellos en un *self-service*, imagina el impacto que tiene rodear a toda una población de *snacks* calóricos en máquinas expendedoras, gasolineras, cajas de supermercados, cafeterías y puestos de comida.

Cómo pueden influir las tiendas en lo que vas a comprar sin que lo notes

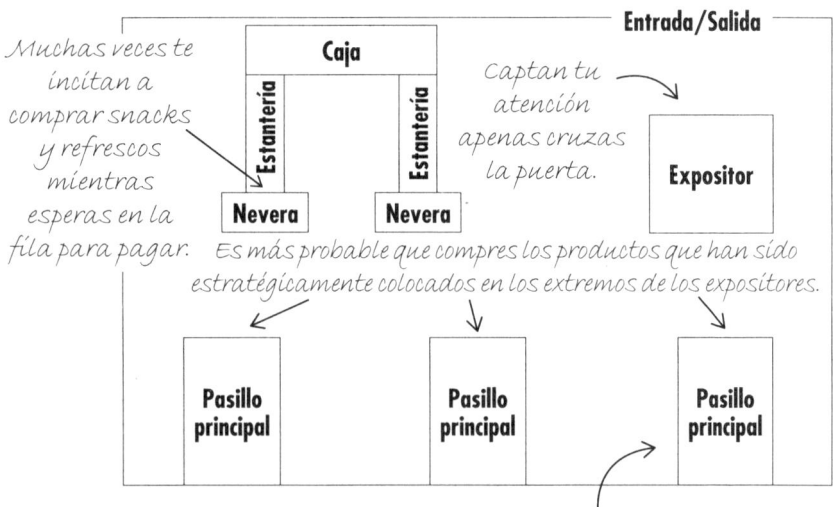

Muchas veces te incitan a comprar snacks y refrescos mientras esperas en la fila para pagar.

Captan tu atención apenas cruzas la puerta.

Es más probable que compres los productos que han sido estratégicamente colocados en los extremos de los expositores.

También colocan a la altura de los ojos aquellos productos que quieren que compres, y los distribuyen por toda la tienda.

El auge de los ultraprocesados

Ahora que ya estamos de acuerdo en que la comida se ha vuelto más práctica y accesible hasta el punto de rodearnos por todas partes, es momento de hablar del verdadero núcleo del problema: el procesado de los alimentos. Cuando entras a un supermercado grande, te encuentras con muchos alimentos que no se parecen a absolutamente nada de lo que había hace cincuenta años. Los cereales, por ejemplo, han pasado de ser unas pocas opciones básicas y sin gracia a contar con una variedad tan grande que ocupan un pasillo entero. ¿Qué tipo de desayuno prefieres? ¿Una opción con frutas, caramelo, canela o chocolate? No te preocupes: hay de todo para elegir. Algunos hasta incluyen malvaviscos, trozos de galleta o relleno de chocolate real. Muchos de estos cereales «de desayuno» son tan deliciosos que, sin lugar a duda, podrían venderse como postres. También hay pasillos dedicados a *snacks*, como patatas fritas de bolsa, golosinas, galletas, helados y refrescos. Además, las grandes empresas de alimentación (que ganan millones) contratan equipos enteros para que sus productos sean tan irresistibles que, una vez los pruebes, su sabor te haga repetir. Pueden ajustar la cremosidad de un helado, la textura crujiente o blandita de una galleta, lo dulce y sabroso que es un refresco o lo atractivo que se ve un caramelo, todo para aumentar sus cifras de ventas. Si sientes que no puedes dejar de comer este tipo de productos, es porque están diseñados precisamente para eso. Aunque la «adicción a la comida» es una idea muy discutida, cada vez hay más pruebas de que muchos ultraprocesados se asocian a conductas parecidas a la adicción: antojos intensos, comer más cantidad de la que querías y dificultad para reducir el consumo, aunque lo intentes.[51] Si piensas en qué alimentos te susurran inconscientemente que sigas comiendo, probablemente te vengan a la cabeza productos ultraprocesados como el chocolate, las tartas, los dónuts, los helados y las galletas.

Cabe destacar que el procesado de los alimentos no es algo «malo» en sí. De hecho, tiene muchas ventajas, como que los productos sean más seguros y duraderos, lo que hace que sean más baratos para los consumidores.[52, 53] Por ejemplo, se pueden tomar cereales como el maíz o el trigo y transformarlos en copos de desayuno, panes o pastas, que son económicos, fáciles de distribuir y se conservan bien, lo que los convierte en una opción ideal para alimentar a poblaciones enteras. En épocas de escasez de alimentos, esto puede salvar vidas, literalmente. Ni siquiera los ultraprocesados son siempre malos por definición, sino que se trata de una etiqueta cómoda para referirse a muchos productos industriales ricos en calorías y pobres en nutrientes. Por ejemplo, algunos estudios han demostrado que no todos los subgrupos se asocian a un deterioro en la salud: los productos integrales ultraprocesados no se relacionan con factores de riesgo cardiometabólico como ocurre con otros ultraprocesados;[54] los productos lácteos e integrales pueden estar asociados a menor riesgo de diabetes tipo 2;[55] y los yogures y *snacks* lácteos, con menor riesgo de cáncer colorrectal en mujeres.[56] Sin embargo, a medida que la industria alimentaria ha evolucionado, esos mismos cereales que nos dieron panes y pastas integrales (que a veces también se clasifican como «ultraprocesados») han dado pie a la proliferación de cadenas de galletas, franquicias de dónuts fritos y refrescos de colores chillones cargados de azúcar. Hoy, los alimentos hipercalóricos e hiperpalatables (una forma técnica de decir «increíblemente deliciosos») dominan la oferta alimentaria. Este cambio ha provocado un daño colateral evidente para nuestra salud: las dietas ricas en ultraprocesados se relacionan con un mayor riesgo de problemas graves, como morir antes de tiempo (en general y por enfermedades cardíacas), obesidad o cáncer.[57] Estos alimentos ultraprocesados, ricos en calorías y pobres en nutrientes, están desplazando poco a poco a los alimentos más saludables, y este cambio de patrón alimentario está perjudicando seriamente la salud de la sociedad. Es difícil prever en qué momento frenará esta tendencia, porque una vez que la pasta de dientes sale del tubo, es casi imposible volver a meterla (hablando en términos metafóricos). Intentar que la gente consuma menos ultraprocesados y más frutas, verduras, legumbres (como alubias, guisantes y lentejas), proteínas magras y cereales integrales (como arroz integral, avena o pan integral) es como empujar una roca colina arriba, pero una colina que cada vez se hace más empinada y resbaladiza.

Aunque es sorprendente lo poco que se estudia qué impacto tienen estos alimentos en nuestro peso corporal, hubo un estudio gracias al cual se comprobó qué ocurriría si a un grupo de personas se les daba una dieta totalmente sin procesar o una dieta completamente ultraprocesada.[58] Los participantes vivían en un centro donde todas las comidas estaban calculadas y controladas al detalle para asegurarse de que solo comieran lo que se les proporcionaba, pero podían comer la cantidad que quisieran. Aquellos que seguían la dieta ultraprocesada, consumían de forma natural unas 508 calorías más al día, lo que se tradujo en un aumento de peso y grasa corporal. En cambio, quienes seguían la dieta con alimentos sin procesar, empezaron a perder grasa y peso de forma natural, a pesar de que el estudio duró muy poco tiempo. Aunque «ultraprocesado» es un término muy amplio que engloba alimentos muy diversos (algunos más nutritivos, otros más sabrosos o más saciantes), el estudio demuestra que, de media, estos productos tienden a perjudicar más la regulación del apetito. Es decir, comer más ultraprocesados nos lleva de forma natural a consumir más energía, lo que favorece el aumento de peso. Teniendo en cuenta que estos productos cada vez ocupan más espacio en nuestra alimentación, no debería ser ninguna sorpresa que la sociedad esté ganando grasa corporal de forma gradual. Curiosamente, en este estudio la dieta sin procesar costó casi un 50 % más de preparar, lo que refuerza la idea de que muchas personas acaban recurriendo a alimentos de menor calidad porque es lo único que pueden permitirse.

Ingesta calórica (arriba) y variaciones del peso corporal (abajo) durante una dieta exclusivamente ultraprocesada y otra no procesada[59]

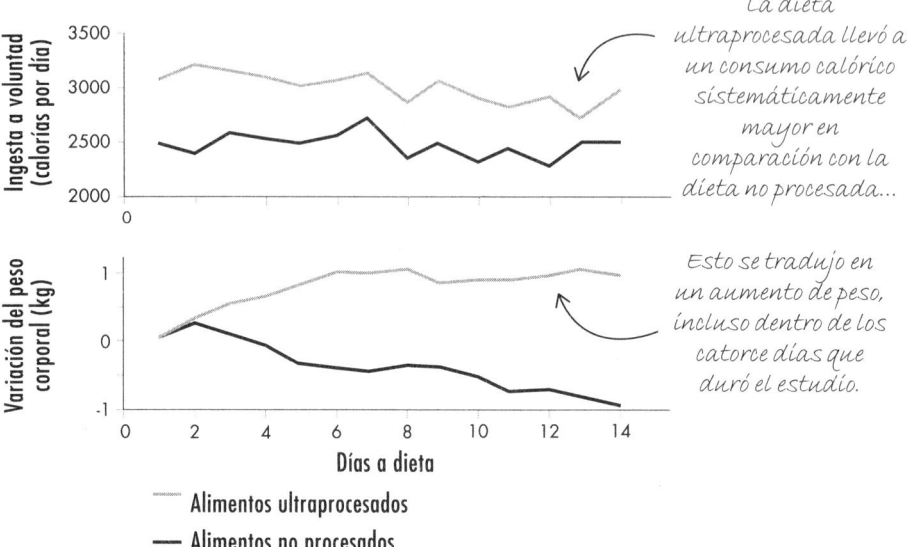

La dieta ultraprocesada llevó a un consumo calórico sistemáticamente mayor en comparación con la dieta no procesada...

Esto se tradujo en un aumento de peso, incluso dentro de los catorce días que duró el estudio.

Días a dieta

.... Alimentos ultraprocesados
—— Alimentos no procesados

El papel de la publicidad

Cada vez que vas al supermercado de tu barrio, lo primero que ves son los carteles brillantes y anuncios que promocionan los nuevos productos de oferta. No suelen ser precisamente los más nutritivos, pero muchos de ellos están incluso más baratos que los que compras normalmente. Empiezas a salivar porque tienen una pinta increíble, así que sumas algunos al carrito. Cuando llegas a casa y los pruebas, descubres que están deliciosos y superan ampliamente a tus comidas favoritas de siempre. Vas a volver a comprarlos cuando pases por la tienda, ¿verdad? Este es solo un ejemplo de cómo la publicidad de los alimentos puede calar en tu subconsciente e influir sutilmente en lo que decides comer. En los medios hay muchos más casos como este. ¿Alguna vez te ha pasado que estabas viendo la tele y, de repente, aparecía un anuncio con un primer plano en cámara lenta de un refresco bien frío, alguien cortando una porción de pizza bajo una iluminación de película o una jugosa hamburguesa con patatas que, claramente, se ve mil veces mejor ahí que cuando la compras en una cadena de comida rápida? Estos son los ejemplos más obvios de publicidad alimentaria, pero también hay formas mucho más discretas, como la colocación de un producto. Por ejemplo, estás viendo una película y de repente uno de los protagonistas aparece comiendo comida rápida con el logo bien visible, o estás viendo algún deporte y tu atleta favorito sale en una rueda de prensa con un refresco colocado estratégicamente sobre la mesa, porque las marcas pagan para estar ahí. Los anuncios de comida en televisión tienen la capacidad de hacer que los niños coman más casi al instante.[60] Este factor, que alimenta el actual ambiente obesogénico, ha generado tanta polémica que la Organización Mundial de la Salud (OMS) ha intervenido y ha pedido a los Gobiernos que restrinjan la publicidad de alimentos y bebidas dirigida a menores,[61] de la misma forma que hoy en día se han endurecido las normas para anunciar tabaco y alcohol. Todos estos elementos son pequeñas piezas del rompecabezas que nos ayudan a comprender por qué los ultraprocesados ya constituyen la mayor parte de una dieta promedio: se estima que representan cerca del 60 % de la dieta en adultos, y hasta un 70 % en adolescentes.[62,63]

Por eso, la «epidemia de obesidad» no debería tratarse de echarte la culpa a ti ni a nadie en particular, sino que debería verse dentro del contexto de los grandes cambios que han llevado a la sociedad a pesar más. Por ejemplo, en Estados Unidos, los subsidios del Gobierno para ciertos alimentos pueden influir en cuáles se producen y a qué precio.[64,65] Esto ha dado lugar a un cambio monumental en el mercado estadounidense: ahora está lleno de productos que se fabrican para ser cada vez más sabrosos y cargados de calorías. Aunque son muchos los factores que influyen en nuestra masa corporal, para mucha gente este «bombardeo» constante de productos es la principal razón por la que la sociedad ha estado ganando peso.[66, 67] Y, como ya hemos visto, a menudo estos alimentos resultan más baratos que las opciones saludables,[68, 69] así que es comprensible que la gente los elija, sobre todo cuando el dinero escasea.

Por eso, en lugar de culpar a quienes optan por la alternativa más económica y sabrosa, deberían ser los Gobiernos quienes faciliten que comer de forma saludable sea más barato y accesible para todo el mundo.[70] Es como ofrecerle a un niño unas gominolas por 1 dólar y una bolsa de espinacas por 2 dólares, y luego echarle la culpa por no querer gastar más en algo que, encima, le gusta mucho menos. En todo caso, lo único que está haciendo es dejarse llevar por el placer inherentemente humano de querer comer algo rico que, casualmente, también es más barato.

En definitiva, aunque el entorno alimentario se ha vuelto un terreno cada vez más resbaladizo y difícil de transitar, la culpa sigue recayendo exclusivamente sobre la persona que se tropieza. Si cuidar de nuestra salud fuera como nadar, podríamos decir que el mar está cada vez más agitado, y que muchas personas tienen cada vez más dificultades para mantenerse a flote.

Volviendo al ejemplo anterior: imagina que naces hoy y te comparas con alguien que nació hace cien años. ¿Qué factores van a influir en que ganes peso? No es que elijas comer más y moverte menos por gusto, sino que ahora vives en un entorno completamente distinto, con más oferta de comida sabrosa, calórica y ultraprocesada, más cadenas de comida rápida, más anuncios que te la recuerdan constantemente, porciones más grandes y más tecnología que favorece el sedentarismo. Aunque no siempre es fácil de medir, también es probable que los hábitos de alimentación y ejercicio que adquiriste en la infancia te acompañen hasta la adultez.[71, 72] Por ejemplo, en mi caso, yo era un niño muy activo y, como me encantaba hacer deporte, probablemente me resultó más fácil y natural ir por primera vez al gimnasio que a alguien que, de niño, evitaba las clases de educación física porque se burlaban de su peso, ¿verdad?[73] Del mismo modo, si creciste comiendo mucha comida rápida y apenas probabas frutas o verduras, es probable que te cueste más cambiar esos hábitos más adelante, a diferencia de quien se crio con una alimentación más nutritiva.

Causas de la obesidad infantil

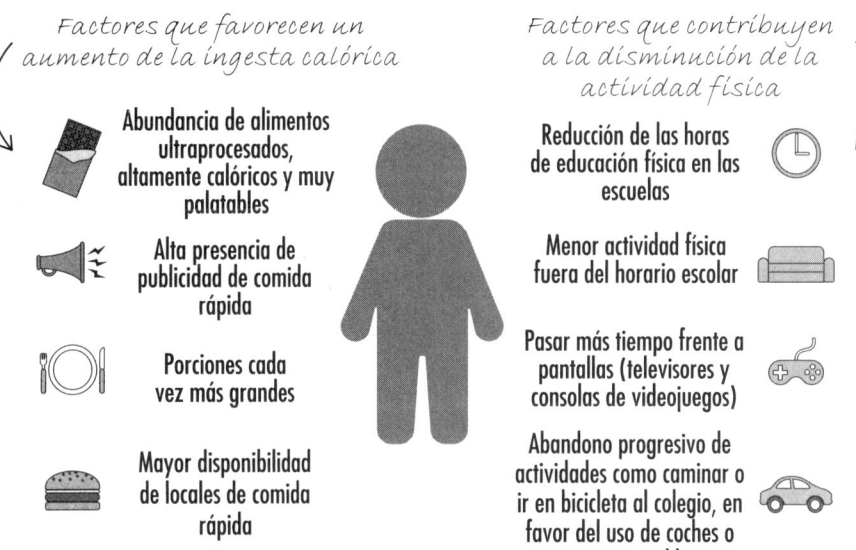

Factores que favorecen un aumento de la ingesta calórica

Abundancia de alimentos ultraprocesados, altamente calóricos y muy palatables

Alta presencia de publicidad de comida rápida

Porciones cada vez más grandes

Mayor disponibilidad de locales de comida rápida

Factores que contribuyen a la disminución de la actividad física

Reducción de las horas de educación física en las escuelas

Menor actividad física fuera del horario escolar

Pasar más tiempo frente a pantallas (televisores y consolas de videojuegos)

Abandono progresivo de actividades como caminar o ir en bicicleta al colegio, en favor del uso de coches o transporte público.

Lo que quiero que entiendas es que cada persona juega con las cartas que le ha repartido ese casino metafórico que es la vida. Desde el punto de vista de la salud y el peso corporal, con las cartas que le tocan a la mayoría, ganar la partida no es nada fácil. No es que sea imposible, pero si a ti te cuesta, no te castigues: te aseguro que no estás solo en este camino. Muchas personas se pasan la vida haciendo dieta, sintiéndose fatal cuando no logran seguir un plan al pie de la letra y culpándose por fallar o recaer. Mi objetivo con este libro es ayudarte a romper ese círculo vicioso con hábitos eficaces para perder grasa, de modo que nunca más tengas que comprar otro libro de dietas.

Antes de adentrarnos en esos hábitos en el capítulo 5, veamos por qué es tan difícil perder grasa.

2

Por qué es tan jodidamente difícil perder grasa corporal

En teoría, perder grasa corporal es facilísimo; simplemente tienes que comer menos y hacer más ejercicio. Casi cualquiera que haya reducido la cantidad de comida que ingiere —aunque haya sido durante poco tiempo— probablemente dirá que sabe cómo hacer dieta. Lo difícil es mantener ese cambio a largo plazo. Como ya he mencionado, cualquier persona que haga dieta inevitablemente bajará de peso, al menos de forma temporal, pero la mayoría acabará recuperando, como mínimo, parte del peso perdido.[1, 2]

PERDER PESO VS. PERDER GRASA

Dicho sea de paso, aunque suelo hablar de «perder peso», en realidad lo que la mayoría de la gente quiere es perder grasa. Técnicamente, puedes perder peso si te metes en una sauna y te tomas un cóctel de laxantes, pero lo que estarás perdiendo será agua, sudor y el contenido de tu tracto digestivo (por la diarrea), y no, perder eso no es precisamente algo que merezca celebrarse. Aunque perder peso y perder grasa no son exactamente lo mismo, las personas que pierden grasa suelen acabar pesando bastante menos que antes. Y como es mucho más fácil pesarse subiéndose a una báscula que medir con precisión cuánta grasa tiene tu cuerpo, el término «perder peso» se ha popularizado mucho más. Piénsalo así: perder peso y perder grasa son como hermanos, uña y carne, pero el que acapara toda la atención es el primero.

Que las dietas tengan una tasa de éxito bastante baja a largo plazo no debería sorprender a nadie. Al fin y al cabo, si recuperar peso no fuese tan habitual, la gente haría dieta una sola vez, perdería grasa y viviría feliz para siempre con el peso que ha logrado alcanzar... ¿verdad? Pero, en el fondo, todos sabemos que esto es casi tan probable como que mañana me elijan presidente de Estados Unidos.

Si alguna vez te ha costado perder peso, me juego lo que sea a que, en algún momento, alguien te ha hecho sentir que debería resultarte más fácil. Personas delgadas que te sueltan un «solo tienes que comer menos y moverte más», como si eso fuera un consejo útil y no la obviedad más grande del mundo. Es como si fueras futbolista, llevaras una mala racha y viniera alguien a decirte: «Ganar es fácil, solo tienes que encajar menos goles y meter más». O como si estuvieras pasándolo mal para mantener a tu familia y vinieran a decirte que «gastes menos y ahorres más». Sí, en términos técnicos tienen razón, pero el nivel de obviedad es tal que esos consejos son tan útiles como un quitanieves en medio del desierto.

Cuando alguien no entiende cuál es tu situación, difícilmente puede darte un consejo con empatía. Así que vamos a hacer algo que casi ningún libro sobre pérdida de peso hace: abrir el telón para ver por qué perder peso (y no recuperarlo) puede ser tan jodidamente difícil.

El papel de la genética en el almacenamiento de grasa

Algunos creen que la genética no influye en la cantidad de grasa que una persona puede acumular. He visto infinidad de vídeos en las redes sociales con entrenadores diciendo cosas como «¡Tu gordura no es culpa de la genética!», y siempre que los veo tengo ganas de darme de cabezazos contra la pared porque no cuentan toda la verdad. Si tuviera que definir a estas personas con una sola palabra, sería algo como: ignoranteshastaelhartazgoytambiénbastantemolestos.

Sí, la genética es un tema muy complejo, así que voy a darte un resumen exprés y confiar en que saques algo en claro sin aburrirte tanto como para cerrar el libro.

La relación entre la genética y el peso corporal no es ninguna novedad. De hecho, hace cien años ya existían estudios que señalaban que los niños tienden a heredar un físico similar al de sus padres, lo que sugiere que, por ejemplo, la delgadez solía «venir de familia».[3] Ahora bien, también es posible que los hijos se parezcan a sus padres porque comparten un estilo de vida similar, ¿verdad? Pongamos un ejemplo: si ambos padres evitan por completo la comida basura, beben batidos verdes naturales y les encanta salir a caminar antes del desayuno, es lógico pensar que sus hijos serán más activos y, probablemente, más delgados que la media. Dicho esto, si las razas de animales pueden variar de forma y tamaño por cuestiones genéticas, ¿no pasará lo mismo con los seres humanos?

Desde los años cincuenta, distintos estudios han intentado responder a esta pregunta observando pares de gemelos, lo que ha permitido estimar hasta qué punto la genética influye en la cantidad de grasa corporal que tenemos.[4, 5] Por ejemplo, si se analiza la evolución de un par de gemelos y otro de mellizos durante un periodo de veinticinco años, se ve con claridad que la forma del cuerpo está fuertemente determinada por la herencia genética,[6] incluso cuando esos gemelos han sido criados por separado, en hogares distintos.[7] Esto concuerda con otras investigaciones, que concluyeron que los niños adoptados suelen tener un peso corporal más parecido al de sus padres biológicos que al de sus padres adoptivos.[8, 9]

Básicamente, tu forma de comer y hacer ejercicio puede influir en tu peso corporal, por supuesto. Pero la cantidad de grasa que acumulas y las zonas del cuerpo donde se almacena suelen ser similares, en gran medida, a las de tus padres, incluso aunque no te hayas criado igual que ellos. ¿Alguna vez te has cruzado con alguien que, sin esforzarse demasiado en clase, brillara por su inteligencia, o destacara en deportes que ni siquiera practicaba? Pues algo parecido ocurre con la delgadez: algunas personas tienen más predisposición genética que otras a ser más delgadas.

¿Y qué relación guarda todo esto con la grasa corporal? Piénsalo así: si eras muy bajito en el colegio, probablemente te costara más llegar a ser una estrella del baloncesto que a ese pequeño porcentaje de la población que mide cerca de dos metros. A veces, la genética es difícil o incluso imposible de cambiar. De hecho, hay trastornos genéticos poco frecuentes, que suelen manifestarse en la infancia, y que hacen que algunos niños tiendan a ganar mucho peso de forma muy rápida.[10] Lo más común, sin embargo, es que la genética funcione como una especie de regulador que puede hacer que algo se te dé un poco mejor o peor, aunque no sea evidente a simple vista. Por ejemplo, puedes tener la misma altura que otra persona, pero nunca lanzarás una pelota de baloncesto con la misma facilidad que el niño prodigio con genes privilegiados. Las influencias genéticas más habituales de la obesidad suelen pasar desapercibidas para los demás, como tener un apetito mucho mayor que te lleva a comer más cantidad de comida.

Aun así, marcan la diferencia en cuánta grasa acumulas y en lo fácil o difícil que te resulta hacer dieta.[11]

Para explicarlo mejor, te pondré un ejemplo personal: mi mujer y yo tenemos dos perros, un chihuahua y un pug. Quienes tienen perros sabrán que los pugs tienen fama de tener siempre hambre. Da igual que acabes de darle de comer: seguirá actuando como si no hubiese probado bocado en días. Siempre que cocinas, lo tienes pegado a los pies, a la espera de que se te caiga algo. Cuando te sientas a comer, te mira fijamente, como si quisiera convencerte para que le des un trozo. Y aunque esté profundamente dormido en tu regazo, si oye que alguien abre un paquete de comida, salta como un rayo y se olvida de que existes. Te apostaría lo que fuera a que, si lo dejaras solo en una despensa, arrasaría con todo, sin dejar ni una miga… y probablemente sin el más mínimo remordimiento. En cambio, nuestra chihuahua suele mostrarse bastante indiferente ante la comida. Puedes ponerle el desayuno y, algunos días, lo olfateará y se irá. Genéticamente, nuestro pug tiene hambre constantemente y, sí, podemos hacer que pierda o gane peso según la cantidad de comida que le demos, pero si dependiera de él, comería sin parar hasta acabar en la tumba antes de tiempo, encantado de la vida. Este es un ejemplo del mundo animal que ilustra lo que se conoce como *food noise*, un término que hace referencia a cuando algunas personas sienten una «respuesta constante o intensificada ante estímulos relacionados con la comida, que suele dar lugar a pensamientos intrusivos sobre la comida y a conductas alimentarias poco saludables».[12] Tal vez sientes hambre de manera casi persistente, algo que percibes como una lucha constante, y eso te hace mucho más vulnerable a comer en exceso, aunque esto sea invisible para los demás. Puede que crean que es por pereza o que simplemente eres insaciable, sin darse cuenta de que hay motivos biológicos que explican por qué tu apetito es mayor que el suyo.

A menudo se resta importancia a la genética, porque hoy en día la obesidad es mucho más habitual. Si la genética hace que acumulemos más grasa, ¿por qué no era así hace un siglo? Bueno, supongamos que, por cuestiones genéticas, tienes más apetito que yo. Si siempre tienes más hambre que yo y necesitas comer más para sentirte satisfecho, ¿eres más propenso a ganar peso que yo? Claro que sí. Y esa diferencia genética se acentúa aún más cuando cambia la oferta de alimentos. Como vimos en el capítulo anterior, hace cien años era mucho más difícil comer en exceso, porque los alimentos hipercalóricos y deliciosos eran más raros que un perro verde, nada que ver con la situación actual. Por eso hay expertos que dicen que «los genes cargan el arma, pero el entorno aprieta el gatillo».[13]

En resumen, aunque la genética es un tema complejo, no debería ser motivo de polémica admitir que a algunas personas les cuesta muchísimo más perder grasa que a otras. He trabajado con gente que puede reducir su consumo de calorías con la misma facilidad con la que sale a dar un paseo por el parque. Y también con personas cuyo nivel de apetito es tan alto que intentar comer menos les parece como subir una montaña corriendo (con la montaña en llamas).

Qué sucede cuando pierdes grasa corporal

Imagina que acabas de tomar la comida más grande de tu vida. Has ido a un bufé libre y has arrasado con todo lo que tenías delante. Te sientes tan lleno que solo pensar en dar un bocado más te revuelve el estómago. En un rato, cuando llegue la hora de la cena, lo más probable es que no quieras comer la porción de siempre, ¿verdad?

Ahora veamos qué pasa en el escenario inverso. Imagina que esta mañana te quedaste dormido para ir al trabajo y, como ibas con prisa, no te dio tiempo de desayunar. A la hora de comer, cuando sacas el táper que llevaste de casa, descubres que la comida se ha estropeado, así que te quedas sin almuerzo. Sin querer, te has saltado dos comidas y, cuando por fin llega la cena, tienes tanta hambre que te comerías hasta tu propio brazo. ¿Te comes la ración de siempre? No, como has pasado tantas horas sin comer, el hambre se ha intensificado, así que terminas cenando más de lo habitual.

Este es un ejemplo muy puntual —y a corto plazo— de cómo regula tu cuerpo el apetito de forma automática según la cantidad de comida que has ingerido; un proceso que ocurre fuera de tu control consciente. Ahora bien, es posible que este mecanismo también se extienda a largo plazo: si haces dieta durante varias semanas, es posible que tu apetito empiece a aumentar poco a poco y empuje a tu cuerpo a volver a comer más.

Curiosamente, una de las mejores maneras de demostrar esta idea es con ratas de laboratorio, ya que se puede medir exactamente cuánto comen y darles más o menos comida durante un tiempo para ver qué sucede. En cambio, encerrar a humanos en jaulas para experimentar con su alimentación plantea un pequeño dilema ético. Tras una serie de experimentos que se llevaron a cabo en los años cuarenta, los científicos notaron que las ratas adaptaban su consumo en función de si habían comido de más o de menos.[14] Básicamente, lo que descubrieron fue que, si manipulaban una zona del cerebro (llamada «hipotálamo»), podían estimular su apetito para que no pararan de comer y ganaran más grasa corporal. Sin embargo, si las ponían a dieta blanda para reducir su ingesta calórica, las ratas perdían peso, pero esto despertaba un hambre «voraz» y volvían a comer más hasta recuperar su tamaño original. ¿Alguna vez has hecho dieta y has perdido peso pero, de repente, has sentido tanta hambre que te era imposible seguir adelante? Pues eso.

¿Qué es la teoría del *set-point*? Explicación sencilla.

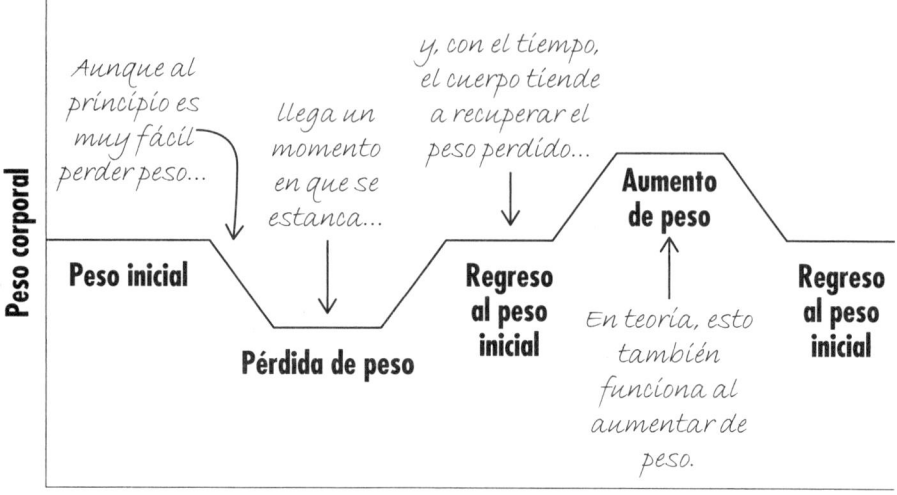

Este experimento fue el origen de lo que hoy se conoce como la teoría del *set-point*, que parte de la idea de que, a lo largo de la vida, es probable que el peso suba y baje en distintos momentos, pero que el cuerpo cuenta con mecanismos internos que tienden a devolvernos, una y otra vez, a ese peso base: el llamado *set-point*.[15]

Ahora bien, en la práctica, la idea de que exista un único *set-point* no tiene mucho sentido. Si durante las fiestas comes más de la cuenta y subes de peso, ¿eso significa que de golpe tu apetito va a reducirse hasta que recuperes exactamente el peso que tenías antes? No. Si el cuerpo realmente volviera *siempre* al mismo punto de partida, nadie seguiría ganando peso a lo largo de su vida, pero todos sabemos que no es así.[16] Y si el *set-point* fuera tan rígido, perder peso a largo plazo sería directamente imposible, pero también sabemos que hay personas que lo han conseguido, aunque no sea lo más habitual.[17]

Así que, aunque la teoría del *set-point* tiene sus limitaciones, lo cierto es que el cuerpo pone en marcha una serie de mecanismos de adaptación que hacen que perder peso de forma sostenida se vuelva cada vez más cuesta arriba (aunque no siempre sea fácil determinar exactamente cuáles son esos mecanismos).[18, 19] Lo que sí sabemos es que, cuando las personas empiezan a perder peso, es muy común que el apetito aumente, lo que puede hacer que seguir al pie de la letra una dieta baja en calorías se vuelva cada vez más difícil.[20, 21] Porque, al fin y al cabo, comer menos cuando tienes más hambre de la habitual es como tener un billete directo a la tierra del sufrimiento y la desolación, ¿verdad? También sabemos que, a medida que se pierde peso, el cuerpo tiende a gastar menos energía.[22, 23] Si tienes un perro pequeño y otro grande, sabes perfectamente que el pequeño necesitará menos comida que el grande, a menos que esté entrenando para correr una maratón perruna, claro. Siguiendo esa misma lógica, un coche pequeño suele necesitar mucho menos combustible para hacer un trayecto que un camión enorme, ¿verdad? En general, cuanto más pequeña es una cosa, menos energía necesita para funcionar que su equivalente de mayor tamaño. Por eso, si tu idea fuera seguir ganando peso toda la vida, no podrías limitarte a comer siempre un 5 % más de lo que comes ahora: tendrías que comer cada vez más para que el peso siguiera subiendo. Por eso, si tu meta es perder grasa corporal y reducir tu peso actual, cada vez necesitarás menos calorías para mantener tu peso que las que necesitas hoy. Así que, si alguna vez hiciste dieta, perdiste peso rápido al principio y luego viste lo difícil que era mantenerlo, no eres un fracaso. Estás en el mismo barco que muchísima gente que se ha dado cuenta de lo duro que puede ser seguir una dieta.

Si todavía dudas de este fenómeno fisiológico, recuerda que, incluso cuando las personas pierden mucho peso gracias a medicamentos fuertes que suprimen el apetito o a una cirugía bariátrica, muchas vuelven a recuperar buena parte de lo perdido.[24, 25, 26] Es importante tener en cuenta que esto es un promedio: hay quienes lo consiguen mantener mucho mejor y quienes lo tienen mucho más complicado. Esto no significa que perder peso a largo plazo sea imposible —reforzar esa idea sería un mensaje muy dañino—, sino que ayuda a explicar por qué hay tanta gente a la que le resulta muy difícil este proceso. Por eso es tan importante crear hábitos saludables y sostenibles que se conviertan en parte de tu vida y te ayuden a romper ese ciclo de dietas con efecto yoyó.

Cambios en el peso corporal en respuesta a inyecciones de semaglutida (2,4 mg por semana) y durante el periodo de seguimiento posterior [27]

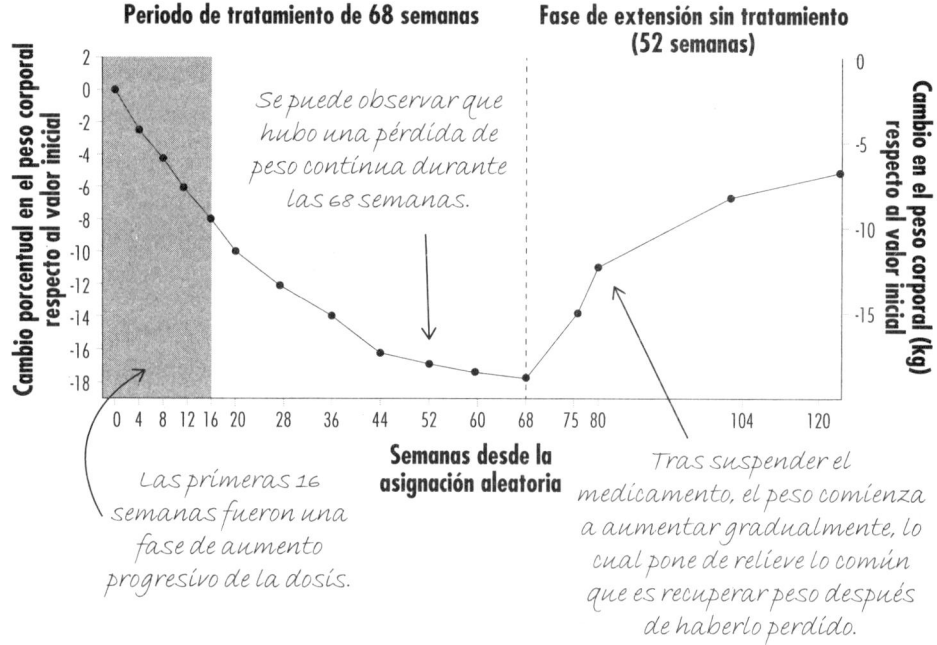

Tu peso no dice nada de tu forma de actuar

Para mí, el peso y la cantidad de grasa que almacenas no son cosas que se puedan controlar del todo, sino aspectos sobre los que se puede ejercer cierta influencia. Son el resultado de muchos factores, algunos de los cuales puedes modificar, y otros, no.

Para explicarlo de forma metafórica, vamos a sustituir el peso por otro rasgo físico, como la piel. De adolescente, sufrí un acné bastante fuerte. Probé todo tipo de cremas, geles, parches y exfoliantes para mejorar el aspecto de mi piel, incluidos algunos productos bastante fuertes que me recetó el médico. En el mejor de los casos, era como tratar de apagar un edificio en llamas con una pistola de agua. Me daba tanta vergüenza que, a veces, cuando caminaba por la calle, evitaba a toda costa cruzar la mirada con la gente. Con el tiempo, cuando mis hormonas adolescentes finalmente se calmaron, los granos empezaron a desaparecer, a pesar de que había dejado de gastar tanto dinero en productos para el cuidado de la piel.

Avancemos hasta mis treinta y tantos: un día estaba charlando con mi esposa y uno de nuestros mejores amigos cuando, en un momento dado, él le preguntó qué usaba para tener la piel tan increíblemente suave. Ella se rio y contestó: «Me lavo la cara con agua, y ya». Es una persona que siempre tuvo la piel impecable sin necesidad de gastar un dineral en productos, a diferencia de mi amigo y de mí. Sí, puedes tomar cartas en el asunto y hacer algo para que tu piel se vea mejor, pero al final sigues dependiendo de lo que te haya tocado en la lotería genética, ¿no crees?

Entonces, ¿qué determina cuánta grasa corporal almacenas? La genética y la biología de cada persona obviamente desempeñan un papel clave. La alimentación y el ejercicio también son fundamentales, aunque hay otros factores menos evidentes que pueden influir sin que seamos plenamente conscientes de ello. Por ejemplo, el entorno y la situación económica marcan una gran diferencia, ya que determinan qué alimentos tienes a tu alcance y si puedes permitirte comprarlos o no. Si tu situación económica es igual de triste que el invierno inglés, es poco probable que gastes tu dinero en batidos verdes orgánicos. Si vives en una zona rural rodeada de campos fértiles, quizá tengas más facilidad para acceder a productos frescos y locales. O, si estás cerca del mar, puede que consigas pescado y marisco a mejor precio que alguien que vive en medio de la absoluta nada. Aunque no siempre sea fácil medirlo con precisión, si tu contexto condiciona los alimentos que puedes comprar, eso puede repercutir en tu salud y tu peso.[28, 29]

Del mismo modo que crecer en una ciudad ruidosa y contaminada puede afectar a tus pulmones, tu entorno también influye en lo que comes y en lo activo que eres, a menudo sin que te des cuenta.

Los factores psicológicos también tienen un peso importante. Por ejemplo, si sueles recurrir a la comida como vía de escape o consuelo frente al estrés cotidiano, es comprensible que esto favorezca cierto aumento de peso, ¿no crees? Al fin y al cabo, los seres humanos tendemos a recurrir a alimentos ricos en azúcares y grasas cuando nos sentimos desanimados, por eso algunas investigaciones estudian métodos alternativos para afrontar esas situaciones y así reducir el riesgo de seguir ganando peso,[30] algo de lo que hablaremos más a fondo en el capítulo 6. Este es uno de los motivos por los que las personas que sufren depresión o enfermedades mentales graves presentan un mayor riesgo de obesidad.[31, 32]

Mucha gente piensa erróneamente que perder o ganar peso es facilísimo porque parece depender de dos aspectos que, en teoría, tenemos bajo control: lo que comemos y cuánto nos movemos. Sin embargo, las autoridades sanitarias son plenamente conscientes de que hay muchos otros factores, menos visibles, que también influyen. Por ejemplo, la OMS ha lanzado un «plan de aceleración para detener la obesidad» que no se limita a decir «pon a la gente a hacer dieta y ejercicio y listo», sino que tiene en cuenta los factores genéticos, ambientales y psicosociales que influyen en la alimentación y la actividad física.[33] Los verdaderos especialistas en el tema son los primeros en reconocer que no es un asunto sencillo y que perder peso no siempre es un proceso lineal ni fácil, por una gran variedad de razones.

Y precisamente porque no es algo que se logre con un simple chasquido de dedos, creo que es importante replantearse qué aspectos merecen realmente nuestra atención.

Enfócate en lo que haces, no en los resultados

Imagina que eres un dentista y que cien de tus pacientes te dicen que quieren tener una sonrisa perfecta, digna de una estrella de Hollywood. Unos dientes tan increíblemente blancos que necesitarías ponerte gafas de sol para estar en la misma habitación que ellos. Tú, como profesional, ya sabes que, en algunos casos, ese objetivo no solo es un poquito irreal, sino que además requeriría una inversión enorme en carillas dentales carísimas. Si todos tus pacientes se obsesionan con la idea de esa sonrisa perfecta, es lógico que más de uno se lleve una decepción cuando no la consiga. Pero también sabes que todos podrían mejorar su salud dental sin necesidad de recurrir a medidas tan drásticas.

Si yo, por ejemplo, te dijera que mi principal objetivo es mejorar mi salud bucal, ¿qué me recomendarías? Probablemente lo dividirías en pequeños pasos y hábitos concretos. Por ejemplo, querrías que incorporase ciertas rutinas, como cepillarme los dientes y usar hilo dental a diario. También habría cosas que me sugerirías hacer con menos frecuencia, como consumir alimentos que manchen los dientes justo antes de acostarme o rechinar los dientes mientras duermo. Y luego estarían esas costumbres que directamente me pedirías abandonar, como ese truco absurdo que hago en las fiestas para abrir botellas de cerveza con los dientes, porque está claro que no es una buena idea (y mis dientes astillados lo demuestran).

Con la pérdida de peso, o de grasa corporal en concreto, pasa algo parecido: muchas personas se marcan objetivos poco realistas y luego se sienten fatal por no alcanzarlos.[34, 35] Obsesionarse con el resultado final tampoco ayuda, porque se deja de lado algo fundamental: cómo será el camino para llegar allí y cómo te sentirás en el proceso. Supongamos que un amigo tuyo quiere perder 4,5 kg en un mes. Si lo logra, ¿estará feliz? En teoría, sí. ¿Pero qué pasa si para conseguirlo hace una dieta terriblemente estricta, elimina por completo sus comidas favoritas, cambia los platos principales por batidos sustitutivos, se obliga a beber zumos que saben a césped mojado con una pizca de tristeza, y encima compra unas pastillas milagrosas a un tipo dudoso del gimnasio? Sí, puede que haya alcanzado su objetivo de bajar de peso... ¿pero de verdad se puede considerar un triunfo si no va a poder mantenerlo y, además, lo ha pasado fatal en el proceso? Yo diría que no.

Muchas personas se centran únicamente en llegar a la meta sin pararse a pensar en cómo se van a sentir durante el camino. Este problema sucede muchísimo con las dietas, porque muchos recurren a estrategias poco saludables para perder peso. Estas medidas pueden ser leves o llegar a ser mucho más extremas, como saltarse comidas, consumir grandes cantidades de cafeína para reducir el apetito, tomar pastillas para adelgazar o laxantes, e incluso provocarse el vómito.[36] Las personas que adoptan este tipo de conductas tienen más probabilidades de recuperar el peso perdido,[37] de desarrollar trastornos de la conducta alimentaria[38] e incluso sufrir depresión,[39] a veces con consecuencias tan graves que pueden poner en peligro su vida.[40] Hablaremos más a fondo sobre cómo establecer metas en el capítulo 4, para que puedas evitar caer en estas trampas.

Pero lo más importante por ahora es esto: en lugar de obsesionarte con pasar del punto A al punto B cueste lo que cueste (como terminar recurriendo a tácticas extremas o potencialmente dañinas), lo más sensato es centrarte en incorporar hábitos saludables que hagan que el trayecto sea lo más llevadero y satisfactorio posible. Porque si consigues perder peso pero tu salud física y mental acaban por los suelos, difícilmente puedas considerar eso una verdadera victoria.

Antes de adentrarnos en los próximos capítulos sobre estrategias nutricionales y hábitos, empecemos por cambiar el enfoque y centrarnos en ti, para poder diseñar un plan que se adapte de verdad a tus circunstancias y preferencias.

Identifiquemos cuáles son tus obstáculos y tus incentivos

Si estuvieras pasando por un momento difícil y te sentaras a hablar con un terapeuta, lo último que haría en tu primera sesión es decirte lo que tienes que hacer para ser más feliz o mejorar tu calidad de vida, porque todavía no sabe absolutamente nada de ti. Lo que haría sería preguntarte cosas, dejarte hablar y tratar de llegar a la raíz de lo que te preocupa.

Así que ahora vamos a hacer lo mismo: desglosarlo con ejemplos prácticos para ayudarte a identificar qué obstáculos necesitas superar.

Aunque mucha gente empieza una dieta y no consigue mantener los resultados a largo plazo, también existen estudios con tasas de éxito mucho más altas, en los que cerca de la mitad de los participantes seguían manteniendo una pérdida de peso clínicamente significativa entre cinco y ocho años después de haber empezado.[41, 42] Esto contrasta bastante con otras investigaciones más desalentadoras, en las que solo el 5 % de quienes hacen dieta se consideran «exitosos» a largo plazo.[43] Los estudios con mejores resultados suelen ser más completos y, a menudo, se describen como «interdisciplinarios» o «multidisciplinares». No se limitan a un plan de alimentación, sino que también incluyen programas de ejercicio estructurados y progresivos, apoyo psicológico con un abordaje cognitivo-conductual (hablaremos de esto con más detalle en el capítulo 6), y seguimientos periódicos con profesionales especializados. Ese acompañamiento continuo marca la diferencia. Imagina que os entreno a ti y a tu gemelo. A ambos os doy exactamente el mismo plan de ejercicios, pero a tu gemelo solo le entrego un papel con instrucciones, mientras que contigo me reúno una vez por semana o cada mes para revisar tus progresos y acompañarte en el proceso. Apostaría lo que fuera a que tú acabarías obteniendo mejores resultados a largo plazo.

Una de las grandes lecciones que podemos sacar de este tipo de ejemplos es que dar a alguien una dieta y luego echarlo a patadas (metafóricamente hablando) es una pésima estrategia. Cuando los planes para perder peso se plantean así, las tasas de éxito suelen ser desastrosas. Si alguna vez te han dado un plan de alimentación o te han dicho qué comer y luego te han dejado a tu aire sin ofrecerte ningún tipo de seguimiento, las probabilidades de que logres mantenerlo durante años son prácticamente nulas. En cambio, un enfoque más completo suele ser más útil. Imagina que me contratas como tu entrenador personal y que, en vez de decirte simplemente que comas menos y hagas más ejercicio, me siento contigo y te pregunto qué es lo que más te cuesta y por qué. Si logramos identificar cuáles son tus obstáculos, quizá podamos encontrar juntos la forma de superarlos.

Por ejemplo, ¿cuáles son las verdaderas razones por las que una persona acaba comiendo de más o teniendo dificultades para ir al gimnasio? Los estudios que analizan estas causas han arrojado luz sobre algunos posibles obstáculos, como el vínculo entre la comida y la regulación emocional; por ejemplo, personas que comen más no porque tengan hambre, sino porque buscan calmar ciertas emociones como la ansiedad, la soledad o la depresión. Muchas personas que recuperan peso después de una fase de dieta a veces mencionan que tuvieron episodios de atracones provocados por pensamientos negativos, no por hambre.[44] De hecho, hay investigadores que han utilizado un algoritmo específicamente para aquellos que tenían dificultades a la hora de mantener la constancia en su rutina de ejercicio.[45] Así que si tú me dijeras: «Ben, últimamente me cuesta seguir entrenando con regularidad», de poco serviría que yo te respondiera: «¡Pues hazlo, vago de mierda!». En cambio, quizá sería más útil tratar de encontrar una estrategia que te ayude a superar esos obstáculos.

¿No te gusta hacer ejercicio por tu cuenta? En tal caso, ¿crees que te gustaría más si lo hicieras con un amigo? ¿Te sentirías más a gusto en un grupo, por ejemplo, yendo a una clase en la que también puedas socializar y hacer que el entrenamiento sea más ameno? ¿No tienes claro qué quieres hacer? Entonces, ¿crees que te ayudaría tener un plan de entrenamiento, como un vídeo donde alguien te enseñe qué ejercicios seguir? ¿Piensas que necesitarías ver a un entrenador personal de forma regular para mantener la motivación y sentirte más a gusto en el gimnasio? ¿Prefieres entrenar en casa? Si es así,

¿necesitarías algún tipo de material para que las sesiones sean más eficaces? ¿Odias caminar, trotar o correr porque te resulta incómodo? En tal caso, ¿crees que te ayudaría llevar ropa más adecuada o un calzado más cómodo? Estas son algunas preguntas y estrategias pensadas para abordar los obstáculos que suelen tener las personas a las que les cuesta hacer ejercicio con regularidad. Si consigo ayudarles a disfrutar más de la actividad física y a reducir su incomodidad, es más probable que consigan ser constantes, ¿no crees? No a todo el mundo le entusiasma hacer ejercicio, pero siempre hay formas de ajustar las cosas para que, al menos, no sea tan insufrible como andar descalzo sobre brasas.

Y este razonamiento también se puede aplicar a la dieta, el estilo de vida y la pérdida de peso. Existen diversos estudios en los que se pide a la gente que identifiquen cuáles son los obstáculos que encuentran y qué les facilita las cosas a la hora de adelgazar.[46, 47, 48] En los capítulos 4, 5 y 6 entraremos en detalle sobre esto, para que puedas diseñar tu propio plan de acción en función de tus preferencias y circunstancias personales. Por ahora, aquí tienes una lista muy resumida de barreras y factores facilitadores que pueden influir en tu dieta, en tus niveles de actividad física y en la pérdida de peso en general.

Está claro que no estoy contigo mientras lees este libro (si lo estuviera, alguno de los dos tendría que llamar a la policía), así que no puedo ayudarte en persona, pero sí puedo mostrarte cuáles son las barreras y motivadores más habituales, para que los revises mentalmente y veas cuáles podrían aplicarse en tu caso.

Podemos agruparlos en tres categorías muy sencillas:

1. Factores internos individuales. Por ejemplo, ¿te sientes más motivado ahora que estás leyendo este libro?
2. Factores sociales y ambientales. Por ejemplo, ¿tienes amigos que influyen de algún modo en tu forma de comer?
3. Factores específicos del programa. Por ejemplo, alguien puede darte un plan de entrenamiento y dieta que te encante... o que odies.

Factores internos individuales

Por supuesto, tiene toda la lógica del mundo: si de verdad quieres algo con todas tus fuerzas, es más probable que luches por conseguirlo. Yo mismo me subiría al coche y conduciría diez minutos para comprar unas galletas si de verdad merecieran la pena, pero no siento el mismo entusiasmo a la hora de dar diez pasos hasta la cocina, abrir la nevera y cortar un poco de lechuga para prepararme una ensalada. Los factores más habituales que influyen en la motivación inicial para cambiar de estilo de vida suelen ser mejorar problemas de salud ya existentes, reducir el riesgo de sufrir enfermedades para las que se tiene predisposición, querer vivir más años, poder participar en relaciones importantes y ser un buen ejemplo para la gente que quieres. Y muchos de ellos pueden ir cambiando con el paso del tiempo. Por ejemplo, en la adolescencia, uno puede empezar a hacer ejercicio por motivos estéticos o por miedo a sufrir acoso por el peso.[49] Sin embargo, a medida que pasan los años, es más frecuente que el foco se traslade hacia el bienestar general y el deseo de envejecer con salud: mantenerse fuerte y ágil para poder irse de vacaciones o cuidar de los seres queridos en etapas posteriores de la vida.[50] Estas motivaciones, con raíces más profundas, suelen perdurar más que los objetivos estéticos, que tienden a ser más pasajeros. Si tienes hijos y quieres con todas tus fuerzas estar sano para jugar algún día con tus nietos, seguramente uses tu abono del gimnasio con mucha más constancia y durante más tiempo que alguien que se apunta solo para perder peso antes de su boda, que es dentro de tres meses.

Una vez que empiezas a entrenar, ver cómo cambia tu cuerpo suele ser un gran empujón para seguir adelante, lo cual está muy bien, pero también tiene su lado malo: si de repente tu cuerpo deja de cambiar con la misma rapidez, la motivación puede hundirse a toda velocidad, como si fuera un saco de patatas cayendo desde un décimo piso. Por desgracia, muchas personas hacen ejercicio con la única finalidad de perder peso, así que terminan evaluando su utilidad exclusivamente en función de lo que diga la báscula. Y eso es un error porque, aunque pierdas peso, no lo vas a hacer de forma indefinida. Literalmente morirías, y eso… en fin, cortaría un poco el rollo. Aun así, una de las razones más comunes por las que la gente deja de hacer ejercicio —como quien tira un regalo que no le ha gustado— es que los números de la báscula han dejado de bajar.[51] Si solo valoras la eficacia de tu entrenamiento según si has perdido peso o no, puedes terminar pasando por alto todos los beneficios que aporta a tu salud física y mental, muchos de los cuales no se ven a simple vista. Por eso, lo ideal es tener otros objetivos que también te motiven. Ver cómo aumentas tu fuerza, cómo mejora tu estado físico, cómo se eleva tu calidad de vida o cómo tu salud mental da un giro positivo son señales que te impulsan a seguir, incluso cuando ya ha pasado esa urgencia por «perder unos kilos antes del verano». Así que hazte un favor y piensa en tener otros objetivos de fondo, significativos y a largo plazo.

Factores sociales y ambientales

Uno de los factores más mencionados por quienes logran perder peso a largo plazo es el apoyo social.[52] Si tienes amigos y familiares que te acompañan y te apoyan, continuar con el proceso puede ser mucho más llevadero. Ir al gimnasio puede ser un gran plan si a tu mejor amigo también le gusta entrenar contigo. Comer sano es mucho más fácil si compartes casa con alguien que disfruta de las mismas comidas que tú. Pero también ocurre lo contrario: si tu entorno cercano está formado por personas que te sabotean o te hacen sentir mal por querer hacer ejercicio o comer bien, todo se vuelve más cuesta arriba, sobre todo si eres de los que siempre intentan agradar a los demás. Incluso los pequeños detalles pueden marcar una gran diferencia a la hora de animarte a salir a pasear, como tener un perro, por ejemplo.[53]

Es muy poco probable que salga a caminar por mi cuenta, pero hacerlo acompañado de mi esposa y de nuestros perros es algo que disfruto, y de hecho lo hago encantado todos los días. Como era de esperar, factores como el clima o el acceso a espacios naturales también se suelen mencionar como obstáculos o incentivos para mantenerse activo.[54] Desde que me mudé al sur de California, he visto más gente entrenando al aire libre en un solo día que en todo un mes cuando vivía en Inglaterra. Al fin y al cabo, jugar al vóley en la playa bajo el sol es divertido, pero salir a correr cuando hace frío, está nublado y llueve a mares es tan tentador como tirarse de cabeza a una piscina llena de tiburones. Y esto cobra aún más relevancia si vives en una zona poco segura, porque nadie quiere salir a correr si hay riesgo de que le ataquen, ¿verdad?

Otros factores ambientales importantes pueden ser, por ejemplo, qué alimentos puedes permitirte comprar cerca de casa, lo fácil o difícil que te resulte ir al gimnasio más cercano o qué comida tienes a tu alrededor todos los días. Si trabajas sentado frente a un escritorio doce horas diarias y estás siempre rodeado de tentempiés calóricos y deliciosos, o si comes siempre en la cafetería de tu trabajo, está claro que estos factores pueden condicionar tu actividad física y tus decisiones alimentarias. Yo no suelo comer tartas ni bollos, pero si trabajara en una pastelería, te garantizo que eso cambiaría antes de que pudieras decir «pastel de queso de chocolate».

Los factores sociales y ambientales siempre van a estar ahí y, en muchos casos, no son fáciles de esquivar. Sin embargo, tomar conciencia de ellos puede ser de gran utilidad. Por ejemplo, puedes empezar a modificar tu entorno alimentario desde ya para que esté más alineado con tus objetivos; algo que trataremos en profundidad en el capítulo 5, cuando hablemos sobre hábitos saludables para perder grasa a largo plazo.

Factores específicos del programa

Está claro que, si alguien te diseña una rutina de entrenamiento o un plan de alimentación que odias, lo más probable es que no tengas ninguna motivación para seguirlo durante el resto de tu vida. Así que, para empezar con buen pie, lo primero que haremos es tirar a la basura esas dietas absurdas y rígidas y los programas de entrenamiento mal planteados. Además, si te propongo un plan que implica ir al gimnasio tres veces por semana, pero no tienes ninguno cerca (o directamente los detestas porque están llenos de gente insoportable), eso será un obstáculo importante para cumplir con el programa. En cambio, si diseñamos algo que puedas hacer en casa, será mucho más viable. Por otro lado, si te has apuntado a una clase de baile o deporte que te encanta, que te queda cerca y a la que encima van tus amigos, todo eso se convierte en un refuerzo positivo que favorece la constancia. De esta forma, el programa puede potenciar todavía más el valor del apoyo social del que hablábamos antes. Contar con el respaldo de profesionales con experiencia (como entrenadores personales o nutricionistas) también es muy útil para no perder el foco y sostener el rumbo,[55] y disponer de herramientas para hacer un seguimiento continuo de tu progreso ayuda bastante, como llevar un diario de comidas[56] o contar tus pasos diarios con un podómetro;[57] dos estrategias útiles que veremos en detalle más adelante. Muchas personas sienten que, tras recibir un plan, las «abandonan» y no hay un seguimiento real. Esta es una de las razones por las que los grupos de apoyo para adelgazar suelen funcionar mejor que simplemente recibir una dieta acompañada de un «¡buena suerte!» y poco más.

Algunos de los obstáculos que mencionamos antes no se pueden cambiar o, por lo menos, no fácilmente (salvo que controles el clima o el precio de las verduras, en cuyo caso, enhorabuena, claramente tienes superpoderes), pero hay otros que sí tienen solución o alternativas. Por eso, hazte un favor y céntrate en aquello que esté realmente en tus manos.

Recuerdo que, hace unos años, uno de mis mejores amigos me decía que le costaba tener la misma «disciplina» que yo para ir al gimnasio. Si él entrenaba tres veces por semana y yo seis, era lógico suponer que yo era más constante. Pero ahí está el peligro de juzgar las cosas solo por lo que se ve a simple vista. Mi amigo era padre de dos hijos. Se levantaba antes de las seis de la mañana para empezar su largo trayecto al trabajo, donde además solía hacer horas extra, y luego tenía que someterse a los atascos de la hora punta. Cuando llegaba, procuraba pasar la mayor parte del tiempo con su esposa y sus hijos, así que me contaba que el único momento que le quedaba libre para ir al gimnasio era después de las nueve de la noche, que era más o menos cuando sus hijos se dormían. Me decía que reunir la fuerza de voluntad para irse a entrenar después de leerles un cuento en una habitación oscura era muy difícil, porque su cuerpo, como es lógico, lo único que quería era descansar y meterse en la cama. ¿Y yo? Yo era entrenador personal autónomo. No tenía hijos a los que cuidar, así que podía ir a entrenar a la hora que me diese la gana. Literalmente organizaba las citas con mis clientes de forma que pudiera entrenar en los momentos que yo quisiera y, como trabajaba en un gimnasio, incorporar el ejercicio a mi rutina diaria me resultaba facilísimo. Él pensaba que yo tenía más disciplina cuando, en realidad, él tenía muchísimos más obstáculos y yo contaba con todas las facilidades a mi favor. A él no le faltaba disciplina en absoluto, al contrario, su día a día era mucho más difícil que el mío, y precisamente por eso a mí me resultaba mucho más sencillo entrenar.

Algunos de los obstáculos que le impedían llevar una vida más saludable y feliz no eran fáciles de resolver, como encontrar un trabajo que le pagara igual de bien pero que estuviera más cerca de casa. Pero, en lo que respecta al ejercicio, sus principales obstáculos eran la falta de tiempo y de energía: era un padre ocupado que trabajaba duro para mantener y cuidar a su familia, y eso le dejaba agotado casi todo el tiempo. Entrenar por la noche no era una solución viable a largo plazo, así que logró encontrar un gimnasio cómodo y asequible donde podía entrenar en su hora de comer, cuando tenía más energía, y yo le ayudé a diseñar una rutina corta que encajara en ese rato. Se adaptó a sus circunstancias y encontró la mejor solución posible.

¿Por qué es tan importante esta parte? La respuesta es sencilla: porque si en tu vida hay obstáculos que pueden dificultar el proceso, entender cuáles son te da muchas más probabilidades de incorporar hábitos saludables que puedas mantener en el tiempo. Hay montones de estudios dedicados exclusivamente a investigar por qué a la gente le cuesta tanto seguir dietas y planes de entrenamiento, así que vamos a dejar algo claro: si a ti también te cuesta mantener la constancia, no significa que haya algo mal en ti. Significa que eres humano, que tu situación tiene sus complejidades, y que la mejor manera de diseñar un plan adecuado y personalizado es entender bien esas circunstancias y adaptarse a ellas, en lugar de machacarte solo porque a veces todo se te haga cuesta arriba.

En los próximos capítulos veremos diferentes enfoques de alimentación para que encuentres el que mejor se adapte a ti, y además te ofreceré un menú de hábitos saludables entre los que podrás elegir según tu situación personal, para que puedas diseñar una estrategia a tu medida, con muchas más probabilidades de éxito a largo plazo.

Principales obstáculos e incentivos para la dieta, el ejercicio y la pérdida de peso

Obstáculos	Ejemplos
Falta de motivación inicial	Si has pasado toda la vida haciendo dietas yoyó, volver a cambiar tu alimentación o apuntarte de nuevo a un gimnasio puede dar vértigo. Cuando tienes mil cosas entre manos, el ejercicio suele acabar siendo lo último en la lista.
Falta de tiempo y energía	Intentar encajar el ejercicio en jornadas laborales largas o en una vida familiar caótica cuando ya te sientes agotado puede ser muy difícil.
Falta de disfrute	Si te dan una dieta extrema y un plan de entrenamiento que detestas y te quitan las ganas de vivir, es difícil mantener la motivación.
Falta de dinero	No poder permitirte una cuota de gimnasio o material para entrenar en casa. Tener dificultades para comprar alimentos nutritivos cuando los ultraprocesados suelen ser más baratos.
Falta de apoyo	Que te den un programa y después te dejen a tu suerte sin ningún tipo de seguimiento ni acompañamiento que te ayude a mantener el compromiso.
Falta de personalización	Que te den una rutina de entrenamiento y un plan de alimentación idéntico al de todos los demás y que no se adapten a tus gustos ni necesidades.
Falta de resultados	Si no ves cambios físicos al entrenar, puede costarte mantener la constancia, a no ser que encuentres otra fuente de motivación que te empuje a seguir.
Una enfermedad	Tener una discapacidad física puede hacer que el ejercicio resulte muy difícil o incluso imposible, sobre todo si hay dolor de por medio.
Saboteadores	Parejas, familiares o amistades que constantemente te desmotivan o te hacen sentir culpable por hacer lo que quieres.
Estigma por el peso	Recibir comentarios hirientes sobre tu peso. Sufrir una lesión o que se burlen de ti en el gimnasio puede quitarte las ganas de volver.
Impulsos internos que te llevan a comer	Comer por razones que no tienen que ver con el hambre, como por aburrimiento, estrés, ansiedad o tristeza.
Pensamiento dicotómico	Esa mentalidad de todo o nada que hace que quieras tirar la toalla por un simple desliz, como comerte una galleta y pensar: «Ya está, he tirado toda la dieta a la basura».

Incentivos	Ejemplos
Alta motivación inicial	Hacer ejercicio con regularidad resulta mucho más sencillo cuando lo disfrutas o cuando te mueve una motivación profunda, como mejorar tu salud, reducir el riesgo de enfermedades o alargar tus años de vida saludable para pasar más tiempo con tus seres queridos.
Motivación constante	Ver cambios físicos puede ser un buen aliciente, pero muchas veces tardan en llegar. Es poco habitual notar mejoras semana a semana, así que contar con otras fuentes de motivación también es clave, como sentirte más en forma, con más salud o con más fuerza.
Apoyo social	Entrenar con regularidad puede ser mucho más fácil si te rodeas de personas a las que les guste hacer ejercicio contigo, ya sean amigos, familiares o incluso desconocidos en una clase grupal, porque el componente social tiene su encanto. Contar con la ayuda de profesionales como entrenadores personales también puede marcar la diferencia.
Beneficios psicológicos	La motivación constante no tiene por qué ser solo física. Muchas personas que logran integrar el ejercicio como un hábito duradero lo hacen gracias a los cambios psicológicos: una mejor salud mental, mayor seguridad en uno mismo o un mejor estado de ánimo.
Tener un plan claro y personalizado	Saber qué estás haciendo y por qué puede facilitar muchísimo el proceso. Por ejemplo, que un entrenador personal te prepare un plan diseñado para ti puede evitar que deambules por el gimnasio sin saber qué hacer, o que sigas una dieta que no encaja con tus gustos o necesidades.
Tener un entorno que sea propicio para el ejercicio	Mantenerse activo es más fácil si vives o trabajas en un lugar que lo facilite, como tener un gimnasio cerca de la oficina o tener rutas seguras para caminar cerca de casa.
Un entorno alimentario propicio	Cambiar la alimentación es más fácil si los alimentos saludables están al alcance, por ejemplo, si en tu trabajo ofrecen opciones nutritivas y tienes supermercados cerca de casa.
Flexibilidad mental	En lugar de caer en la mentalidad de todo o nada, que te lleva a creer que todo está perdido por un simple desliz, es importante saber que puedes seguir avanzando. No hace falta ser perfecto para seguir mejorando.

Incentivos	Ejemplos
Seguimiento	Las personas que hacen un seguimiento de sus avances y hábitos suelen obtener mejores resultados a largo plazo, del mismo modo que quienes gestionan bien un negocio revisan con frecuencia sus cuentas. Eso puede implicar pesarte con regularidad o llevar un registro de tus comidas y entrenamientos en un diario.

3

Los diferentes tipos de dietas

Las dietas para perder peso suelen atraer a personas que las siguen con gran fanatismo, casi como si se tratara de una secta. No importa cuál elijas: seguramente encontrarás libros y comunidades en redes sociales dedicadas a promocionar esa dieta en concreto, junto con fieles seguidores que juran que esa es la única forma correcta de alimentarse. Así que, primero de todo, vamos a dejar algo claro.

No existe una dieta que sea la «mejor» para todo el mundo. Es como elegir un coche: si entras a un concesionario de Ford, el vendedor te dará gustosamente todas las razones por las que deberías comprar un Ford. Pero si cruzas la calle y entras a uno de Audi, allí te dirán que, en realidad, el coche ideal para ti es un Audi. Pero la verdad es que no hay un coche perfecto que sirva para todo el mundo. Y si yo fuera uno de esos fanáticos empeñados en convencerte de que el suyo es el mejor coche del planeta, con mucha razón pensarías que soy un pesado insoportable. Pues bien, así suenan muchas personas cuando hablan de dietas. Incluso si tú y yo efectivamente coincidiéramos en que cierto coche es una maravilla, eso no significaría que te gusta absolutamente todo de él, ¿verdad? Te pueden encantar los deportivos por su diseño y su velocidad, pero aun así reconocer que hacer un viaje largo en uno es tan cómodo como que te arrastren de los tobillos por un suelo de adoquines. Si quieres tomar una decisión inteligente, tienes que valorar los pros y los contras, y con las dietas pasa exactamente lo mismo.

Para ilustrar esta idea —y que no se nos cale (sí, seguimos con los coches)—, en 2014 se publicó en el *Journal of the American Medical Association* (JAMA, por sus siglas en inglés) un estudio de revisión que señalaba que, aunque muchas dietas se venden como la solución definitiva, en realidad no se sabe cuál es la mejor. Así que los autores compilaron unas cuantas investigaciones para ver si alguna de todas las dietas merecía el título de «campeona definitiva».[1] Para ello, analizaron 48 ensayos controlados con más de 7.000 participantes con el fin de responder, de una vez por todas, cuál era la reina indiscutible. Los resultados fueron bastante decepcionantes. A pesar de incluir un abanico de dietas conocidas como Atkins, Zone, Ornish, Slimming World, Weight Watchers, South Beach, Rosemary Conley, Jenny Craig y Volumetrics, ninguna consiguió coronarse como la ganadora. Las diferencias entre ellas eran tan pequeñas que los investigadores concluyeron que «la dieta en sí no es tan importante», lo que refuerza la idea de que lo esencial no es cuál elijas, sino que encuentres un método con el que realmente puedas mantener la constancia.

Este tipo de estudios suelen comparar dos dietas cara a cara para ver cuál sale ganando. Por ejemplo, si el grupo A sigue una dieta baja en carbohidratos y el grupo B una baja en grasas, ¿quién pierde más peso al cabo de doce semanas? Aunque en teoría suena de maravilla, han hecho falta décadas para llegar a la conclusión (bastante frustrante) de que probablemente no importa una mierda (ellos no lo dicen así, claro). Si pusieras todos esos estudios sobre pérdida de peso en fila para tratar de descubrir cuál es el claro vencedor, verías que ninguno destaca de forma significativa sobre los demás. Y esto no solo aplica a dietas populares como Slimming World, Atkins o Weight Watchers, que varían en la proporción de macronutrientes (unas reducen más la grasa, otras los carbohidratos),[2,3] sino también a otras sin nombre concreto, centradas en la distribución de las comidas, como el ayuno intermitente,[4] o incluso a aquellas orientadas a grupos concretos, como personas con diabetes tipo 2.[5] Básicamente, si las distintas dietas se enfrentaran en una carrera, algunas arrancarían con ventaja pero, al llegar a la meta de los doce meses, la mayoría cruzaría la línea prácticamente al mismo tiempo. Lo que quiero decir es que no deberías preocuparte demasiado por cuál es, en teoría, la mejor dieta, sino centrarte en encontrar un abordaje que encaje con tus preferencias. Hay personas a las que les funcionan bien las dietas bajas en carbohidratos, y otras que no las toleran. Algunas disfrutan de un desayuno contundente, otras lo esquivan. Hay quien está encantado sustituyendo la comida por batidos, y quien los detesta. Ya ves por dónde va la cosa.

Y entender esto es clave, porque parte de la razón por la que la gente acaba en la trampa del temido efecto yoyó es porque siguen dietas que no pueden mantener a largo plazo. Si decides empezar hoy mismo una dieta keto ultrabaja en carbohidratos porque alguien te ha convencido de que es la mejor que existe, pero tus comidas favoritas están llenas de carbohidratos (pasta, pan, arroz, patatas), las probabilidades de que la sigas durante años son, siendo optimistas, prácticamente nulas. Si bien este es un ejemplo extremo, refleja lo que suele pasar con casi todas las dietas para perder peso: la constancia se desvanece con el tiempo y el éxito inicial suele esfumarse rápidamente. Y no es ningún secreto: se sabe desde hace mucho. Por ejemplo, un estudio de 2005 puso a prueba cuatro dietas de adelgazamiento diferentes para ver cuál era más eficaz y, después de doce meses, la adherencia, que al principio era alta, se desplomó más rápido que el precio medio de la vivienda durante la gran crisis de 2008.[6]

También es importante tener presente que no conviene evaluar las recomendaciones alimentarias que sigas solo en función de si te ayudan a perder peso o no. Mucha gente intenta adelgazar a toda costa y por cualquier medio. Perder peso, en sí mismo, es fácil: basta con seguir una dieta baja en calorías el tiempo suficiente. Ahora bien, perder peso de forma sostenida, mantenerlo a largo plazo, mejorar la salud general sin descuidar tu salud mental en el proceso… eso sí que merece un verdadero reconocimiento. Tu bienestar va mucho más allá de lo que marque la báscula: es algo mucho más complejo, con muchas más aristas.

En este capítulo vamos a hablar de las tres grandes categorías en las que suelen agruparse las dietas orientadas a la reducción de grasa corporal: las que modifican la proporción de macronutrientes, las que indican qué alimentos conviene priorizar y cuáles reducir, y las que juegan con la distribución horaria de las comidas. Y, ojo, estas categorías no son excluyentes entre sí. Por ejemplo, una persona puede seguir una dieta baja en carbohidratos (lo que entraría en el grupo de ajuste de macronutrientes) y, al mismo tiempo, seguir un protocolo de alimentación con restricción horaria (que se relaciona con el ajuste de los horarios). Independientemente de que alguna de estas dietas o planes de alimentación te funcione o no, lo más importante es que los acompañes con algunos o todos los hábitos que presentaremos en el capítulo 5 —los 13 hábitos saludables—.

Dietas basadas en los macronutrientes

Los tres macronutrientes son las proteínas, los carbohidratos y las grasas. Nos aportan energía y permiten que el cuerpo funcione correctamente. Dentro de cada grupo de macronutrientes hay alimentos que también contienen micronutrientes, como vitaminas y minerales. Necesitamos consumir macronutrientes en mayores cantidades que los micronutrientes (de ahí lo de «macro»), aunque hay dietas que proponen proporciones muy concretas, del estilo «tienes que eliminar por completo los carbohidratos» o «tienes que reducir la grasa al mínimo posible». Mucha gente se obsesiona con los macronutrientes que consume pero, a menudo, eso les hace perder de vista lo esencial, ya que el contenido en macronutrientes no dice gran cosa sobre la calidad nutricional global de la dieta.

Por ejemplo, podrías seguir una dieta baja en carbohidratos si das prioridad a las proteínas magras, como el pollo o el pescado blanco, comes mucha fruta y verdura fresca, y optas por carbohidratos poco procesados, como las patatas, el arroz o la avena. Y también podrías seguir una dieta baja en grasas alimentándote solo de gominolas y refrescos azucarados. Técnicamente, ambas opciones son bajas en grasa, pero no hace falta ser un experto para ver que no son igual de saludables. Del mismo modo, podrías reducir el consumo de carbohidratos comiendo alimentos nutritivos como pescado azul, carnes magras, frutos secos y verduras de hoja verde. Y también podrías llevar una dieta baja en carbohidratos comiendo únicamente beicon frito, queso y perritos calientes..., eso sí, sin el pan. Además, evitar grupos de alimentos enteros puede aumentar el riesgo de tener deficiencias nutricionales.

Seguir una dieta con ciertas proporciones de macronutrientes no garantiza que tu alimentación sea buena, ni que te vayas a sentir bien en el proceso. Por eso, las personas que se obsesionan únicamente con los macros y se olvidan de todo lo demás son unos tontorrones, porque están perdiendo de vista lo importante.

Dietas bajas en carbohidratos

Los carbohidratos están presentes en alimentos ricos en almidón como el pan, la pasta, la avena, el arroz o las patatas, pero también se encuentran en alimentos dulces como la fruta o la miel (donde los azúcares están presentes de forma natural) y en refrescos, caramelos, tartas, galletas, etc. (donde los azúcares suelen ser refinados y añadidos para mejorar el sabor).

Las dietas bajas en carbohidratos pueden variar bastante en función del grado de restricción que quieras aplicar. Algunas simplemente te animan a alejarte de aquellos productos que, claramente, son menos nutritivos y ricos en carbohidratos refinados, como caramelos, refrescos azucarados, tartas, bollería, helados o dónuts. Otras, como las dietas cetogénicas (keto), son mucho más estrictas y te indican que evites cualquier fuente importante de carbohidratos, incluidos el pan, el arroz, la pasta, la avena o las patatas. Entre las dietas comerciales más conocidas para perder peso que implican una reducción de carbohidratos se encuentran la Atkins, la South Beach, la Dukan y la paleo.[7] A veces no se promocionan como dietas bajas en carbohidratos de forma explícita, pero muchas de ellas te acaban llevando a reducirlos por los alimentos que te animan a comer o evitar.

Quienes defienden estas dietas a ultranza suelen afirmar que los carbohidratos engordan más que otros nutrientes porque estimulan la producción de insulina, una hormona que, supuestamente, almacena las calorías de esos alimentos en forma de grasa corporal.[8] La idea es que los alimentos aportan energía que el cuerpo puede quemar o almacenar, y que la energía procedente de los carbohidratos va directa, como en un tren de alta velocidad, a tus reservas de grasa. Aunque esta teoría ha ido cambiando un poco con los años —por ejemplo, al respecto de si este tipo de dietas ayuda a regular mejor el apetito, o si ciertos tipos de carbohidratos, como los azúcares, engordan más que los almidones— eso sería, en líneas generales, el resumen más básico.[9, 10]

Una de las grandes ventajas de este tipo de dietas es que muchas personas consiguen perder grasa corporal sin necesidad de contar calorías.[11] Pesar los alimentos y calcular su aporte energético es algo que la mayoría de la gente ajena al mundo del *fitness* más riguroso suele evitar. Por eso, puede resultar atractivo seguir un plan que promete resultados sin tener que hacer esos cálculos. Las dietas bajas en carbohidratos o cetogénicas no suelen pedirte, al menos de forma oficial, que restrinjas tu ingesta calórica diaria,[12] pero sí te indican cuántos carbohidratos puedes consumir como máximo al día (por ejemplo, 50 gramos) o te dan una lista de alimentos prohibidos. Otro punto a favor de este tipo de dietas es que, en general, quienes las siguen tienden a consumir más proteínas, lo cual puede ser muy beneficioso tanto para perder grasa como para ganar masa muscular.[13, 14]

Tu cuerpo almacena los carbohidratos de forma natural (que se descomponen en glucosa y se almacenan como glucógeno) junto con agua, y ambos están muy influenciados por la cantidad de carbohidratos que consumes. Por eso, cuando dejas los carbohidratos de golpe, es habitual que el peso corporal baje rápidamente, pero eso no implica necesariamente que hayas perdido grasa.[15] Hacer una dieta baja en carbohidratos es como escurrir una esponja: pierde peso enseguida, pero puede recuperarlo igual de rápido. Muchos de los seguidores de estas dietas suelen decir que su peso puede dispararse tras una sola comida rica en carbohidratos y, otra vez, eso no siempre refleja un cambio en la grasa corporal. Las fluctuaciones a corto plazo en el peso pueden ser engañosas cuando lo que queremos averiguar es cuál es el porcentaje real de grasa corporal.

Igual que ocurre con los peinados o con ciertas modas pasajeras, las dietas también van y vienen y, en el momento de escribir este libro, este tipo de dietas son muy populares. Ahora bien, restringir los carbohidratos no parece ser más eficaz que reducir la ingesta de grasa cuando se trata de perder grasa corporal, salvo que una de las dos opciones te ayude a regular mejor el apetito y, en consecuencia, acabes consumiendo menos calorías.[16] Aunque estos planes tienen muchos adeptos, no parece que sean más fáciles de mantener a largo plazo.[17] A la mayoría no le seduce la idea de pasarse el resto de su vida sin comer bocadillos, cereales, pasta, arroz o patatas.

Lo cierto es que hay quien adora los carbohidratos, quien ni fu ni fa, y quien directamente los deja de lado. Aunque reducir el consumo de carbohidratos refinados —como caramelos, tartas, dónuts, magdalenas y otros productos de bollería— nos vendría bien a todos, muchas personas acaban desarrollando un rechazo innecesario hacia los carbohidratos en general. Si estás tan pendiente de evitar ciertos alimentos que te gustan que hasta comer una simple manzana te genera ansiedad y paranoia, esa dieta difícilmente puede considerarse un éxito, aunque estés perdiendo grasa corporal.

Dietas bajas en grasa

Estas dietas son, en esencia, lo contrario de las anteriores, ya que tienden a ser altas en carbohidratos, y viceversa. Al fin y al cabo, si te indican que reduzcas el consumo de alimentos grasos, tendrás que compensarlo con otra cosa, y lo que queda en el menú son los carbohidratos o las proteínas. Existen varios abordajes que fomentan la reducción de la grasa en la alimentación, como los métodos Ornish y Rosemary Conley,[18] así como las Recomendaciones Nórdicas sobre Nutrición, las dietas veganas basadas en productos de origen vegetal y las recomendaciones de instituciones como la Asociación Americana del Corazón,[19] el Servicio Nacional de Salud británico (NHS, por sus siglas en inglés) o la Organización Mundial de la Salud (OMS).

A grandes rasgos, las grasas pueden clasificarse en dos tipos; las saturadas y las insaturadas:

- Las grasas saturadas suelen estar sólidas a temperatura ambiente y se encuentran de forma natural en muchos productos de origen animal, como la carne roja, la mantequilla, el queso o la manteca. Buena parte de las recomendaciones que limitan el consumo de grasa se centran específicamente en las grasas saturadas, mientras que las insaturadas suelen considerarse, en general, más saludables.
- Las grasas insaturadas, por el contrario, suelen ser líquidas a temperatura ambiente y se subdividen en:

- Grasas monoinsaturadas, presentes en el aceite de oliva, el aguacate, los frutos secos, las semillas y algunos aceites vegetales.
- Grasas poliinsaturadas, que predominan en pescados grasos como el salmón o la caballa, pero también se encuentran en algunos frutos secos, semillas y aceites vegetales.
- Grasas trans. Aunque pequeñas cantidades de grasas trans pueden aparecer de forma natural, la mayoría provienen de alimentos elaborados con aceites parcialmente hidrogenados, es decir, grasas líquidas modificadas químicamente para solidificarse a temperatura ambiente. Organismos como la FDA (la agencia de alimentación y medicamentos de Estados Unidos) han tomado medidas para reducir al mínimo la presencia de estas grasas artificiales en los productos alimentarios.

Aunque hay otras subcategorías, estos son los términos más habituales que verás y, en muchos casos, coexisten en un mismo alimento. Por ejemplo, el aguacate contiene grasas saturadas, monoinsaturadas y poliinsaturadas, pero sobre todo monoinsaturadas. La grasa aporta más calorías por gramo que los carbohidratos o las proteínas (9 kcal por gramo frente a las 4 kcal por gramo de los otros dos), así que, en teoría, reducir la grasa de la dieta es una forma bastante directa de reducir la ingesta calórica. Si tienes un plato con alimentos ricos en grasa, como un filete cocinado con mantequilla o huevos revueltos con queso y beicon, ese plato tendrá más calorías que otro del mismo peso compuesto por alimentos bajos en grasa, como pollo a la plancha con arroz y verduras. Esto se debe a que los alimentos ricos en grasa tienen una densidad energética más alta, es decir, aportan más calorías por gramo. Por eso, dar prioridad a los alimentos bajos en grasa puede ayudarte a regular mejor el apetito, ya que puedes comer una mayor cantidad de comida con la misma cantidad de calorías.[20] En teoría, podrías seguir comiendo como hasta ahora, simplemente optando por versiones bajas en grasa para así perder grasa corporal.[21, 22] Esta es una de las razones por las que este tipo de dietas fue tan popular en su momento.

Al igual que ocurre con las dietas bajas en carbohidratos, las dietas bajas en grasa pueden variar mucho según el grado de restricción. De hecho, algunas recomendaciones coinciden con las de las dietas bajas en carbohidratos, ya que limitar los ultraprocesados ricos en calorías, grasas y azúcares (como galletas, dónuts o helados) es una buena idea sigas la dieta que sigas. Algunas recomendaciones son bastante razonables, como retirar el exceso de grasa de la carne roja, quitar la piel del pollo, optar por lácteos bajos en grasa o reducir la cantidad de grasa al cocinar, por ejemplo, usando el horno, la plancha o una freidora de aire en lugar de freír. Pero también hay recomendaciones mucho más estrictas, como evitar a toda costa la carne roja y optar solo por carnes blancas, eliminar las yemas de los huevos y consumir solo las claras, o restringir al máximo cualquier grasa añadida, como el aceite de cocina o la mantequilla.

Como ocurre con las dietas bajas en carbohidratos, también es posible perder grasa corporal con una dieta baja en grasa sin necesidad de contar calorías de forma activa. Aunque eso suena muy bien sobre el papel, probablemente se deba a que son dietas tan estrictas que, al limitar tanto las opciones, es difícil acabar comiendo en exceso. Si te dicen que no puedes comer ningún ultraprocesado rico en calorías, ni fritos, ni carnes rojas grasas y tampoco lácteos enteros o aceites añadidos, al final lo que queda son opciones bastante bajas en calorías. Aunque las dietas bajas en grasa no suelen asociarse con una pérdida de peso rápida como ocurre con las bajas en carbohidratos, en la práctica la cantidad de grasa corporal que se pierde con unas y con otras es bastante similar.[23]

En resumen, tanto unas como otras pueden ayudarte a reducir tu ingesta calórica, y eso parece ser el factor clave a la hora de perder grasa. No hay ninguna proporción mágica de macronutrientes, como tantas veces se afirma.[24] Ninguna de estas opciones es mágica: el éxito dependerá íntegramente de si eres capaz de mantenerla a largo plazo. Es como el debate sobre si es mejor correr o ir en bici para ponerse en forma: mientras algunos se empeñan en defender una opción frente a la otra, yo creo sinceramente que esa discusión es una pérdida de tiempo. Lo importante es que cualquiera de las dos te va a aportar beneficios si:

1. llevas una alimentación equilibrada y nutritiva,
2. consumes una cantidad de calorías adecuada a tu objetivo, y
3. eres constante durante un buen tiempo. Así que lo más sensato es elegir la opción que más te guste, aunque no sea la misma que prefiere tu amigo.

UN ÚLTIMO COMENTARIO SOBRE LAS DIETAS BAJAS EN CARBOHIDRATOS Y BAJAS EN GRASA

Las dietas para perder peso basadas en los macronutrientes suelen implicar restricciones alimentarias bastante marcadas con el objetivo de forzarte a reducir la ingesta calórica. Por eso, algunos planes bajos en carbohidratos recomiendan consumir menos de 50 gramos de carbohidratos al día, mientras que los planes bajos en grasa pueden sugerir que no más del 15 % de las calorías provengan de la grasa. Y los dos objetivos son difíciles de alcanzar si no cambias por completo tu manera de alimentarte. Aunque aquí nos centramos en los extremos del espectro, obviamente también existen dietas más equilibradas y moderadas en cuanto al reparto de macronutrientes, como The Biggest Loser, la dieta mediterránea, DASH, Jenny Craig, Weight Watchers o Slimming World.[25]

Si comprendes cómo es el espectro de este tipo de dietas, por qué y cómo funcionan, también comprenderás por qué quizá sea una mejor idea evitar ese tipo de planes si crees que es imposible que a ti te funcionen. Por ejemplo, si te encanta comer arroz, pasta o pan, una dieta baja en carbohidratos será una pesadilla, pero si también te gusta comer carne, aguacates y mantequilla, una dieta baja en grasas será igual de horrenda e imposible de seguir. Lo que sí comparten ambos enfoques es la recomendación de reducir el consumo de ultraprocesados y productos muy calóricos, como el chocolate, las galletas o las tartas. A lo mejor te resulta más llevadero optar por un abordaje más equilibrado.

Dietas altas en proteínas

Las proteínas reciben muchos halagos debido a su papel a la hora de desarrollar y recuperar el músculo. Si alguna vez has ido a un gimnasio, probablemente hayas visto estanterías llenas de batidos, barritas y proteínas en polvo. Tradicionalmente, estaban dirigidos a los fanáticos del gimnasio que querían ganar volumen y musculatura, y tenían nombres ridículos como «Crecimiento muscular extremo XXXL 5.000». Sin embargo, últimamente, los productos proteicos se han diversificado y se han popularizado entre las mujeres y también entre las personas que buscan perder grasa corporal, no solo ganar músculo. Atrás quedaron los tiempos en los que las etiquetas de los botes de proteína estaban copadas por culturistas hipermusculados a base de esteroides. Hoy en día, como se ha convertido en un producto muy popular, la proteína en polvo se presenta en envases rosas con frases como «proteína magra», «moldea tu figura» o «tonifica tu cuerpo».

Y esto se debe a que las dietas altas en proteínas también pueden ser útiles para perder peso y grasa corporal.[26, 27] Cuando se baja mucho de peso, es de lo más común perder un poco de músculo por el camino, pero consumir proteína puede ayudar a mitigar ese efecto.[28] Y eso siempre es una buena noticia. Al fin y al cabo, si bajas mucho de peso, lo último que querrías es que lo que se pierda sea masa muscular, ¿no? Aunque te dé igual tu reflejo en el espejo y no tengas ningún interés en lucir un cuerpo marcado o musculoso, la masa muscular te hace más fuerte y protege tu calidad de vida cuando empiezas a notar los efectos de la edad: fuerza, movilidad, vitalidad.[29] Cuando haces dieta, tener más masa muscular puede ayudar ligeramente a mantener activo tu metabolismo (la cantidad de energía que gastas al día) y consumir más proteína también puede ayudarte a regular el apetito.[30] Algunos alimentos ricos en proteína pueden ser bastante saciantes,[31] algo que se agradece bastante cuando estás a dieta, porque estar con hambre todo el día no es vida. Ahora bien, hay quien lleva lo de las dietas hiperproteicas demasiado lejos. No basta con decir «come más proteína y dejarás de tener hambre», porque no siempre es así de fácil.

Si estás perdiendo peso y consumes la cantidad adecuada de proteína para mantener tu masa muscular, la proporción entre carbohidratos y grasas no es tan relevante.[32] A veces la gente se obsesiona con el reparto de macronutrientes, intentando seguir esquemas como 40 % de proteínas, 40 % de carbohidratos y 20 % de grasas. Pero lo cierto es que, si tu ingesta de proteína es suficiente para proteger el músculo durante la dieta, puedes completar el resto de las calorías con los alimentos que más te gusten, porque, sinceramente, la diferencia que eso marque probablemente sea mínima. Y no tiene ningún sentido seguir una distribución concreta de macronutrientes si eso implica que no vas a poder mantenerla a largo plazo.

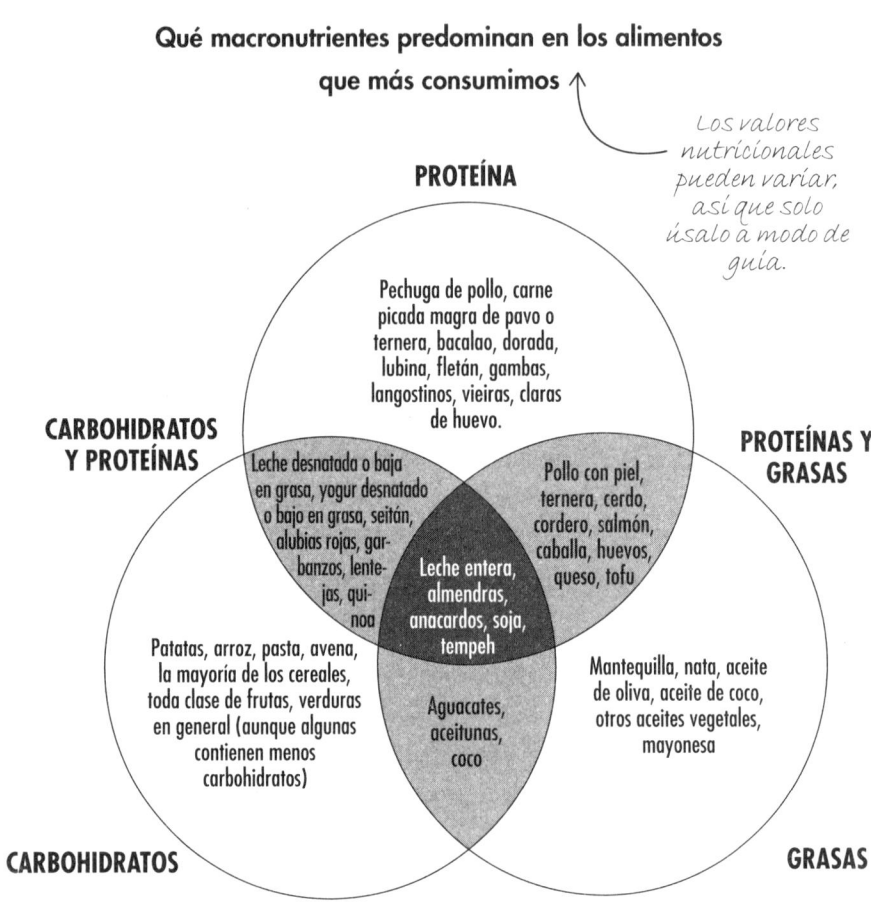

Qué macronutrientes predominan en los alimentos que más consumimos

Los valores nutricionales pueden variar, así que solo úsalo a modo de guía.

PROTEÍNA

Pechuga de pollo, carne picada magra de pavo o ternera, bacalao, dorada, lubina, fletán, gambas, langostinos, vieiras, claras de huevo.

CARBOHIDRATOS Y PROTEÍNAS

Leche desnatada o baja en grasa, yogur desnatado o bajo en grasa, seitán, alubias rojas, garbanzos, lentejas, quinoa

PROTEÍNAS Y GRASAS

Pollo con piel, ternera, cerdo, cordero, salmón, caballa, huevos, queso, tofu

Leche entera, almendras, anacardos, soja, tempeh

Patatas, arroz, pasta, avena, la mayoría de los cereales, toda clase de frutas, verduras en general (aunque algunas contienen menos carbohidratos)

Mantequilla, nata, aceite de oliva, aceite de coco, otros aceites vegetales, mayonesa

Aguacates, aceitunas, coco

CARBOHIDRATOS

GRASAS

GRASAS Y CARBOHIDRATOS

Dietas basadas en la elección de alimentos

Hay dietas que, en lugar de buscar una distribución mágica de macronutrientes, se concentran en indicarte qué alimentos deberías priorizar y cuáles conviene limitar. Este tipo de programas suelen ser menos estrictos que los que te dicen que no podrás volver a probar una manzana en tu vida porque tiene demasiados carbohidratos, o que no puedes ni mirar un filete y or su alto contenido en grasa saturada. Al centrarse en alimentos nutritivos y saciantes, estas dietas pueden aportar ideas útiles para controlar el peso. Veamos algunas de las más populares.

La dieta mediterránea

Más que una dieta para adelgazar como tal, la mediterránea es reconocida como uno de los patrones alimentarios más saludables del mundo.[33] Estudiar los efectos a largo plazo de cualquier dieta es muy complicado, porque no puedes encerrar a mil personas en un centro de investigación durante setenta años, dividirlas en dos grupos, dar a uno una dieta mediterránea y, después, ver cuántas acaban desarrollando enfermedades cardíacas, cáncer o falleciendo prematuramente, y compararlo con la otra mitad. Un experimento así no superaría un comité ético, por razones obvias. Aun así, los estudios disponibles sugieren que la dieta mediterránea se asocia con mejoras en muchos problemas de salud: factores de riesgo del síndrome metabólico, algunos tipos de cáncer, enfermedades cardiovasculares, cardiopatía isquémica y diabetes tipo 2.[34, 35] Y, por si fuera poco, seguir este tipo de alimentación también se relaciona con un menor riesgo de mortalidad general.[36] Básicamente, las personas que siguen más estrictamente la dieta mediterránea tienden a estar más sanas y a vivir un poco más, lo cual siempre es una buena noticia. Esto parece observarse sobre todo entre quienes viven en regiones mediterráneas, quizá porque su dieta es especialmente rica en aceite de oliva, pescado, verduras y legumbres, aunque también podría deberse a otros factores relacionados con el estilo de vida.

A pesar de que no existe una definición estricta de lo que implica exactamente una dieta mediterránea, en general se caracteriza por tener un mayor consumo de pescado, legumbres, frutas, verduras, cereales integrales, frutos secos y aceite de oliva, con un consumo moderado de vino y, en ocasiones, una menor presencia de carnes rojas, embutidos y productos lácteos.[37] En líneas generales, hablamos de alimentos bastante nutritivos, ¿verdad? La dieta mediterránea tiende a ser rica en fibras, grasas monoinsaturadas y poliinsaturadas, además de vitaminas, minerales, polifenoles y fitoesteroles, unos compuestos de origen vegetal que se asocian a múltiples beneficios para la salud. Y no, no se basa en perritos calientes, beicon, hamburguesas dobles con queso ni dónuts. Las dietas ricas en alimentos no procesados y con alta densidad nutricional suelen tener una baja densidad calórica, lo que ayuda a regular mejor el apetito y a sentirse saciado. Y cuando tienes menos apetito, tiendes a consumir menos calorías, lo que, como consecuencia, facilita la pérdida de peso.[38]

No creo que haya una sola persona en el mundo que empiece la dieta mediterránea con el único objetivo de marcar abdominales. Tampoco cuenta con campañas publicitarias llamativas ni con grandes presupuestos detrás, como ocurre con muchas otras dietas. Por eso no suele aparecer como primera opción en los debates sobre cuál es la mejor dieta para adelgazar, aunque algunos estudios sí han demostrado que puede ser eficaz para perder grasa, siempre y cuando se combine con una reducción en la ingesta calórica.[39]

Puede que no sea la mejor dieta para perder grasa corporal —entre otras cosas, porque no existe algo así como la mejor dieta: una que funcione para todo el mundo—, pero eso es como juzgar a tu perro favorito por su capacidad para volar, o valorar a tus padres según lo bien que viajan en el tiempo. No tiene sentido evaluar algo por cualidades que no le corresponden, así que ese criterio no debería aplicarse aquí. Técnicamente, cualquier patrón de alimentación puede adaptarse para aumentar o reducir la ingesta calórica, así que si tu objetivo es reducir calorías para perder grasa… ¿por qué no hacerlo con uno que casi todo el mundo considera saludable?

La dieta DASH

DASH es el acrónimo en inglés de *Dietary Approaches to Stop Hypertension*, que podría traducirse como «abordajes dietéticos para frenar la hipertensión». No es el nombre más atractivo del mundo, desde luego, así que tiene sentido que lo resuman en una sigla más fácil de recordar. «Hipertensión» no es más que una forma más técnica de referirse a la «presión arterial alta», por lo que, al igual que ocurre con la dieta mediterránea, la DASH se valora sobre todo por sus beneficios para la salud, más que por su eficacia a la hora de reducir centímetros de cintura. La dieta DASH cuenta con casi treinta años de financiación por parte del Instituto Nacional del Corazón, los Pulmones y la Sangre de Estados Unidos (NHLBI, por sus siglas en inglés), y surgió como respuesta ante el alarmante aumento de casos de hipertensión registrados en el país, una condición que, en aquel momento, afectaba a cerca del 24 % de la población adulta estadounidense.[40] La presión arterial alta es una de las principales causas de mortalidad en todo el mundo[41] y, aunque existen medicamentos para tratarla, lo ideal sería que las personas pudieran también adoptar cambios en su alimentación y estilo de vida para reducir el riesgo de sufrir complicaciones graves en su salud.[42]

Aunque no se presenta como una dieta para perder peso en sí, los primeros ensayos clínicos ya advirtieron de que la obesidad es un factor de riesgo para la hipertensión. Así que, si el objetivo es mejorar la salud, es bastante probable que, al seguir este patrón alimentario, también se acabe perdiendo peso.[43] Podríamos decir que la pérdida de peso es un efecto secundario positivo de adoptar una alimentación saludable, más que el principal objetivo. Se han llevado a cabo numerosos estudios sobre la dieta DASH[44, 45, 46, 47] y, aunque puede haber ligeras variaciones entre las recomendaciones, en líneas generales, se caracteriza por ser rica en frutas, verduras, cereales integrales, legumbres, lácteos bajos en grasa, pescado, aves, frutos secos, semillas y aceites vegetales. También se aconseja reducir el consumo de carnes rojas grasas, lácteos enteros, refrescos azucarados y dulces, con el objetivo de limitar la ingesta de grasas saturadas y azúcares añadidos. Un aspecto específico de la dieta DASH es la regulación de la ingesta de sodio (sal) y aumento del consumo de potasio, especialmente con el objetivo de mejorar la presión arterial.

Como la dieta DASH no pretende ser una dieta *sexy* ni promete resultados rápidos, los estudios solo la comparan con un patrón alimentario estándar. Esto demuestra que, si tu alimentación se basa en el típico modelo occidental —rico en calorías, grasas saturadas, azúcares añadidos y sal, y pobre en alimentos frescos como frutas y verduras, como sucede en buena parte de Estados Unidos y otros países—, adoptar la dieta DASH puede ayudarte tanto a perder peso como a mejorar tu salud. Es casi como comparar salir a correr con quedarse sentado en el sofá. Está claro que correr es mejor para tu salud, pero eso no quiere decir que sea mejor que nadar, montar en bici o remar. Solo significa que correr es mucho mejor que no hacer absolutamente nada. En resumen, la dieta DASH no compite con otras dietas agresivas por ver cuál logra reducir más centímetros de cintura en menos tiempo. Se trata, simplemente, de un patrón de alimentación saludable que, si se acompaña de un déficit calórico, puede ayudarte a perder peso de forma sostenible.[48]

La dieta paleo

El nombre «paleo», abreviación de «paleolítico», se utiliza para designar lo que comúnmente se conoce como «la dieta del hombre de las cavernas». Esta se basa en un consumo abundante de verduras, frutas, carne, huevos y frutos secos, lo que, curiosamente, guarda bastantes similitudes con las dietas mediterránea y DASH. La premisa es bastante sencilla: gran parte de los alimentos que consumimos a diario son producto de la industria alimentaria, que no existía hace unos cientos de años, y mucho menos hace miles o millones. Así que, si volvemos a comer como lo hacían nuestros antepasados del paleolítico, quizá podamos evitar algunas de las enfermedades modernas que hoy son mucho más frecuentes que entonces, como la obesidad.[49] ¿Qué no comían los hombres de las cavernas? Desde luego, ni tartas, ni galletas, ni dónuts, ni helados, ni chocolate. Tampoco se tumbaban en el sofá a hacer maratones de sus series preferidas mientras pedían comida a domicilio. Entonces... ¿es posible que recuperar ese patrón alimentario ancestral efectivamente sea una buena idea?

Si decides seguir la dieta paleo, tendrás que eliminar los ultraprocesados ricos en calorías —porque no formaban parte de la alimentación paleolítica— y también prescindir del alcohol, los azúcares refinados y los aceites vegetales industriales. Sin embargo, lo que más polémica genera es que esta dieta también excluye alimentos básicos como los cereales, los lácteos e incluso, en algunos casos, las patatas o la sal añadida. Y eso supone una restricción bastante exigente que se suma a las demás.[50] La polémica viene precisamente de ahí, ya que sabemos que estos alimentos pueden encajar perfectamente en otros patrones de alimentación saludable, como la dieta mediterránea o la DASH, que ya hemos comentado. Entonces, ¿realmente es necesario evitarlos? Como ocurre con otras dietas que se centran en un único macronutriente, eliminar varios grupos completos de alimentos puede aumentar el riesgo de sufrir deficiencias nutricionales y acabar haciendo que el plan sea más un castigo que un beneficio. Algunas dietas caen en la trampa de ser excesivamente restrictivas, hasta el punto de generar miedo a alimentos que son perfectamente válidos. Y eso hace que la dieta paleo sea difícil de mantener a largo plazo. Curiosamente, un estudio llegó a definirla como «inviable en la salud pública».[51] Y es que, si seguirla ya es difícil a nivel individual, recomendarla a todo el mundo puede acabar siendo un desastre.

Eso sí, evitar tantos grupos de alimentos y centrarse en productos no procesados —que, en general, ayudan a regular mejor el apetito—[52] suele hacer que, casi sin darte cuenta, acabes consumiendo menos calorías. Por eso, no es ninguna sorpresa que quienes siguen la dieta paleo pierdan peso y, por el camino, mejoren ciertos marcadores de salud,[53, 54, 55] aunque no siempre obtengan mejores resultados que quienes optan por la dieta mediterránea o la DASH.[56]

En resumen, aunque la dieta paleo puede funcionar si quieres perder peso y mejorar tu salud, sus restricciones son tan extremas que hacen que sea más difícil de seguir de lo que a muchos les gustaría. Si hacer dieta ya supone todo un reto, como intentar mantener el equilibrio sobre una cuerda, seguir la paleo es como hacerlo subido a un monociclo. Es complicarse más de la cuenta (salvo que, casualmente, seas una persona que domina el arte de ir en monociclo a la perfección).

Dietas basadas en alimentos de origen vegetal (plant-based)

La mayoría de las personas que eligen una alimentación basada en alimentos de origen vegetal no lo hacen porque tengan unas vacaciones en la playa a la vuelta de la esquina y de pronto quieran marcar abdominales. Son dietas que, por lo general, se adoptan por motivos de salud o por razones éticas, como en el caso del veganismo, que implica evitar por completo el consumo de productos de origen animal. De hecho, algunos veganos consideran ofensivo que se hable del veganismo como «una dieta», ya que eso puede dar la impresión de que es una moda pasajera, en lugar de un compromiso vital para tratar de reducir el sufrimiento animal. Ahora bien, el término «dieta» también se refiere, simplemente, a lo que uno come, y lo cierto es que las dietas basadas en alimentos de origen vegetal están ganando cada vez más popularidad entre quienes cuidan su salud, así que vamos a comentar brevemente qué sabemos con certeza sobre ellas.

La afirmación «basado en alimentos de origen vegetal» engloba, en realidad, un amplio abanico de abordajes alimentarios. En un extremo tenemos a los veganos, que excluyen por completo todos los alimentos de origen animal. Dentro del amplio abanico del vegetarianismo, hay muchas formas de plantear la dieta. Según el tipo, hay quienes evitan la carne pero consumen lácteos (lactovegetarianismo), solo huevos (ovovegetarianismo), ambos (ovolactovegetarianismo), o incluso pescado, además de huevos y lácteos (pescovegetarianismo). También hay personas que dicen llevar una alimentación a base de vegetales, pero que siguen consumiendo productos animales de forma esporádica. Todo esto hace que sea difícil hablar de estas dietas sin extenderse durante páginas y páginas, así que vamos con un resumen sencillo: cuantos menos productos de origen animal se consumen, más alimentos vegetales se introducen para llenar ese espacio. Pero esto no significa automáticamente que la dieta sea más saludable. Es cierto que las frutas y verduras son alimentos aptos para veganos, pero también lo son los dónuts veganos, las galletas veganas, las pizzas veganas, las hamburguesas veganas y las salchichas veganas, que en muchos casos pueden llevar tanto azúcar y grasa como sus versiones no veganas. Así que el hecho de que una dieta no incluya productos animales no garantiza que sea más sana.

Dado que las personas que siguen dietas basadas en alimentos de origen vegetal tienden a cuidar más su salud, lo habitual es que un vegetariano promedio fume menos, beba menos alcohol y sea más activo físicamente que una persona que consume carne.[57] También suelen tener menos riesgo de padecer ciertas enfermedades, como la diabetes tipo 2, cardiopatía isquémica, algunos tipos de cáncer y obesidad.[58] Ahora bien, entender todos los pros y contras de las dietas vegetarianas es más complicado de lo que parece. Si, de media, las personas vegetarianas gozan de mejor salud que quienes consumen carne, ¿eso quiere decir que comer carne y pescado es nocivo? ¿O se debe más bien a que los vegetarianos suelen consumir más frutas, verduras, cereales integrales y legumbres?[59] Alimentos que, como ya vimos, también forman parte de otros patrones alimentarios saludables de los que ya hemos hablado. Lo que sí podemos afirmar con bastante seguridad es que aumentar el consumo de frutas, verduras, cereales integrales y legumbres suele ayudar a reducir la ingesta calórica, ya que estos alimentos tienen más fibra y una menor densidad energética. Y, cuando la gente consume menos calorías y pierde peso, suele haber mejoras en ciertos indicadores de salud.[60] De hecho, hay bastantes estudios que muestran que las dietas vegetarianas y veganas pueden favorecer la pérdida de peso y la mejora del estado de salud.[61, 62]

Ahora bien, ¿significa esto que son completamente seguras? En absoluto. Por ejemplo, las dietas veganas suelen requerir suplementos de vitamina B_{12},[63] y también pueden aumentar el riesgo de sufrir deficiencias de otros nutrientes.[64] Los vegetarianos, por lo general, consumen un poco menos de proteína que quienes comen carne y, como la proteína es clave para la recuperación muscular, en teoría podrían tener más riesgo de perder masa muscular por seguir una alimentación basada en alimentos de origen vegetal. Aunque este obstáculo se ha superado en algunos estudios simplemente añadiendo batidos o suplementos de proteínas.[65] En definitiva, aunque estas dietas pueden tener ciertos inconvenientes, la mayoría de las personas que las siguen lo hacen por motivos éticos o de salud, por lo que obsesionarse con si son las mejores para perder grasa corporal o no probablemente es centrarse en algo que, en realidad, no importa demasiado.

UN ÚLTIMO COMENTARIO SOBRE LAS DIETAS BASADAS EN LA ELECCIÓN DE LOS ALIMENTOS

Hay muchas otras dietas populares que podría haber incluido en esta sección, pero en este caso mi intención era hacer un repaso rápido y práctico de las más comunes. Y aunque a primera vista puedan parecer muy distintas entre sí, quienes hayan prestado atención a los detalles habrán notado que todas comparten un denominador común. Las dietas mediterránea, DASH, paleo y las basadas en alimentos de origen vegetal coinciden en algo esencial: recomiendan reducir el consumo de alimentos ultraprocesados, ricos en calorías, grasas y azúcares añadidos, y fomentar la ingesta de alimentos no procesados, más ricos en nutrientes. Sí, es cierto que puede haber algunos matices, como que en la dieta mediterránea se puede comer pescado, no así en algunas dietas basadas en vegetales, o se permite comer cereales integrales en la dieta DASH, pero no en la pale. Pero, en general, todas coinciden en el hecho de que comer más frutas, vegetales y frutos secos es una buena idea. Las diferencias suelen girar en torno a cuántos cereales (como arroz, pan o pasta) deberías comer, si deberías consumir carnes magras o cortes más grasos de carne roja (algo que no aplica a vegetarianos ni veganos, claro), y cuánto aceite o mantequilla puedes usar, si es que se permite.

Si hay algo que quiero que entiendas con esta sección es que no basta con juzgar una dieta solo por las calorías que aporta o por el tipo de macronutrientes que se priorizan, porque eso deja fuera aspectos clave como la calidad de los alimentos que consumes o lo nutritiva que es la dieta en su conjunto. Las dietas que se centran en mejorar la salud no suelen preocuparse por tonterías como perder 4,5 kg en una semana, sino que hacen hincapié en patrones alimentarios sostenibles que realmente contribuyen a tu bienestar. En un mundo saturado de «dietas milagro» que te hacen sentir que siempre estás renunciando a algo, centrarse en los alimentos nutritivos que sí puedes comer libremente puede ser todo un alivio. Seguir un patrón alimentario saludable, como el de la dieta mediterránea o la DASH, sin aplicar un déficit calórico estricto quizá no te haga perder peso tan rápido como una dieta extrema muy baja en calorías, pero si consigues incorporar buenos hábitos y mantenerlos en el tiempo, lo más probable es que, a la larga, obtengas mejores resultados.

Principales fuentes de alimentos que suelen incluirse o priorizarse en las dietas populares que promueven la salud

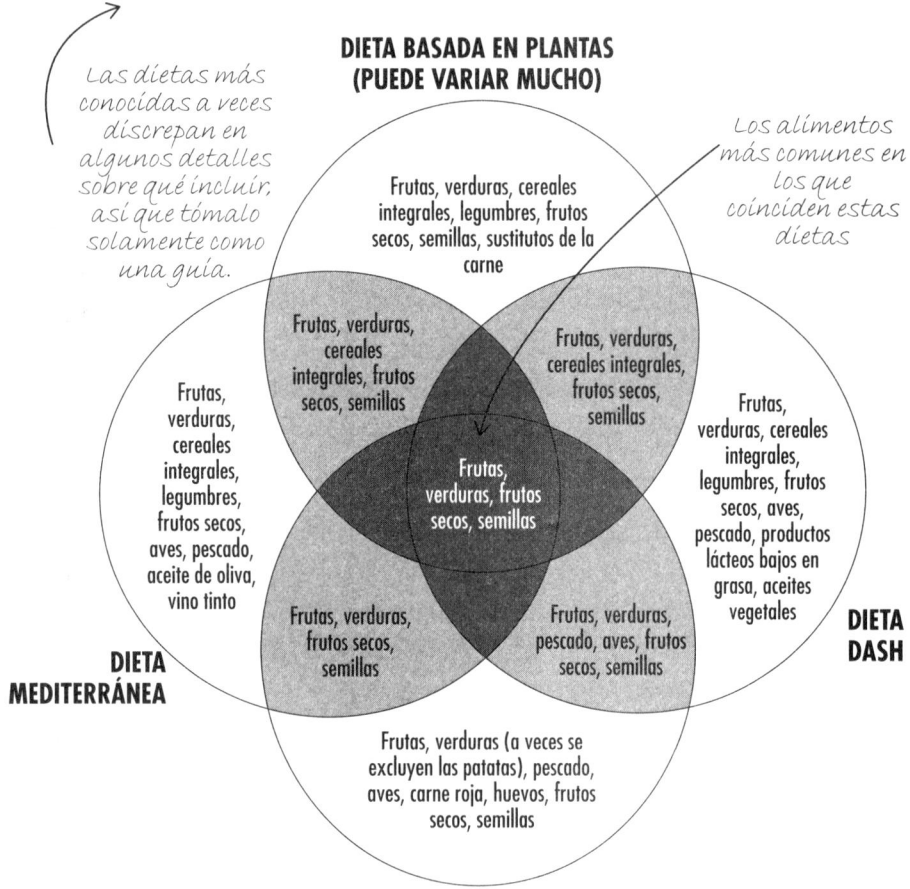

DIETA BASADA EN PLANTAS (PUEDE VARIAR MUCHO)

Las dietas más conocidas a veces discrepan en algunos detalles sobre qué incluir, así que tómalo solamente como una guía.

Los alimentos más comunes en los que coinciden estas dietas

Frutas, verduras, cereales integrales, legumbres, frutos secos, semillas, sustitutos de la carne

Frutas, verduras, cereales integrales, frutos secos, semillas

Frutas, verduras, cereales integrales, frutos secos, semillas

Frutas, verduras, cereales integrales, legumbres, frutos secos, aves, pescado, aceite de oliva, vino tinto

Frutas, verduras, frutos secos, semillas

Frutas, verduras, cereales integrales, legumbres, frutos secos, aves, pescado, productos lácteos bajos en grasa, aceites vegetales

DIETA DASH

Frutas, verduras, frutos secos, semillas

Frutas, verduras, pescado, aves, frutos secos, semillas

DIETA MEDITERRÁNEA

Frutas, verduras (a veces se excluyen las patatas), pescado, aves, carne roja, huevos, frutos secos, semillas

DIETA PALEO

Dietas basadas en el horario de las comidas

Llegamos ahora al tercer gran grupo de dietas, que no se basa en los macronutrientes que consumes ni en los alimentos que eliges, sino en cuándo los comes.

Este tipo de dietas son completamente distintas a las dietas basadas en los macronutrientes o las que se basan en la elección de las comidas porque, en este caso, no te dicen absolutamente nada sobre qué macronutrientes o alimentos priorizar. Lo único que hacen es decirte cuándo deberías comer o no, y de eso se trata, básicamente. Las siguientes dietas —la dieta 16:8, el ayuno en días alternos y la dieta 5:2— forman parte del grupo de las dietas de ayuno. También reciben otros nombres, como alimentación con restricción temporal, ayuno intermitente o restricción energética intermitente, y su popularidad se ha incrementado muchísimo durante la última década.

Alimentación con restricción temporal

Durante mucho tiempo se ha debatido si el desayuno es realmente la comida más importante del día o no. Algunos dicen que hay que desayunar fuerte porque eso «activa el metabolismo» o alguna tontería por el estilo. Pero lo cierto es que es una idea que no tiene mucho sentido. El metabolismo es, en esencia, un conjunto de procesos químicos que mantienen tu cuerpo en marcha.[66] Si se detiene, significa que estás muerto. Y, en ese caso, lo de preocuparse por si desayunas o no pasaría a un segundo plano. Tu metabolismo no funciona como un cortacésped al que haya que darle cuerda cada mañana para que arranque: está en marcha constantemente, simplemente porque estás vivo.

En ese sentido, los planes de alimentación con restricción temporal van un poco a contracorriente de esa recomendación de desayunar sí o sí, ya que se centran precisamente en los momentos del día en los que no deberías comer.

El ayuno, de hecho, es una práctica religiosa muy habitual. Por ejemplo, los musulmanes ayunan durante el Ramadán y se abstienen de comer y beber desde que amanece hasta que anochece. La gente no adopta esta tradición para marcar abdominales, y precisamente por eso tiene algo que enseñarnos. Cuando los musulmanes se abstienen de comer durante largos períodos de tiempo durante el Ramadán, lo habitual es que pierdan peso, incluso grasa corporal.[67] Esto, a su vez, puede traducirse en mejoras en ciertos indicadores de salud, como los niveles de glucosa en sangre, el colesterol o la presión arterial.[68]

En pocas palabras, si le pides a alguien que deje de comer durante un buen tiempo, ¿qué crees que pasa? Sorpresa, sorpresa: pues que come menos. Sí, ya sé que parece una perogrullada, pero aún hay mucha gente que no termina de entender cómo —ni por qué— funciona la alimentación con restricción temporal.

Así que partamos de ese principio básico y llevémoslo a las dietas más comunes. La más conocida de este tipo es la dieta 16:8, que consiste en no comer durante 16 horas del día y concentrar todas las comidas en las 8 horas restantes.[69] Por ejemplo, si comes y cenas entre las 12 del mediodía y las 8 de la tarde, y fuera de ese intervalo no comes nada, estás haciendo un tipo de ayuno llamado «alimentación restringida en el tiempo». ¿Y sabes cómo se podría describir eso de otra forma? Saltarse el desayuno.

Cuando se le dice a la gente que no desayune, lo más habitual es que acabe comiendo menos a lo largo del día. Así que, simplemente eliminando el desayuno, muchas personas ya experimentan una ligera pérdida de peso, incluso sin recibir otro consejo nutricional.[70] Pero también puede pasar otra cosa… Si te digo que te saltes el desayuno, puede que llegues a la hora de comer con tanta hambre que no solo arrases con tu ración habitual, sino también con lo que haya en el armario de los tentempiés. O puede que lo intentes, pero no aguantes hasta la comida, te pases toda la mañana al acecho de cualquier cosa para picar, y acabes en la cocina de la oficina lanzándote sobre los dónuts. Decirle a la gente que se salte una comida puede tener sentido si el objetivo es reducir su ingesta calórica, pero también puede volverse en su contra si luego el cuerpo compensa el ayuno comiendo más. Y esta puede ser una de las razones por las que algunas de las personas que se saltan el desayuno acaban pesando más que quienes sí lo toman.[71] Saltarse comidas con el fin de perder peso solo funciona si no terminas sintiendo más hambre después ni acabas picando a cualquier hora, y ese «si» es muy importante.

Aquí es donde está el gran debate. Supongamos que empiezas con el método 16:8 y, al cabo de unas semanas, notas que has perdido algo de grasa corporal y que te sientes más saludable. Una excelente noticia, sin duda. Ahora bien, ¿eso significa que esa ventana de ayuno de 16 horas tenga algo mágico? ¿O simplemente quiere decir que has dejado de hacer una de tus comidas habituales, lo que, en términos generales, ha hecho que comas menos y, en consecuencia, hayas perdido peso y mejorado ciertos indicadores de salud? Hay muchas personas que venden el ayuno como si fuera la clave secreta de la salud, la felicidad y la longevidad, pero los beneficios suelen aparecer cuando este tipo de abordaje lleva a que alguien consuma menos alimentos, no necesariamente por el ayuno en sí. Cuando se compara la alimentación restringida en el tiempo con una dieta hipocalórica convencional, que tiene exactamente la misma cantidad de comida, la mayoría de los beneficios desaparece de golpe.[72, 73] Por ejemplo, en un estudio, los investigadores decidieron hacer algo muy meticuloso: proporcionaron todas las comidas a los participantes, asegurándose de que la cantidad total de calorías y la proporción de macronutrientes fuera exactamente la misma para todos. La única diferencia estaba en el horario: un grupo comía dentro de una ventana de 10 horas y el otro podía comer cuando quisiera.[74] ¿Y qué beneficios adicionales obtuvo el grupo que hizo ayuno, si ambas dietas eran idénticas? Ninguno.

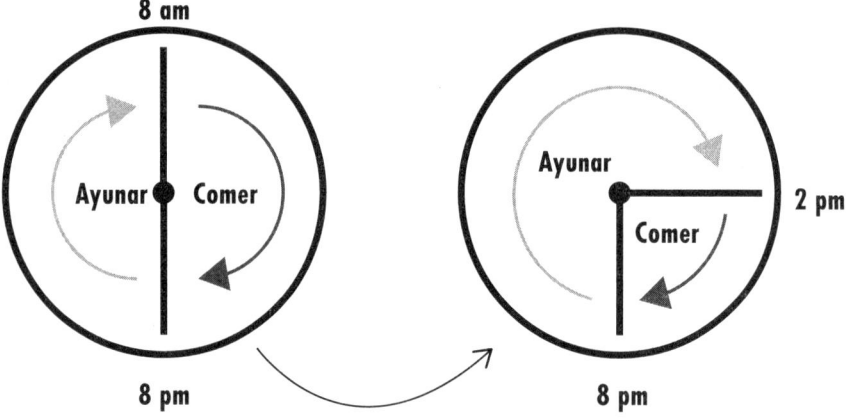

¿Cuándo funciona la alimentación restringida en el tiempo?

8 am

Ayunar • Comer

8 pm

Ayunar

Comer

2 pm

8 pm

Pasar del patrón de la izquierda al de la derecha suele hacer que la gente, sin darse cuenta, consuma menos calorías, lo que favorece la pérdida de peso y puede mejorar algunos indicadores de salud. Pero en los estudios donde la ingesta calórica se mantuvo igual, los beneficios en cuanto a pérdida de peso tendieron a desaparecer.

Que el ayuno puede mejorar la salud de muchas personas es un hecho. Ahora bien, la cuestión que aún se debate es si es imprescindible pasar tantas horas sin comer para obtener esos beneficios. Es posible que el ayuno tenga efectos positivos en algunos parámetros incluso sin que comas menos,[75] pero, por ahora, si nos centramos únicamente en la pérdida de peso, lo más razonable es verlo como una herramienta que, en muchos casos, simplemente ayuda a que la gente coma menos.

Una de las grandes ventajas de este tipo de alimentación es que es fácil de practicar. Decirle a alguien: «Oye, no desayunes» o «Come solo entre las 12 y las 20 horas» es un consejo que se da en cinco segundos y, a veces, esa simple frase basta para que la persona pierda algo de peso. También es posible que quienes siguen este tipo de ayuno acaben consumiendo menos calorías que con una dieta tradicional, lo que les da una pequeña ventaja adicional a la hora de perder peso.[76] Eso sí, si la cantidad de comida es la misma pero repartida en una menor cantidad de tiempo, probablemente no vaya a tener ningún efecto.[77]

El gran problema de este método es que, si el hecho de pasar muchas horas sin comer hace que luego tengas más hambre, es probable que tu cuerpo quiera compensarlo comiendo más rápido o más cantidad en cuanto pueda. Si lo que buscas es perder peso, esto es como dar dos pasos hacia delante y otros dos hacia atrás. Y, desde el punto de vista psicológico, el retroceso puede ser aún mayor si acabas cayendo en el hábito de darte atracones por la noche, y eso no es un detalle menor, de hecho es muy preocupante.[78] En mi opinión, que tantas personas promuevan el ayuno intermitente sin reconocer este riesgo es una clara muestra de irresponsabilidad. Si pierdes unos kilos, pero tu relación con la comida es un desastre y acabas enredado en un ciclo de restricciones excesivas y atracones descontrolados… no estás ganando absolutamente nada.

Ayuno en días alternos

Bueno, ya sabemos que si le decimos a la gente que evite comer durante una buena parte del día, lo más probable es que coma menos. Nada nuevo, ¿verdad? Ahora bien, vamos a ver qué pasa si aplicamos ese mismo principio durante toda la semana. En lugar de decir: «Oye, ¿por qué no te saltas el desayuno y comes todo en una ventana de ocho horas?», el ayuno en días alternos viene a decir algo como: «Si no comes absolutamente nada, o restringes mucho lo que comes, día sí y día no, probablemente puedas comer lo que te dé la gana el resto de los días».

Piénsalo así: imagina que tienes un examen importante y necesitas prepararlo mucho. Una opción evidente sería estudiar un poco cada día. Pero a algunas personas les resulta desesperadamente tedioso, como arrancarse una tirita muy, muy despacio. ¿Estás alargando el mal rato más de lo necesario? Al fin y al cabo, si estudias todos los días, eso interfiere con tu vida diaria… Todos los días. Entonces surge otra opción: concentrar todo el estudio en unos pocos días de la semana y no hacer absolutamente nada los demás. Sí, los días de estudio serán más intensos, pero si te esfuerzas de verdad, después tendrás los otros días para relajarte. Es como una media jornada, pero intensiva: trabajas a tope tres o cuatro días a la semana y descansas del todo los días intermedios. Esa es, básicamente, la idea del ayuno en días alternos.

Sabemos que mantener una dieta que implique llevar cierto control diario sobre las calorías no es tarea fácil. Entonces, ¿no sería mejor hacerlo de vez en cuando? En 2005, uno de los primeros estudios que probó esta práctica en humanos describía el ayuno en días alternos como un método «menos complicado» para perder peso, si se compara con reducir un poco las calorías todos los días.[79] En teoría, si recortas muchísimo tu ingesta en ciertos días, ¿quizá puedas comer lo que quieras el resto del tiempo y aun así perder peso? Pues sí. Basta con decirle a alguien que no coma nada en absoluto (ayuno total en días alternos) o que reduzca drásticamente lo que come (ayuno modificado) en días alternos, y solo con eso ya suele ser suficiente para que pierda peso… incluso si los otros días la persona come lo que le da la gana.[80, 81, 82]

Aunque a primera vista parezca una estrategia prometedora para perder peso, hay una cuestión que no podemos seguir dejando de lado. Por muy atractivo que suene la idea de poder comer lo que quieras algunos días de la semana, lo de no comer nada (o casi nada) en días alternos no es algo que atraiga a la mayoría. Por ejemplo, en un ensayo clínico preliminar de tan solo 22 días de duración, muchos participantes se sentían irritables los días de ayuno y, citando textualmente el informe, «eso quizá indica que es poco probable que puedan mantener esta dieta a largo plazo».[83] Por mi parte, preferiría lavarme los dientes con el vello púbico de un desconocido antes que pasar días enteros sin comer. Pero no olvidemos que, si este tipo de dieta suena extrema, es porque mucha gente está desesperada por perder peso y ya ha probado sin éxito muchos otros métodos.

Ya ves por qué el ayuno en días alternos sin consumo de calorías resulta atractivo: es muy fácil de aplicar. Como con otros protocolos de ayuno intermitente, no hace falta contar calorías, ni seguir listas interminables de alimentos permitidos o prohibidos, ni complicarse con instrucciones difíciles. Basta con decir: «No comas nada un día sí y otro no», y listo. Si hacer dieta fuera como una cirugía, contar calorías sería como usar un láser de precisión: requiere más tiempo y esfuerzo, pero te permite trabajar con todo detalle. En cambio, el ayuno en días alternos sería más bien como hacer la intervención con un hacha oxidada. Puede funcionar, sí, pero sería absurdo fingir que no es un poco... brutal.

Otro punto en contra es que, aunque el ayuno alterno es una forma muy sencilla de lograr que la gente coma menos, cuando se compara con un consumo de alimentos equivalente repartido de forma más equilibrada a lo largo de la semana, los resultados en cuanto a pérdida de peso suelen ser muy parecidos.[84] Por ejemplo, en un estudio de 12 meses se comparó una fase de pérdida de peso de 6 meses seguida de una fase de mantenimiento de otros 6, con dos métodos: ayuno en días alternos y una dieta tradicional hipo calórica. ¿Y qué ocurrió? Que, con la misma restricción calórica total, el grupo del ayuno no mostró mejores resultados en composición corporal ni en salud general.[85]

Volviendo a la analogía de estudiar para un examen: si metes 14 horas de repaso en días alternos, no sacarás mejores notas que si estudias 2 horas al día, porque al final la cantidad total es la misma. Y, aunque el ayuno alterno puede tener beneficios para la salud, parece que el mecanismo por el cual los consigue es simplemente que haces un consumo calórico más bajo. Si al final comes exactamente lo mismo que comerías normalmente, pero repartido en días alternos, lo más probable es que no notes ninguna pérdida de peso ni mejoras en tus indicadores de salud.[86] ¿Qué es lo que concluimos de todo esto? Que el ayuno alterno es otra forma de reducir lo que comes. Pero quien te diga que es magia para perder grasa, seguramente te está meando encima y diciéndote que está lloviendo.

La dieta 5:2

Esta dieta se hizo muy popular gracias a varios libros sobre alimentación. Quizá has visto eslóganes como «Ayuna dos días y date un festín los otros cinco», lo cual suena bastante tentador, porque la palabra «festín» no suele aparecer en muchos libros de dietas. Y, siendo sinceros, ¿qué mejor forma de atraer a la gente que sugerir que pueden comer más durante cinco días a la semana?

Básicamente, esta dieta es prima hermana del ayuno en días alternos. En lugar de evitar por completo la comida o restringirla de forma drástica un día sí y otro no, la dieta 5:2 propone hacer eso solo dos días a la semana. En teoría, en lugar de reducir la ingesta calórica entre un 10 y un 20 % cada día, aquí la reducirías en un 75 % dos días a la semana y el resto de los días comerías con total libertad. Si volvemos una vez más al ejemplo del estudio, en vez de repasar un poco cada día, te lo jugarías todo a dos jornadas intensivas y luego descansarías los cinco días restantes. Que eso resulte atractivo o no, ya depende de cada uno, supongo.

Ya sabemos que este tipo de dieta intermitente puede funcionar a la hora de perder peso. La verdadera pregunta es: ¿funciona mejor que una dieta convencional? Pues todo apunta a que no. Varias investigaciones han comparado el ayuno intermitente 5:2 con un patrón más tradicional (uno en el que tan solo se come un poco menos cada día), y los resultados han sido prácticamente iguales en términos de pérdida de peso.[87, 88, 89, 90] En resumen: esta es una más de tantas dietas que se promocionan como «la definitiva», cuando en realidad no deja de ser otra herramienta más del repertorio. Y probablemente no sea ni mejor ni peor que las clásicas dietas de restricción calórica diaria. Puede que algunas personas encuentren en este tipo de plan intermitente, como el 5:2, una mejor regulación del apetito, lo cual podría ser un punto a favor. O puede que les resulte más fácil mantenerla en el tiempo, que sería otra ventaja más. Pero si alguien intenta convencerte de que el plan 5:2 es la solución mágica para todo el mundo, lo más probable es que te esté vendiendo humo. Por ejemplo, en un estudio donde la pérdida de peso fue similar, un mayor porcentaje de participantes del grupo 5:2 se quejaron de tener hambre (15% frente a 0%), de efectos físicos negativos como dolor de cabeza, estreñimiento o sensación de frío (8% frente a 0%) y de problemas para compaginar la dieta con su rutina diaria (51% frente a 30%).[91]

Cuándo funciona el ayuno intermitente

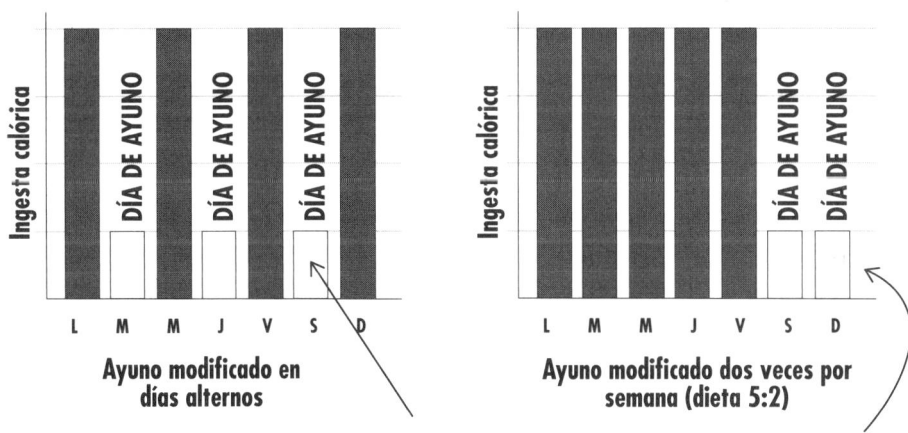

Tener días de ayuno (o «ayuno modificado») con una restricción calórica agresiva puede hacer que, en total, se consuman menos calorías a lo largo de la semana. Pero, en estudios más recientes, cuando se compara con una reducción calórica semanal equivalente lograda con una dieta regular, la pérdida de peso y los beneficios para la salud parecen desaparecer.

Al final, parece que esta dieta no es más que otro camino que te lleva al mismo destino que cualquier otro plan de reducción calórica. Solo hay que tener cuidado con no acabar comiendo de más los días que sí se permite comer. Un estudio observó que las personas que seguían la dieta 5:2 tendían a comer bastante más justo después de los días de ayuno;[92] por ejemplo, comían muy poco el lunes y el jueves, pero luego compensaban comiendo mucho el martes y el viernes. Si lo vemos desde el punto de vista de la pérdida de peso, esto equivale a empujar y tirar al mismo tiempo.

Es cierto que las dietas basadas en la restricción horaria pueden ayudar a perder peso, y también es cierto que a veces mejoran ciertos marcadores de salud. ¿Pero son mejores que las dietas tradicionales? Eso sigue siendo un tema de debate entre expertos, y lo cierto es que aún no hay un claro ganador.[93, 94, 95] En mi opinión, es importante que sepas esto, porque significa que puedes elegir el abordaje que mejor se adapte a ti. Si prefieres evitar el ayuno intermitente, puedes tener la tranquilidad de que no es necesario pasar muchas horas sin comer para perder grasa corporal o mejorar tu salud.

Lamentablemente, el auge de estas dietas también ha hecho que mucha gente exagere sus beneficios, a menudo para intentar venderte algo que parezca maravilloso y prometedor. Claro que todo tiene sus pros y sus contras, y por eso me preocupa que muchos de quienes promueven el ayuno intermitente o las dietas con horarios restringidos se olviden de contarte los aspectos negativos. Imagina que trabajas en un zoológico cuidando a un tigre. El felino tiene un horario de comidas y, cuando no come, hace su vida como cualquier otro tigre. Pero ¿qué pasa si lo encierras en una jaula y dejas de darle de comer? Lógicamente, empezará a tener cada vez más hambre, ¿verdad? Cuanto más tiempo pase sin comer, más pensará en la comida, hasta obsesionarse. Llegará un punto en el que su hambre será tanta que, cuando por fin lo sueltes, se lanzará a cazar con mucha más desesperación que antes. ¿Sabes cuál es la diferencia entre tú y ese tigre? Aparte de que el tigre es un animal y tú eres un ser humano, claro. La diferencia es que tú tienes mucho más acceso a la comida. Si te mueres de hambre, no necesitas que nadie te alimente: vas a la nevera, la despensa, la tienda o donde sea, y comes lo que te apetezca. Por eso muchos estudios sobre el ayuno hacen hincapié en el riesgo de «sobreconsumo» durante la ventana de alimentación: que no es más que una forma técnica de decir que, después de tanto tiempo sin comer, es normal que te lances a por todo lo que veas.

En su forma más leve, este tipo de dieta puede hacer que comas un poco más de lo normal durante tu ventana de alimentación o en los días en los que sí comes. En el extremo opuesto, podría empujarte a un ciclo de restricción y atracones. A día de hoy, no hay suficiente investigación que confirme de forma concluyente un vínculo directo entre el ayuno intermitente y los trastornos de la conducta alimentaria,[96] pero es un tema emergente al que a menudo no se le ha prestado la atención que merece.[97, 98, 99, 100] De hecho, un artículo reciente reconocía que este tipo de dieta podría tener cierto uso terapéutico, pero advertía de que también hay que evaluar cuidadosamente su riesgo: «Uno de los mayores riesgos del ayuno intermitente es el posible aumento del riesgo de desarrollar conductas alimentarias irregulares, algo que hasta hace poco apenas se había investigado».[101]

Nada de lo que aparece en este libro debe interpretarse como asesoramiento médico personalizado, y los trastornos de la conducta alimentaria son un tema que debe abordarse con especialistas. Pero entonces, ¿por qué casi nadie que venda planes de ayuno te advierte sobre esto? Juzgar una dieta únicamente por la cantidad de peso que ayuda a perder es tener una visión bastante limitada del asunto, porque hay personas que se lanzan a perder peso con métodos que, a la larga, pueden salirles carísimos. Y eso es justo lo que quiero ayudarte a evitar a partir de ahora.

Cómo funcionan las dietas más populares para perder grasa

Intervención nutricional	Cómo cree la gente que funciona	Por qué funciona de verdad
Dietas bajas en carbohidratos	Los carbohidratos engordan. Reducirlos baja los niveles de insulina y favorece la pérdida de grasa	Al reducir los carbohidratos, la gente suele aumentar el consumo de proteínas y acaba comiendo menos calorías
Dietas cetogénicas (muy bajas en carbohidratos)	Entrar en el estado llamado «cetosis» hace que el cuerpo queme grasa a mayor velocidad	Al eliminar por completo los carbohidratos, se incrementa aún más el consumo de proteínas y se reduce aún más la ingesta calórica (más que en las dietas bajas en carbohidratos)
Dietas bajas en grasa	Al evitar los alimentos con más grasa, puedes comer la cantidad que quieras de los bajos en grasa y seguir adelgazando	Como la grasa es muy calórica, reducirla ayuda (aunque no garantiza) a reducir las calorías totales
Alimentación restringida en el tiempo (16:8)	El ayuno prolongado hace que el cuerpo utilice la grasa como fuente de energía	Al estar muchas horas sin comer, es probable que acabes consumiendo menos calorías en total
Ayuno intermitente (5:2 o ayuno en días alternos)	Ayunar durante periodos más largos ayuda a quemar más grasa	Al pasar días enteros sin comer, lo más probable es que termines ingiriendo menos calorías
Dieta paleo	Comer solo los alimentos que comían nuestros antepasados es garantía de salud y peso ideal	Dar prioridad a alimentos nutritivos y evitar productos ultraprocesados y calóricos suele llevar a consumir menos calorías
Casi cualquier dieta que se ponga de moda	Una promesa de *marketing* alegando que funciona mejor que todas las demás y que tienes que probarla sí o sí	Lo digan o no, todas están diseñadas para que termines consumiendo menos calorías

La mejor dieta para ti no necesita nombre

Me veo en la necesidad de señalar algo que, en un mundo ideal, sería evidente… pero por desgracia no lo es. El enfoque nutricional que elijas seguir no tiene por qué tener un nombre. De hecho, creo que es una estrategia sorprendentemente infravalorada. Déjame que te lo explique mejor.

Llega año nuevo y, como siempre, hay un aluvión de personas que deciden que quieren mejorar su salud y, con suerte, perder unos kilos. Vamos a ponerle nombre a una de esas personas: Paula Propósitos. Paula no tiene muy claro por dónde empezar, así que se mete en internet y busca libros sobre pérdida de peso en su tienda en línea favorita. ¿Y con qué se encuentra? Una lista interminable de opciones: todas las dietas que hemos visto hasta ahora, y también otras menos conocidas. Muchas tienen eslóganes llamativos del estilo «Un método revolucionario para marcar abdominales en poco tiempo y sin esfuerzo» o alguna otra frase de *marketing* por el estilo. Paula Propósitos no sabe cuál elegir, pero, después de un rato navegando, acaba dejándose convencer por la que mejor ha sabido venderse y parece esconder esa «fórmula mágica» que necesita.

¿Ves? Paula buscaba la dieta que más le llamara la atención, como quien escoge el diamante más brillante entre muchos otros. Pero tú has hecho algo distinto. Tú has leído este capítulo, donde hemos expuesto todas las opciones una al lado de la otra. Aquí no hay promesas vacías ni información sesgada: solo un resumen claro de lo que dice la evidencia, para que conozcas los pros y contras de cada propuesta. Y lo he hecho por dos razones. Primero, para que puedas elegir el plan que mejor encaje contigo. Si en alguno de los apartados pensaste «Creo que esto va conmigo, quiero probarlo», ¡genial! Has tomado una decisión informada, y eso ya te pone unos cuantos pasos por delante de Paula. Pero quizá lo más importante es que ahora que entiendes cómo funcionan todas las dietas populares para perder peso, tienes también la libertad de no seguir ninguna en absoluto.

No hace falta que seas de esas personas que se apuntan al club de los que siguen una dieta baja en carbohidratos a rajatabla, ni que vayas pregonando que haces ayuno intermitente como si te hiciera digno de una medalla. Tampoco necesitas seguir una dieta mediterránea o paleo con una disciplina estricta, como si te fuera la vida en ello. Mucha gente se une a estas tribus de dietas como si quisieran formar parte de un club en el que su dieta favorita pasa a ser parte de su identidad.

Pero tú puedes simplemente tomar ideas de distintos abordajes nutricionales y adaptarlas para que te funcionen, sin obligarte a seguir ninguna dieta al pie de la letra. Si tu objetivo es perder grasa corporal, podrías reducir un poco las porciones y seguir comiendo lo mismo. Quizá podrías aumentar la cantidad de proteína que consumes. Podrías sustituir algunos hidratos de carbono por más frutas y verduras. También reducir el consumo de aceites añadidos y evitar, por ejemplo, los fritos. O podrías beber menos alcohol y dejar esos tentempiés que sueles picar por aburrimiento en la oficina. Puedes quedarte con aquellos hábitos que te resulten más fáciles de poner en práctica. En un conocido estudio sobre pérdida de peso, no se puso a los participantes a seguir ninguna dieta de moda en concreto. Simplemente, se les propuso reducir su ingesta calórica en un 25 % y, además de ajustar las porciones, se aplicaron algunas estrategias para facilitar el proceso,[102] como dar prioridad a los alimentos ricos en proteínas y fibra, y optar por opciones bajas en calorías. Quienes siguieron estas indicaciones perdieron peso y mejoraron varios indicadores de salud, sin experimentar efectos psicológicos negativos relevantes.[103, 104]

Mi intención es que, en lugar de seguir al pie de la letra una dieta solo porque tenga buena publicidad o suene atractiva, puedas elegir libremente los aspectos que creas que encajan contigo y dejar de lado los que no. En el capítulo 5 veremos consejos concretos que coinciden con algunos de estos métodos, junto con otros hábitos saludables, para que puedas crear un plan totalmente adaptado a ti. Pero antes, creo que es importante hacer una autoevaluación para saber en qué punto estás ahora y dónde te gustaría llegar.

Cambio en el Índice de Masa Corporal (IMC) en el grupo control a voluntad y el grupo con restricción calórica [105]

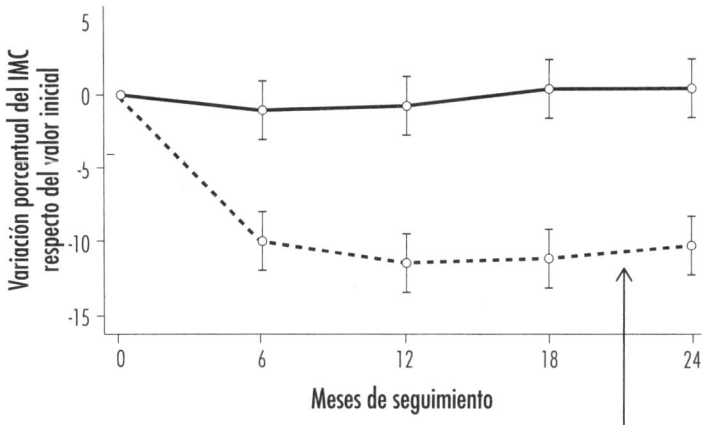

○ Cambio porcentual del IMC
— Grupo control a voluntad
···· Grupo con restricción calórica

La restricción calórica regular, sin recurrir a dietas con nombres llamativos, provocó una pérdida de peso sostenida (y una mejora en los marcadores de riesgo cardiometabólico) a lo largo de todo el estudio.

4

Autoevaluación

Supongamos que quieres contratarme para que sea tu entrenador personal. Me envías un correo para preguntarme si puedo entrenarte y acordamos una fecha y una hora para vernos. El día de la cita nos encontramos por primera vez y nos saludamos con un apretón de manos o un abrazo (lo que prefieras, no tengo problema). Ahora bien, ¿cómo te sentirías si lo primero que hago es entregarte un programa de entrenamiento? ¿Te sorprendería? ¿O pensarías que soy muy eficiente? Quizá te parezca raro, pero nunca jamás empiezo por el entrenamiento.

Supongamos que lo primero que te pido es que hagas 15 flexiones. ¿Cómo puedo saber si ese ejercicio es adecuado para ti? Puede que algunas personas ni siquiera logren hacer una flexión completa desde el suelo, mientras que otras las dominan por completo y pueden hacer cien sin despeinarse. Algunos podrían estar encantados de que incluya este ejercicio en el programa, mientras que otros quizá tengan una lesión previa que les impida hacerlo, por lo que no sería una buena idea incluirlo. ¿Ves ahora la magnitud del problema? Por eso siempre me gusta tener una idea aproximada de cuál es tu experiencia con el ejercicio antes de tomar cualquier decisión. Quiero saber cuál es tu nivel físico, qué ejercicios puedes hacer y cuáles no, cómo es tu rutina…; en definitiva, cualquier dato que me ayude a hacerme una idea de por dónde debería empezar tu programa.

Si algo tan sencillo como un plan de entrenamiento debe personalizarse para adaptarse a tus objetivos, capacidades y preferencias, imagina lo desastroso que sería dar exactamente el mismo plan nutricional a millones de personas a la vez.

Los capítulos 5 y 6 están dedicados a establecer hábitos y desarrollar habilidades que te ayuden a perder grasa y a mantener esos resultados a largo plazo. En cambio, este capítulo, centrado en las preguntas de autoevaluación, está pensado para imitar lo que haría un buen profesional contigo en una consulta presencial y dar con una solución hecha a tu medida. Entonces, ¿cómo funciona la autoevaluación? El primer paso consiste en identificar en qué punto te encuentras ahora respecto a donde te gustaría llegar. Esto nos permitirá detectar qué obstáculos se interponen en tu camino y buscar la mejor manera de superarlos.

Imagina que eres un asesor de negocios y te contrata una empresa que tiene problemas financieros para que reviertas la situación y la encamines al éxito, ¿por dónde empezarías? ¿Entrarías, les dirías a los empleados que trabajen más duro y luego te irías? Claro que no. Sería un consejo inútil y probablemente condescendiente porque, por lo que sabes, muchos de ellos ya se están esforzando al máximo. ¿Les dirías que ganen más y gasten menos? Tampoco. Sería un consejo pésimo porque no les estarías dando ninguna instrucción concreta sobre cómo lograrlo. Lo lógico sería empezar analizando el estado de la empresa, detectar qué áreas necesitan mejorar y, a partir de ahí, crear una estrategia útil para ellos. Si alguna vez te han dado un plan de alimentación y un programa de entrenamiento a ciegas, sin preguntarte antes por tus dificultades reales, no sería raro que, después de todo, aquello no resultara ser la solución mágica. ¿Alguna vez un libro de dietas te ha pedido que pares un momento y reflexiones sobre por qué te está costando tanto? ¿Alguna vez un entrenador personal te ha dicho que te esfuerces más sin preguntarte qué es lo que te bloquea y por qué? Pues bien, que se vayan a la mierda por no tomarse la molestia de entenderte. Vamos a ver si aquí podemos hacer las cosas mejor.

Como ya viste en el capítulo 2, donde hablamos de los obstáculos y de los incentivos, hay una lista enorme de motivos que pueden dificultar un cambio en tu alimentación y en tu estilo de vida, y muchos de ellos pueden ser muy personales. Lo primero que necesitamos es saber cuáles son en tu caso. Así que ponte cómodo y vamos a imaginar que eres un cliente real. Voy a plantearte algunas de las preguntas que te haría si estuviéramos cara a cara. Está claro que esto no sustituye una consulta presencial con un profesional cualificado, como un médico, un dietista o nutricionista que pueda darte un plan personalizado. El objetivo es simplemente sembrar algunas ideas que puedan ayudarte a reflexionar y que, con el tiempo, se conviertan en lecciones útiles que te sirvan de guía en este camino.

Tu historial de ejercicio y dietas

Profundizar en tu historial no solo nos ayuda a saber en qué nivel estás, sino que también nos da una idea de qué has probado antes: si hay algo que te haya gustado o, por el contrario, algo que odiaste con todas tus fuerzas. Como ya he mencionado anteriormente, casi la mitad de los adultos ha intentado perder peso recientemente,[1] así que es muy probable que la mayoría, si no todos los que estáis leyendo este libro, hayáis probado varias dietas distintas antes. Ahora bien, sé que llenar cuestionarios larguísimos es casi tan divertido como ver cómo se seca la pintura, y no tengo ninguna intención de someterte a ese suplicio. Por eso he preparado una breve lista de preguntas adaptadas del cuestionario *Weight and Lifestyle Inventory* (WALI, por sus siglas en inglés) y del *Emotional Eater Questionnaire* (EEQ, por sus siglas en inglés), desarrollados por prestigiosos profesores y especialistas de referencia en el ámbito de la obesidad,[2, 3] y del *International Physical Activity Questionnaire* (IPAQ), creado por un grupo internacional de expertos.[4]

Los cuestionarios sobre actividad física rara vez reflejan con exactitud cuánto ejercicio haces en realidad.[5] Hay varias razones para ello, pero una de las principales es que, cuando intentamos recordar algo, tendemos a redondear al alza. Por ejemplo, aunque forma parte de mi trabajo, yo tampoco recuerdo con exactitud cuántos minutos he entrenado esta semana. Podría intentar hacer una estimación, pero probablemente no sería muy preciso. Y lo mismo ocurre con los cuestionarios sobre lo que comes. Es muy difícil fiarse por completo de las respuestas de la gente.[6] En primer lugar, si te pidiera que anotaras cada una de las comidas y tentempiés que has comido esta semana, estoy seguro de que el 99 % se olvidaría, al menos, de una cosa. Si ya me cuesta recordar qué cené hace cinco días, ni te cuento lo que es tratar de hacer un inventario de todos los tentempiés que he ido picando por ahí. Y, en segundo lugar, incluso si lo recuerdas todo, lo de las cantidades ya es otro cantar: tendrás que hacer una estimación. ¿Fue una ración o dos? ¿Un plato entero de verduras o solo medio? ¿Comiste 50 g de chocolate después de cenar o fueron 100 g? Estadísticamente, la capacidad de registrar la ingesta calórica con un alto grado de precisión es prácticamente nula, ya que la mayoría de la gente tiende a declarar que comió menos de lo que comió en realidad.[7] Ahora imagina lo que pasa cuando preguntas cuántas raciones de varios grupos de alimentos consumes en una semana normal, y ten en cuenta que eso puede ser muy diferente de lo que comías hace seis meses. En resumen: toma estas preguntas sobre actividad física y alimentación como estimaciones aproximadas. No van a ser extremadamente precisas, pero no hace falta que lo sean para que resulten útiles. De hecho, intentar ser ultraconcreto puede arrastrarte hacia un nivel de obsesión que conviene evitar; algo de lo que hablaremos en el capítulo 7, cuando tratemos el tema de contar calorías.

Si tienes la versión impresa del libro, no dudes en apuntarlo todo ahí mismo si te apetece. Si estás leyendo la versión digital, toma un papel o usa la app de notas para anotar tus respuestas.

Y, por supuesto, si no te apetece escribir ahora, al menos tómate un momento para pensar las respuestas.

HISTORIAL Y OBJETIVOS DE PESO

1. Para entender mejor cuál es tu historial de dietas: ¿Has seguido algún plan de alimentación o adoptado un estilo de vida que te haya permitido perder, al menos, 4,5 kg? ¿Cuáles? (Me refiero únicamente a dietas como tal, no tienes que incluir aquella vez que tuviste una intoxicación y pasaste una semana vaciando a fondo todo tu aparato digestivo, o cosas así).

2. En el último año, ¿cuántas veces has empezado una dieta o un programa para perder peso? Aquí se incluyen dietas de cualquier duración, tanto si las seguiste durante meses como si lo intentaste solo un par de días.

3. ¿Has experimentado algún efecto secundario importante al intentar perder peso? Pueden ser físicos o emocionales, lo que sea que recuerdes. De ser así, ¿cuáles fueron?

4. ¿Tienes actualmente un objetivo de pérdida de peso o de grasa? Si es así, ¿cuánto te gustaría perder?

5. ¿Cuándo fue la última vez que alcanzaste tu peso deseado y cuánto tiempo lo mantuviste?

ESTILO DE VIDA

1. ¿Fumas? Si es así, ¿cuántos cigarrillos al día? Si no fumas a diario, indica cuántos fumas al mes.

2. Si alguna vez has fumado y lo has dejado, ¿notaste algún aumento de peso? Si es así, ¿aproximadamente cuánto?

3. ¿Consumes alcohol? Si es así, ¿cuántas bebidas tomas a la semana? Si bebes con menos frecuencia, indica cuántas tomas al mes.

4. ¿Consumes drogas recreativas? Aquí nadie te va a juzgar. Dado que pueden repercutir en tu salud, es importante tenerlo presente a la hora de diseñar tu plan.

HÁBITOS ALIMENTARIOS

1. ¿Crees que los factores sociales influyen en tu salud y peso, como comer con familiares y amigos, en reuniones, celebraciones o eventos de trabajo?

2. ¿Te pasa que comes por lo rico que está, más que por hambre?

3. ¿Tienes antojos de alimentos concretos?

4. ¿Sueles comer de más en el desayuno, el almuerzo o la cena? Indica si es en alguna comida en particular.

5. ¿Picas mucho entre horas o después de cenar?

6. ¿Te afecta lo que ves en la báscula? ¿Te cambia el ánimo según el resultado?

7. ¿Crees que tus emociones influyen en tu forma de comer, por ejemplo cuando estás estresado, triste, aburrido o simplemente te sientes solo?

8. ¿Te sientes culpable si comes alimentos «prohibidos»?

9. ¿El cansancio influye en tu capacidad para controlar la dieta?

10. ¿Te pasa que si te saltas la dieta y comes en exceso, tiras la toalla porque crees que has perdido el control y acabas comiendo todavía más?

11. ¿Cuántas veces comes a la semana? Suma desayunos, comidas, cenas y tentempiés.

12. ¿Cómo es tu dieta un día laboral normal?

13. ¿Cómo es tu dieta un fin de semana típico?

ACTIVIDAD FÍSICA

En una semana típica:

1. ¿Cuántos minutos de actividad intensa realizas? Puede ser correr, ir en bici a gran velocidad o levantar mucho peso.

2. ¿Cuántos minutos de actividad moderada realizas? Solo cuenta las actividades que duren más de diez minutos seguidos, como ir en bici a ritmo normal, llevar cargas ligeras o jugar al tenis en dobles.

3. ¿Cuántos minutos dedicas a caminar?

4. ¿Cuántos minutos pasas sentado?

5. ¿Disfrutas de alguna de las siguientes actividades? Caminar al aire libre, caminar en la cinta, trotar, correr, montar en bici al aire libre o pedalear en una bici estática, hacer clases de aeróbic, practicar deportes de raqueta, nadar, jugar al baloncesto, al golf, bailar o entrenar fuerza. ¿Otras? Describe cuáles.

Estos cuestionarios no abarcan todos los aspectos de tu salud ni de tu estilo de vida. Su propósito es ofrecerte una serie de preguntas de ejemplo que te ayuden a identificar las áreas clave, sin necesidad de invertir un montón de tiempo en completar las versiones completas.

Para empezar, nos permiten (porque tú y yo ya somos un equipo, claro) ver cuál es tu punto de partida en cuanto a alimentación y ejercicio. Esto sirve de base para establecer objetivos y modificar hábitos de forma realmente personalizada, en lugar de seguir el típico programa genérico de copia y pega que, al final, rara vez se ajusta a las necesidades de alguien.

Además, quería incluir algunas preguntas extraídas de un cuestionario sobre alimentación emocional, para que empieces a pensar por qué te cuesta cambiar tu forma de comer. Algunas personas creen que hacer dieta es facilísimo, y quizá para ellas sí lo sea. Sin embargo, como veremos en el capítulo 6, dedicado a cómo mantener hábitos saludables, para muchas otras no resulta nada sencillo, ya que el apetito, los antojos y la capacidad para controlar lo que comen pueden verse influidos por un montón de factores ocultos. Por ejemplo, tal vez seas una persona que recurre a la comida a modo de «consuelo», en un intento de gestionar determinadas emociones. Si tiendes a estresarte con frecuencia, no solo es probable que comas más, sino también que te decantes por alimentos especialmente apetecibles e hipercalóricos.[8] Este es un ejemplo claro de por qué la alimentación emocional suele estar relacionada con el aumento de peso,[9] y también de por qué aprender a gestionar los detonantes emocionales puede ser clave para aumentar las probabilidades de perder peso con éxito. De hecho, un estudio concluyó que, transcurridos 12 meses, las probabilidades de perder peso eran 1,7 veces mayores entre quienes habían logrado reducir su hambre emocional, en comparación con quienes la habían incrementado, lo que llevó a los investigadores a afirmar que «reducir el hambre emocional puede ser crucial para tener éxito en la pérdida de peso».[10] Otro estudio señaló que la mitad de las personas que hicieron dieta y recuperaron el peso atribuyeron ese efecto rebote, al menos, a una causa emocional.[11]

Motivos emocionales que las personas atribuyen a la recuperación de peso, según cada género[12]

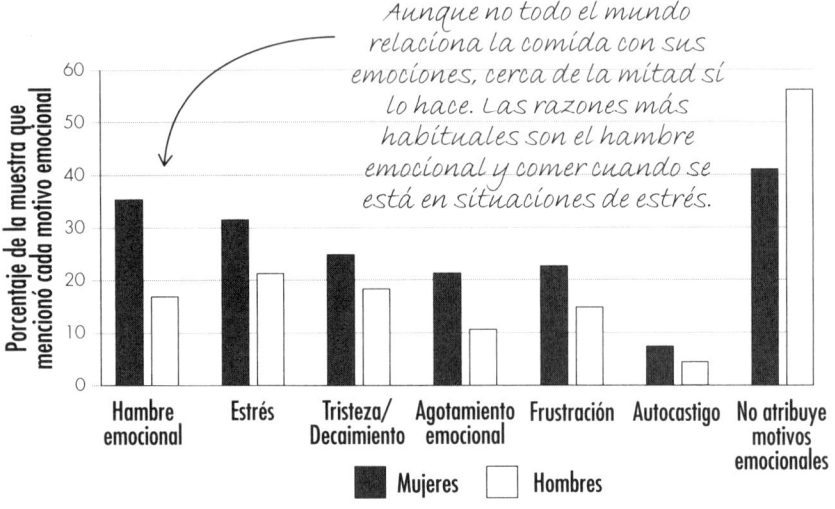

Aunque no todo el mundo relaciona la comida con sus emociones, cerca de la mitad sí lo hace. Las razones más habituales son el hambre emocional y comer cuando se está en situaciones de estrés.

Eje Y: Porcentaje de la muestra que mencionó cada motivo emocional

Categorías: Hambre emocional, Estrés, Tristeza/Decaimiento, Agotamiento emocional, Frustración, Autocastigo, No atribuye motivos emocionales

■ Mujeres   □ Hombres

¿Por qué te motivan tus objetivos?

Cuando era adolescente, recuerdo que me propuse la meta de levantar cierto peso en el gimnasio (en *press* de banca, por supuesto, porque a los fanáticos del gym siempre nos encanta entrenar pecho, y yo no era la excepción). De repente, toda mi experiencia en el gimnasio empezó a ser mucho más divertida. Me apetecía ir y me ilusionaba ver cada pequeño avance que me acercaba a esa meta. No iba solo porque sí; iba con un propósito.

¿Alguna vez has tenido un objetivo tan emocionante que te comprometiste de verdad y diste el máximo para conseguirlo? Fijarse metas puede ser una herramienta potentísima. Pero también puede ser una auténtica cagada si se usa mal, y es importante entender sus pros y contras.

Plantearse objetivos para perder peso suele ayudar a obtener mejores resultados,[13] pero muchas veces la gente se marca metas poco realistas.[14, 15] Por ejemplo, en un estudio, un grupo de mujeres apuntó tan alto que casi la mitad ni siquiera alcanzó su peso «mínimo aceptable», por no hablar del «razonable», aquel con el que habrían estado «contentas» o el «soñado».[16] Eso no quiere decir que ser muy ambicioso siempre sea contraproducente,[17] pero es algo que vale la pena tener en cuenta.

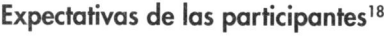

Expectativas de las participantes[18]

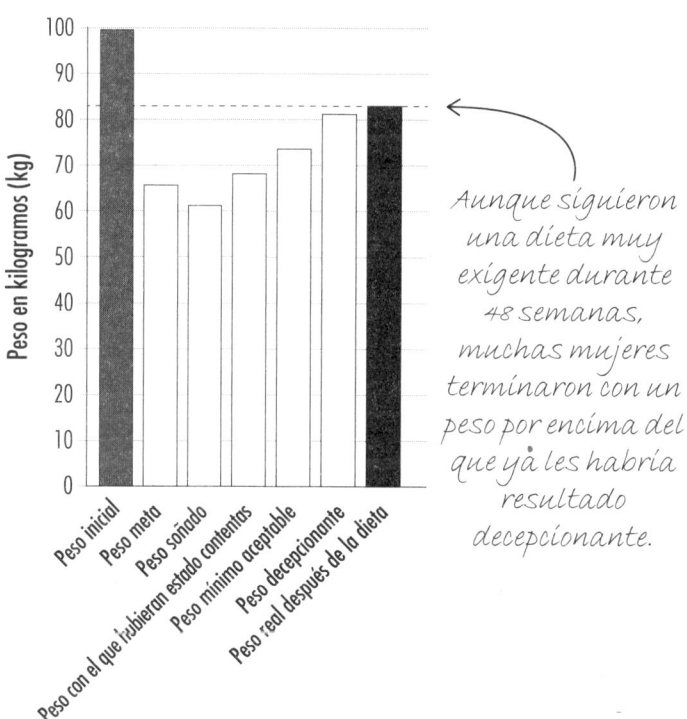

Aunque siguieron una dieta muy exigente durante 48 semanas, muchas mujeres terminaron con un peso por encima del que ya les habría resultado decepcionante.

Aunque las preguntas más comunes en torno a la pérdida de peso suelen ser: «¿Cuánto peso te gustaría perder?»; «¿Qué talla te gustaría usar?»; «¿Para cuándo quieres conseguirlo?», o «¿Cuándo fue la última vez que pesaste eso?», yo, en cambio, prefiero hacerte otra pregunta. Quiero saber *por qué* tienes ese objetivo (o esos objetivos). Y no me basta con preguntarlo una sola vez: lo haré cinco veces. No se trata de un interrogatorio, sino de una forma empática de descubrir qué es lo que realmente te motiva a perseguir esa meta. La técnica de los «cinco porqués» es una herramienta sencilla para identificar la raíz de un problema,[19] pero también sirve para encontrar los motivos que sustentan tus objetivos. Déjame darte un ejemplo de por qué me gusta utilizarla.

EL MÉTODO DE «LOS CINCO PORQUÉS»

Supongamos que Felipe Ficticio viene a verme y me dice:
—Ben, quiero perder algo de peso.
—Está bien, ¿por qué te gustaría perder peso?
—Porque quiero sentirme más saludable.
—¿Y por qué quieres sentirte más saludable?
—Bueno... porque noto que me quedo sin aliento enseguida.
—¿Y eso por qué te importa?
—Porque creo que, si mejorara mi forma física, tal vez me sentiría mejor.
—¿Por qué crees eso?
—Pues... me da vergüenza cuando hago ejercicio.
—¿Y por qué te afecta eso?
—Porque me frena a la hora de ir al gimnasio; me preocupa que la gente me esté juzgando.

Con los años, muchos clientes han llegado a mí con un objetivo claro en mente pero, al ir quitando capas a esa cebolla metafórica, descubro que la verdadera motivación que los impulsa es otra. A veces, alguien me dice que quiere ganar músculo, pero en realidad lo que busca es dejar de sentirse inseguro al quitarse la camiseta. Otras veces me dicen que quieren perder peso, pero lo que de verdad desean no es ver un número más bajo en la báscula, sino sentirse más en forma, más sanos, vivir más años, verse más atractivos o incluso reavivar su vida sexual. Así que tómate un momento y piensa cuáles son tus objetivos. ¿Qué te hizo mirar este libro y pensar: «Sí, esto es justo lo que necesito»? Y luego pregúntate por qué esos objetivos son importantes para ti. Puede que, después de un poco de introspección, descubras algo que no esperabas.

Ahora cambiemos de roles un momento: te voy a contar, sin filtros, qué hay detrás de mis propias motivaciones. Tenía 15 o 16 años cuando empecé a entrenar. Hacía flexiones y abdominales en mi habitación, por mi cuenta, sin seguir ningún plan: simplemente porque quería ganar algo de músculo. Viéndolo ahora, creo que en el fondo me sentía inseguro: no era precisamente el chico más popular con las chicas de mi colegio. A medida que ganaba músculo, recibía más cumplidos, y eso me animaba a seguir adelante. Al principio, mi motivación venía de ver cómo cambiaba mi cuerpo, pero con el tiempo esa motivación externa fue perdiendo fuerza (lo cual, probablemente, sea algo positivo). Después de unos años, empecé a notar que mi progreso se ralentizó bastante (algo habitual cuando llevas mucho tiempo entrenando fuerza sin recurrir a sustancias para mejorar el rendimiento), pero mi motivación para entrenar ya estaba bien asentada. Hoy en día, entreno porque me encanta la sensación de hacerme más fuerte y estar en forma. Y eso es particularmente importante para mí porque padezco una enfermedad crónica que me asusta, así que intento mantenerme lo más sano posible a medida que envejezco. He pasado por etapas en las que los brotes eran tan dolorosos que apenas podía levantarme de la cama, y mucho menos entrenar. Eso me dio un motivo extra para mantener mi forma física, mi fuerza y mi masa muscular, para estar mejor preparado si vuelve a ocurrir.

Mi objetivo inicial de adolescente (ganar músculo) ha cambiado con el tiempo, pero el ejercicio se ha convertido en un hábito que disfruto. Esa motivación de fondo no solo es clave para mantener la constancia (¡bien!),[20] sino también para tener una mejor imagen corporal (¡doblemente bien!),[21] por lo que entrenar únicamente para cambiar tu aspecto quizá no sea la mejor idea. Si sabes qué es lo que alimenta tu motivación, podrás encontrar las mejores estrategias para mantenerla viva. A mí, por ejemplo, me encanta medir el progreso en números: levantar un poco más de peso, correr un poco más rápido o durante más tiempo son cosas que me entusiasman porque me gusta la sensación de ver que estoy avanzando de forma tangible. Si me propusieras un reto concreto, como levantar 5 kg más en un ejercicio en 30 días, lo disfrutaría mucho más que entrenar sin una meta definida, aunque el plan fuera idéntico sobre el papel.

¿A dónde quieres llegar y qué precio estás dispuesto a pagar?

Una vez, un cliente me dijo que quería parecerse al tipo de la portada de una revista de *fitness* para hombres. Le respondí que, en teoría, era posible, y le expliqué el tipo de rutina de entrenamiento que ese objetivo implicaría. Antes de una sesión de fotos, muchos modelos de *fitness* entrenan dos veces al día. Algunos recurren a sustancias para mejorar el rendimiento, siguen dietas muy restrictivas e incluso ponen en riesgo su salud para alcanzar un nivel de grasa corporal extremadamente bajo, aunque sea solo para el día de la sesión. Mi intención no era disuadirle, sino ofrecerle una visión objetiva de lo que implicaba su meta, para que pudiera tomar una decisión con conocimiento de causa. Tras escucharme, básicamente me dijo: «Ni de broma, suena horrible». Así que hablamos de lo que era realista conseguir sin tener que recurrir a las medidas extremas a las que suelen someterse los modelos profesionales.

En este capítulo, lo que haremos será lo equivalente a sentarnos tú y yo a charlar sobre tus objetivos, aunque a la distancia. Ojalá tengas claro dónde estás ahora y, sobre todo, no solo qué quieres, sino también por qué lo quieres. Algo que siempre pregunto a mis nuevos clientes es qué precio están dispuestos a pagar para alcanzar su objetivo. Si alguien me dijera que quiere ser un CEO multimillonario pero no está dispuesto a trabajar muchas horas ni a vivir con estrés, probablemente le aconsejaría que revisara sus expectativas y buscara una meta más acorde. En cambio, si estuviera dispuesto a trabajar duro, tal vez podría ascender en su carrera; pero si lo que busca es un empleo libre de estrés, ser CEO de una megacorporación no es precisamente el tipo de trabajo que le haría feliz. Lo ideal es marcarse objetivos que realmente enriquezcan nuestra vida y no que, sin querer, terminen saboteándola.

Lo que pretendemos aquí es conectar los objetivos que quieres alcanzar con los hábitos que se proponen en el capítulo 5, y que elijas los que te apetezca probar de verdad. Es lógico que haya cierta diferencia entre tus metas futuras y tus hábitos actuales (porque, si ya estuvieras haciendo todo lo necesario, probablemente no estarías leyendo este libro). Este concepto se suele utilizar en lo que se conoce como «entrevista motivacional»; una técnica que a veces se emplea junto con tratamientos para perder peso.[22, 23, 24, 25] Su objetivo es facilitar el cambio de hábitos y aumentar las probabilidades de éxito, reforzando la eficacia y la motivación interna. Quizá parezca algo muy *nerd* pero, en realidad, es bastante simple: cuando dudo de mi capacidad para lograr algo, hablar con mi esposa sobre lo que me está costando suele hacer que sienta que sí puedo, y eso me anima a pasar a la acción y acercarme a mi meta. Por el contrario, también puede haber personas en tu entorno que te frenen o te hagan dudar de ti, minando así tu confianza para lograr lo que te propones. Dividir esas tareas monumentales —que parecen imposibles— en acciones más manejables es un poco como planificar la subida a una montaña metafórica, en lugar de quedarte al pie pensando que no serás capaz de escalarla.

Para cerrar este capítulo de autoevaluación, te propongo que dediques unos minutos a responder a las preguntas de las páginas 121 y 122. De nuevo, si tienes el libro en papel, no dudes en escribir tus respuestas directamente allí. Y si lo estás leyendo en formato digital o escuchando el audiolibro, utiliza una libreta o una aplicación de notas en el móvil.

A menudo se dice que escribir tus objetivos aumenta las probabilidades de cumplirlos, y a veces incluso se citan porcentajes sospechosamente concretos, como «anotar tus metas aumenta un 42 % las probabilidades de alcanzarlas». A mí, sinceramente, me parece un poco exagerado. Al final, hay miles de factores en juego, y uno de los más importantes es qué es lo que realmente buscas. Si cien personas escribieran que quieren caminar un kilómetro y medio al día y otras cien apuntaran que quieren ser el próximo presidente de Estados Unidos, sospecho que el porcentaje de éxito variaría un poquito. Aunque pusiera por escrito que quiero ser el primer hombre en recorrer la Luna en monociclo, dudo mucho que eso me acerque a lograrlo. Dicho esto, sí hay estudios en la literatura científica que muestran que, de promedio, las personas que se marcaron algún tipo de objetivo (incluido el hecho de escribirlo) tuvieron mejores resultados académicos que quienes no lo hicieron.[26, 27]

La primera vez que oí este consejo —hace más de diez años— lo hice con cierto escepticismo, pero aun así escribí mis objetivos en un pequeño papel y lo pegué en la pared, justo encima del fregadero de la cocina. La teoría dice que ver tus objetivos por escrito puede aumentar tu entusiasmo y ayudarte a mantener la concentración, dejando de lado actividades que no te acercan a lo que quieres.[28] Por ejemplo, si cada mañana haces una lista de tareas, tendrás muy claro qué es lo prioritario ese día y te resultará más sencillo dejar de lado lo que no es tan importante. Como veía mi lista de objetivos todos los días, se convirtió en un recordatorio constante de lo que quería conseguir para que ese año realmente valiera la pena. En mi caso, me sorprendió lo mucho que influyó en mi motivación, en cómo me sentía y en los resultados que obtuve…; muy por encima de lo que mi lado más cínico habría imaginado. Por eso se insiste tanto en marcarse objetivos, ya sea en proyectos diversos[29] o en procesos más concretos como adoptar hábitos saludables o perder peso.[30]

Ya que has invertido parte de tu dinero en este libro, creo que merece la pena dedicar unos minutos a una tarea sencilla, sobre todo si puede ayudarte a tener más claro qué quieres conseguir, por qué lo quieres y qué crees que necesitas hacer para llegar hasta ahí.

Si hacerlo aumenta tus probabilidades de éxito, serán minutos muy bien invertidos.

FIJAR METAS DE SALUD

¿Qué objetivos son importantes para ti? Sumas más puntos si son concretos y medibles.

Por ejemplo, «correr más rápido» es vago, pero «ser capaz de correr un kilómetro en menos de ocho minutos antes del 31 de diciembre» es concreto.

¿Por qué estos objetivos son importantes para ti? Utiliza el método de los cinco porqués del que hablamos antes para profundizar en las razones que te motivan.

ANÁLISIS DE LOS HÁBITOS ACTUALES

¿Qué hábitos saludables forman ya parte de tu rutina y están teniendo un efecto positivo en tu vida? Usa las preguntas de autoevaluación para ayudarte a responder.

¿En qué áreas ves margen de mejora? Piensa en las diferencias entre lo que haces ahora y lo que necesitarías hacer para alcanzar tus metas.

¿Hay algún obstáculo que debas superar? Revisa la sección sobre obstáculos e incentivos (página 50).

La autoevaluación de este capítulo te ha ayudado a identificar tu punto de partida. En el próximo capítulo te presentaré 13 hábitos saludables cuya eficacia ya está demostrada y que puedes utilizar como herramientas para mejorar tu salud, reducir la grasa corporal y mantener los resultados a largo plazo.

5

Elegir los hábitos para perder grasa

Muchos libros para perder peso se promocionan asegurando que ofrecen una dieta revolucionaria, nunca vista, que todo el mundo debería seguir para obtener los mejores resultados. Pero, como ya vimos en el capítulo 3, donde analizamos distintas dietas, esa idea no tiene ni pies ni cabeza. Si de verdad existiera una dieta capaz de resolver todos tus problemas, los científicos que la descubrieron la darían a conocer gratis. Yo mismo habría inundado las redes con vídeos sobre esos estudios, los habría comentado sin parar y habría celebrado la noticia a los cuatro vientos.

Pero lo cierto es que lo que de verdad funciona para todo el mundo es muy sencillo y obvio: reducir la ingesta calórica, disminuir el consumo de ultraprocesados ricos en azúcares añadidos, grasas y calorías, hacer más ejercicio, comer más frutas y verduras, y aumentar la ingesta de proteínas. Sí, quizá no parezca lo más emocionante del mundo, pero es lo que funciona. El verdadero problema que debemos solucionar es cómo transformar esta información básica en acciones concretas que podamos mantener en el tiempo. Por ejemplo, todos sabemos que hacer ejercicio es bueno. Supongo que eso lo sabe cualquier adulto que habite este planeta, ¿verdad? Aunque sea algo que tenemos más que asumido, ¿sabes cuánta gente cumple de verdad con la cantidad recomendada de ejercicio aeróbico y de fuerza? Un estudio que reunió datos de más de tres millones de personas en 32 países distintos concluyó que apenas lo hace un mísero 17 %.[1] Otra investigación sobre tendencias globales de actividad física en 168 países reveló que, entre 2001 y 2016, no se produjo ningún aumento significativo en el porcentaje de adultos que hacen suficiente ejercicio. En 2013, los estados miembros de la OMS se fijaron como meta reducir la inactividad física en tan solo un 10 % para 2025 y, aun así, como población mundial, ni siquiera nos hemos acercado a ese objetivo tan modesto.[2] Existe un enorme abismo entre lo que sabemos que deberíamos hacer para mejorar nuestra salud y nuestra capacidad real para llevarlo a la práctica. Aquí es donde entran el juego los hábitos.

Nadie pretende que sean revolucionarios, ni mucho menos. De hecho, si has leído estudios o artículos sobre pérdida de grasa, es muy probable que ya los conozcas. Son 13 hábitos fundamentales que suelen pasarse por alto en una industria plagada de personas que aseguran tener la solución más innovadora a tus problemas. Pero en realidad nadie tiene una llave mágica que abra el candado más difícil de todos. La verdadera clave está en aprender a poner en práctica lo que ya sabemos que funciona y ser capaces de mantenerlo durante toda la vida. Ese es el secreto del que casi ningún libro de dietas habla.

¿Y por qué hábitos?

Según mi opinión, la fuerza de voluntad está sobrevalorada. Mucha gente habla de ella como si fuera la clave para desbloquear un mundo secreto de beneficios para la salud. «Si tuvieras fuerza de voluntad, irías al gimnasio»; «Si tuvieras fuerza de voluntad, comerías menos chocolate», bla, bla, bla. Como ya hemos comentado antes, no se gana peso solamente por tener un déficit de fuerza de voluntad.[3] Que tu porcentaje de grasa corporal sea mayor que el mío no significa, automáticamente, que seas más perezoso que yo.

Quizá yo tenga mejor genética. O, sencillamente, me resulte más fácil adoptar ciertas conductas. La fuerza de voluntad cuenta, sí, pero decirle a alguien que solo le falta «más fuerza de voluntad» es como darle una tetera de chocolate: no sirve para nada.[4]

Pero ¿qué es exactamente la fuerza de voluntad? Si bien es un concepto que usa mucha gente, el sentido exacto de esa expresión sigue siendo motivo de debate. Según un artículo de investigación: «La fuerza de voluntad es el proceso de renunciar a una recompensa aparentemente superior y disponible de inmediato, para conseguir otra mayor más adelante».[5] En los años sesenta, una serie de estudios muy sencillos se convirtió en uno de los experimentos psicológicos más famosos: el llamado «test del malvavisco». Y lo que este estudio buscaba era medir la capacidad de los niños para aplazar la gratificación: se ofrecía a los pequeños un dulce en ese momento o, si esperaban un rato, dos dulces después.[6] En teoría, si lograban resistir la tentación de comer un malvavisco sabiendo que luego podrían comer dos, demostraban tener autocontrol frente a la tentación. Ese sería un ejemplo sobre ejercer fuerza de voluntad. Si ya es difícil hacerlo a corto plazo, pretender repetirlo todos los días de tu vida roza lo imposible, se convierte en una batalla interminable. Si estuvieras con un hambre feroz y te pusiera delante tu tentempié favorito, necesitarías una fuerza de voluntad tremenda para resistirte. Si llegaras agotado después de un largo día de trabajo y tuvieras que levantarte del sofá para ir al gimnasio, también. Piénsalo como autocontrol: se trata de vencer tus impulsos naturales para alcanzar tus metas. Pero depender siempre de la fuerza de voluntad para luchar contra tus impulsos es tan absurdo como echarte limón en los ojos. Así que, quizá, una pregunta más interesante sea: ¿qué otras estrategias puedes poner en práctica en lugar de depender de la fuerza de voluntad durante el resto de tu vida?[7]

¿Qué pasaría si desarrollaras tal constancia en algo que se convirtiera en un hábito automático y ya no necesitaras recurrir a grandes dosis de fuerza de voluntad para hacerlo? Cuando odias ir al gimnasio, hacerlo igual exige una fuerza de voluntad enorme. Pero ¿y si con el tiempo empezaras a disfrutarlo? En ese caso, necesitarías menos fuerza de voluntad para ir, porque ya no estarías luchando contra la tentación natural de evitarlo, ¿no crees? El objetivo es este: ¿cómo podemos conseguir que los hábitos resulten tan fáciles de llevar a cabo que aumenten las probabilidades de mantenerlos a largo plazo?

En 1890, William James escribió en su libro *The Principles of Psychology*: «Debemos automatizar y convertir en hábito, lo antes posible, todas las acciones útiles que podamos [...]. Cuantos más aspectos de nuestra vida diaria podamos dejar en manos de la sencillez del automatismo, más libres estarán nuestras facultades mentales superiores para su auténtico trabajo».[8]

Lograr mejores resultados no siempre significa que hayas empleado más fuerza de voluntad. A menudo, simplemente implica que has adoptado un sistema que ha reducido la necesidad de recurrir a ella. Si consigues que los comportamientos más básicos y beneficiosos se conviertan en costumbre, no tendrás que volver a gastar dinero en otra dieta sobrevalorada.

Antes de entrar en detalle sobre los hábitos saludables, es importante tomar conciencia de que cambiar de conducta también puede implicar romper los llamados «malos hábitos». Una persona que pasa de un estilo de vida sedentario a hacer ejercicio por primera vez está incorporando un hábito nuevo y saludable. Pero quizá también quiera dejar atrás otros muy arraigados, como ver demasiada televisión. No vamos a profundizar en ese tema en este capítulo, ya que la investigación sobre cómo romper malos hábitos en el contexto de la salud y la pérdida de peso es aún bastante limitada. Aun así, hay algunos puntos importantes que conviene tener en cuenta.

En la literatura científica, los hábitos suelen describirse como respuestas automáticas a situaciones o estímulos contextuales que suceden, en gran parte, de forma inconsciente.[9] Por ejemplo, si cada vez que te sientas a ver una película tomas algo para picar, el hecho de ver una película se ha convertido en la señal que te lleva a comer, y probablemente lo hagas sin darte cuenta.

Entonces, ¿qué estrategias puedes poner en práctica para romper los hábitos que ya no quieres mantener? Aquí tienes algunos ejemplos sencillos.[10]

- Interrupción del hábito: en primer lugar, evita las señales. Aleja a la persona del entorno que activa el hábito no deseado. Por ejemplo, si quieres dejar de apostar, lo lógico es dejar de ir al casino. En el caso de la alimentación, si cada vez que pasas por la misma pastelería de camino al trabajo acabas entrando, cambiar de ruta podría ayudarte a evitar ese estímulo visual.

- Inhibición del hábito: en lugar de evitar por completo la situación, puedes observarla y tratar de mejorar poco a poco. Es lo que hacen, por ejemplo, los estudiantes que llevan un registro y un seguimiento de cuánto procrastinan viendo la televisión y, poco a poco, logran inhibir ese comportamiento, en vez de tirar la tele por la ventana. (Por eso el capítulo sobre autoevaluación es tan importante, y hablaremos de hacer un seguimiento en el siguiente capítulo).

- Sustitución del hábito: consiste en reemplazar la reacción anterior a un estímulo por una nueva. Si siempre que terminas de cenar vas directo al postre, la cena se convierte en la señal que activa tu necesidad de comer algo dulce. En vez de eliminar el postre de golpe (interrupción) o ir reduciendo la cantidad poco a poco (inhibición), puedes sustituirlo por otro alimento que te apetezca. Yo, por ejemplo, en vez de tomar un tentempié alto en azúcares añadidos después de comer, lo cambié por unos trozos de fruta. Años después, en cuanto termino de comer, mi cerebro sigue asociando ese momento con comer fruta. Al principio necesité fuerza de voluntad pero, con el tiempo, repetir esta sustitución fue cada vez más fácil hasta que se volvió un acto automático.

Árbol de decisiones para elegir la estrategia adecuada para cambiar hábitos[11]

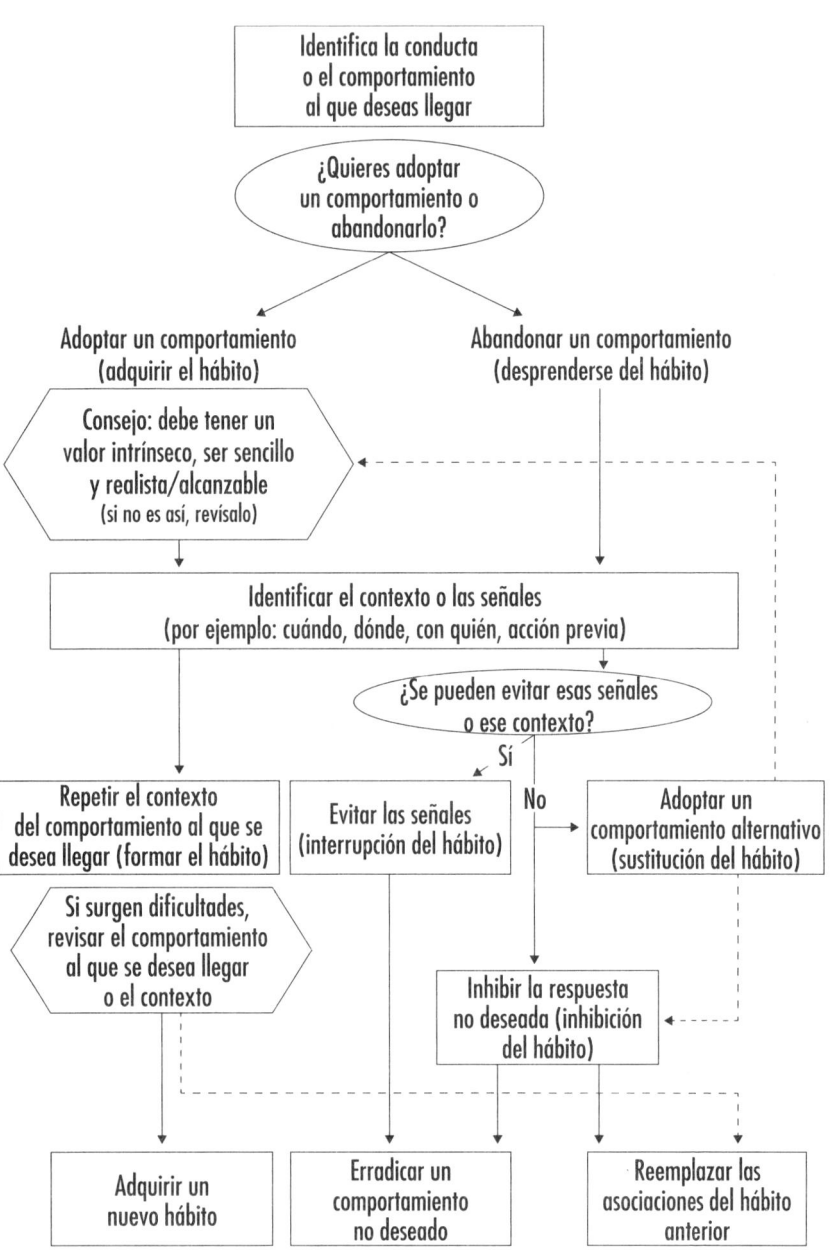

Ahora que ya tienes un resumen de cómo reducir o romper los malos hábitos, pasemos al tema central de este capítulo, que cuenta con mucha más base científica: las conductas que me encantaría que adoptaras de forma constante, hasta que se conviertan en hábitos.

CÓMO INCORPORAR HÁBITOS SALUDABLES

Para sentar una base sólida que te ayude a incorporar un hábito saludable, lo primero es definir un objetivo claro. Para ello, puedes apoyarte en las preguntas que vimos en el capítulo anterior. Un estudio recomendaba elegir una acción sencilla y establecer un momento y un lugar concretos para llevarla a cabo cada día. Mantén la constancia y, con el tiempo, te resultará cada vez más fácil: «Puede que empieces a hacerlo de forma automática, sin pensar. A algunas personas les basta con unas diez semanas, mientras que otras avanzan más rápido o más despacio, según sus circunstancias personales».[12]

Por ejemplo, en lugar de decir «Quiero ganar más dinero», que es un objetivo demasiado vago, puedes centrarte en acciones concretas que te acerquen a ello: revisar periódicamente tus ahorros y tus gastos para entender cómo se mueve tu dinero, recortar lo que estés gastando de más, buscar un trabajo extra si tu empleo actual no ofrece posibilidades de crecimiento profesional, etc. En el caso de la pérdida de peso, si tu meta es adelgazar y mejorar tu salud, una de las conductas que podrían ayudarte sería aumentar el consumo de frutas y verduras. Una acción sencilla con un momento y lugar definidos podría ser colocar una pieza de fruta en tu escritorio cada mañana y comerla después del almuerzo. Si eres constante, con el tiempo se convertirá en un hábito automático que requerirá menos esfuerzo mental y te saldrá de manera más instintiva. Por ejemplo, cuando empecé a aprender coreano para poder comunicarme mejor con la familia de mi esposa, practicaba unos quince minutos al día. Quizá no era mucho tiempo, pero me resultaba más fácil que intentar encajar clases de más de una hora en mi apretada agenda de trabajo. Era algo que hacía con el teléfono antes de dormir y, con el tiempo, terminó convirtiéndose en una costumbre. Ahora lo hago sin ningún esfuerzo e incluso durante bastante más tiempo. Me supone mucha menos energía mental dedicarle más minutos que cuando empecé, lo que demuestra lo eficaz que es integrar una conducta en tu rutina subconsciente. Mucha gente hace ejercicio a primera hora, después del café y antes de ir a trabajar, no porque tenga una fuerza de voluntad descomunal, sino porque lo ha integrado en su rutina diaria hasta tal punto que ya no les supone el esfuerzo que representaba al principio. Si le preguntas a alguien que lleva décadas yendo al gimnasio por qué sigue haciéndolo, probablemente te dirá que ya forma parte de su rutina, que es algo que hace sin pensarlo. Ahora te toca a ti: define tu objetivo y tu plan de acción.

Mi objetivo es...

Mi plan de acción es...

Algunos estudios han puesto a prueba este consejo tan sencillo sobre «formar hábitos» para comprobar si podía favorecer la pérdida de peso.[13, 14] En lugar de imponer una dieta extrema y restrictiva, como sucede con la mayoría de las recomendaciones para adelgazar, a los participantes se les entregaba un folleto con diez hábitos saludables. El objetivo era simple: integrar poco a poco esos hábitos en la rutina diaria, de forma similar al esquema que acabamos de comentar. Estos eran los hábitos propuestos:

1. Comer cinco raciones de fruta y verdura al día.
2. No servir mucha comida en el plato.
3. Leer las etiquetas de los alimentos para reducir el consumo de productos con un alto contenido de grasas o azúcares añadidos.
4. Si te gustan los tentempiés, sustituir los que sean poco nutritivos por opciones más saludables, como una pieza de fruta o un yogur en lugar de golosinas o chocolate.
5. Reducir el consumo de alcohol y refrescos azucarados, e inclinarse por agua o bebidas bajas en calorías.
6. Evitar comer con distracciones, como la televisión, por ejemplo.
7. Siempre que sea posible, elegir alimentos que tengan menos grasa, como cortes de carne magros en lugar de otros más grasos.
8. Mantener una rutina regular de comidas, sea cual sea la actual.
9. Caminar 10.000 pasos al día.
10. Si pasas mucho tiempo sentado, levantarse al menos una vez por hora y permanecer de pie durante diez minutos.

Como has visto, nadie les pidió que contaran cada caloría que ingerían. Tampoco que evitaran determinados alimentos como si fueran venenosos, ni que hicieran ayuno intermitente ni siguieran ninguna dieta de moda del momento. No se les exigió nada agresivo. Simplemente se les propuso seguir diez hábitos básicos, y eso bastó para lograr una ligera pérdida de peso. Y todo gracias a un simple folleto con instrucciones claras y fáciles de seguir. Este es el principio en el que se basan las intervenciones para perder peso que giran en torno a la creación de hábitos.[15, 16]

Puede que alguien lea esa lista y piense: «¡Esto me viene como anillo al dedo!». Según tus objetivos, tu punto de partida y la meta que tengas en mente, estos diez hábitos podrían resultarte perfectos y ofrecerte una buena relación entre el coste y el beneficio. Pero quizá otra persona diga: «¡Nah! Yo quiero algo diferente» o «Algunos no me convencen». Por eso vamos a hacerlo más interactivo. Al fin y al cabo, quiero que este libro, en el que has decidido invertir tu dinero, sea lo más detallado y personalizado posible, y no un folleto genérico como el del estudio, que se imprime y se reparte tal cual a cientos de personas.

Imaginemos que tú y yo nos vamos de vacaciones. Te dejaré tomar la iniciativa porque quiero que seas tú quien elija el destino. Mi única tarea será ayudarte a llegar allí. Has elegido un lugar que te ilusiona —por eso era clave pensar bien los objetivos en el capítulo anterior—, ya sea una aventura completamente nueva o un sitio al que llevas tiempo queriendo volver. El destino pinta de maravilla, así que… ¿cuál sería el primer paso para hacer realidad este viaje? Ha llegado el momento de decidir cuál es la mejor forma de llegar hasta allí.

Quizá seas de esas personas que prefieren llegar lo antes posible y no les importa lo más mínimo lo incómodo que pueda resultar el trayecto. Te da igual salir ahora mismo y viajar de noche si hiciera falta, porque lo único que te importa es llegar. Pero también puede que prefieras tomártelo con más calma, porque las prisas te parecen innecesariamente estresantes y no te hacen ninguna gracia. Tal vez quieras planificar el viaje a una hora más razonable y optar por un medio de transporte más cómodo. Quizá tardes más en llegar, eso sí, pero al menos lo disfrutarás más. No hay un modo correcto o incorrecto de hacerlo; lo que importa es que se adapte a tus preferencias.

Tú estás a cargo de tu propio viaje. Yo puedo darte algunas sugerencias, pero, en última instancia, serás tú quien decida lo que más te conviene. Lo fundamental aquí es entender que mucha gente se obsesiona con ir del punto A al punto B a toda costa, pero a veces descubre que el trayecto resulta mucho más desagradable de lo que imaginaba. A veces, tanto, que ni siquiera les apetece llegar a B: a mitad del recorrido se dan cuenta de que el medio de transporte que han elegido es insoportable y deciden bajarse allí mismo y regresar a casa.

En este capítulo te propondré una lista de trece hábitos posibles y explicaré la lógica que hay detrás de cada uno. Piénsalo como un menú: puedes descartar lo que te parezca demasiado costoso o poco atractivo y quedarte con lo que más te apetezca o te resulte factible. Con un poco de suerte, si pruebas un par de opciones, acabarás dando con la ganadora (o quizá con dos) que quieras mantener en el tiempo. El objetivo es que elijas algunos hábitos y los mantengas hasta alcanzar una constancia que, con el tiempo, haga que te cuesten mucho menos que al principio. Si consigues que un hábito se arraigue tanto que acabe formando parte de tu vida de manera natural, esa será la auténtica clave para lograr un cambio duradero.

Los hábitos

Elige aquellos hábitos que: 1) te resulten interesantes, 2) consideres realistas y fáciles de poner en práctica, y 3) sean lo bastante eficaces como para acercarte a tu objetivo si los implementas con constancia. Y, por supuesto, puedes combinarlos con cualquiera de las estrategias nutricionales que vimos en el capítulo 3, si crees que encajan contigo y con tus metas. No hace falta que te exijas al máximo intentando pasar de cero a héroe de golpe. La idea es avanzar paso a paso: primero a la casilla uno, luego a la dos, a la tres… y así sucesivamente. Con el tiempo, a medida que practiques tus hábitos más y más, deberían empezar a salirte de forma automática y requerir cada vez menos esfuerzo consciente. En ese momento, podrás añadir otro hábito si así lo deseas.

Hábito n.° 1: Priorizar los alimentos nutritivos y de baja densidad energética

Como ya comentamos brevemente en el capítulo 3, la «densidad energética» se refiere, simplemente, a la cantidad de calorías que aporta un alimento por gramo. Es fundamental que entiendas este concepto antes de pasar a los siguientes hábitos. Te lo explicaré con un ejemplo un tanto extremo: 100 gramos de pepino aportan algo menos de 20 calorías, mientras que la misma cantidad de las deliciosas galletas que tengo ahora mismo en la despensa (aproximadamente la mitad de un paquete) contiene unas 500 calorías. Si pusieras esas 500 calorías de galletitas en un bol, su apariencia sería la de un tentempié de tamaño razonable. En cambio, para ingerir esas mismas 500 calorías en forma de pepino, tendrías que comerte alrededor de una docena, lo que, creo yo, sería una ración descomunal para cualquier persona. Me comería con gusto ese medio paquete de galletas (y probablemente podría comer más), pero jamás me he sentado a pensar: «Me encantaría cenar doce pepinos».

Estos dos alimentos, que están en extremos opuestos, son un ejemplo muy útil para comprender qué es la densidad energética. Parece algo sencillo, pero en realidad es la base de muchas recomendaciones dietéticas, aunque la mayoría de los planes nunca lo mencionen de forma explícita.

- Si un plan de alimentación te indica que consumas más frutas y verduras, es porque tienen una baja densidad energética, lo que las convierte en una buena opción para regular el apetito.
- Si el plan de alimentación recomienda evitar los ultraprocesados, es porque su densidad energética suele ser alta y son alimentos que invitan a comer en exceso.
- Si el plan de alimentación sugiere limitar las grasas añadidas (por ejemplo, cocinar a la plancha en lugar de freír, o reducir la cantidad de aceites y aderezos en las ensaladas), es para disminuir la densidad energética de esos platos.

- Si el plan de alimentación aconseja retirar el exceso de grasa de la carne o elegir cortes más magros, de nuevo, el objetivo es reducir la densidad energética de esas comidas.
- Si el plan de alimentación pide evitar los refrescos azucarados y optar por agua, es porque las bebidas azucaradas tienen mucha más densidad energética que el agua, que no tiene calorías.

En definitiva, hay mil maneras de modificar tu dieta si te basas en el principio de reducir la densidad energética. Esta estrategia puede ayudarte a ingerir menos calorías,[17] lo que, en consecuencia, te ayudará a perder peso.[18]

Saber qué significa este concepto ya te da cierta ventaja, pero saber cómo aplicarlo te pone un paso por delante. Al fin y al cabo, podría decirte: «Cada vez que te apetezca una galleta, un dónut o un trozo de chocolate, cómete unas rodajas de pepino». Sí, eso definitivamente reduciría la densidad energética de tu dieta, pero también te quitaría las ganas de vivir. Porque, si tienes un hueco en forma de galleta en el corazón, dudo mucho que el pepino pueda llenarlo. Por eso, es mejor pensar en cambios y sustituciones que no te supongan un enorme sacrificio, porque el beneficio siempre debe ser superior al coste.

Por ejemplo, sustituir el pan de hamburguesa por una hoja de lechuga es una práctica que se ha puesto muy de moda para recortar calorías, y de hecho ya la he visto en muchos restaurantes. Pero ver una hamburguesa envuelta en lechuga me da un poco de tristeza… y más aún ser la persona que tiene que comérsela. Puede que a algunos les parezca una buena idea, pero para mí es un sacrificio en toda regla. Otra tendencia es usar coliflor rallada como «arroz» o calabacín cortado en tiras finas como «espaguetis», y de hecho hasta se vende así en los supermercados. Pero, de nuevo, yo prefiero mil veces la versión original. Si decido cocinar un curry espectacular, ponerle coliflor rallada en lugar de arroz es como quitarle toda el alma al plato. Tratar de «reducir calorías» está muy bien, pero no cuando el precio a pagar es dejar de lado el disfrute. ¿Alguna vez has seguido una dieta en la que te sentías miserable porque te obligaba a comer cosas que detestabas o te prohibía las que más te gustaban? ¿Cuánto tiempo aguantaste? Es poco probable que logres mantener algo que te hace sufrir, ¿verdad?

Cuando se puede, me gusta más centrarme en lo que puedes sumar que en lo que tienes que quitar. Hagas lo que hagas, no pienses en un elefante rosa enorme. Y ni se te ocurra imaginar su aspecto. Seguramente ni se te había pasado por la cabeza un elefante rosa. Normal, ¿quién pensaría en eso sin motivo? Pero claro, ahora que lo he dicho, ya lo estás visualizando… aunque la consigna era precisamente que no lo hagas. A muchas personas, cuando les dicen que eviten ciertos alimentos durante una dieta, les ocurre que, de repente, no pueden dejar de pensar en ellos; hasta el punto de que se vuelve imposible mantener esa restricción durante largos periodos.

Hay un refrán que dice: «La ausencia es al amor lo que el viento al fuego: apaga el pequeño y aviva el grande». Así que, si te encanta la pizza y has intentado evitarla durante una dieta, solo para acabar con antojos cada vez más fuertes, quizá eliminarla por completo no sea la mejor estrategia para ti. Es un debate que sigue abierto, pero la idea es que la restricción inicial puede resultar tan contraproducente que termines comiendo más que antes ese alimento. Además, algunas personas son más propensas a este fenómeno que otras.[19] He perdido la cuenta de las veces que un cliente me ha dicho algo como: «Me encanta el chocolate y, cada vez que lo dejo, solo aguanto unas semanas antes de acabar dándome atracones». No hace falta ser un genio para saber que ese no es el efecto que buscamos al reducir su consumo. Los atracones suelen ser un factor que anticipa un aumento en la ingesta de comida y en el peso.[20] Por eso, si pasas por etapas en las que restringes ciertos alimentos y luego acabas comiéndolos en exceso, es como dar dos pasos hacia delante y tres hacia atrás. Muchas dietas se basan en evitar, restringir o prohibir ciertos alimentos y en pasar por el mal trago de sentirse privado de ellos. Por eso, a veces va bien cambiar el abordaje y centrarte en las cosas positivas que puedes sumar, en lugar de obsesionarte con lo que hay que eliminar.

Árbol de decisiones para elegir la estrategia adecuada para cambiar hábitos

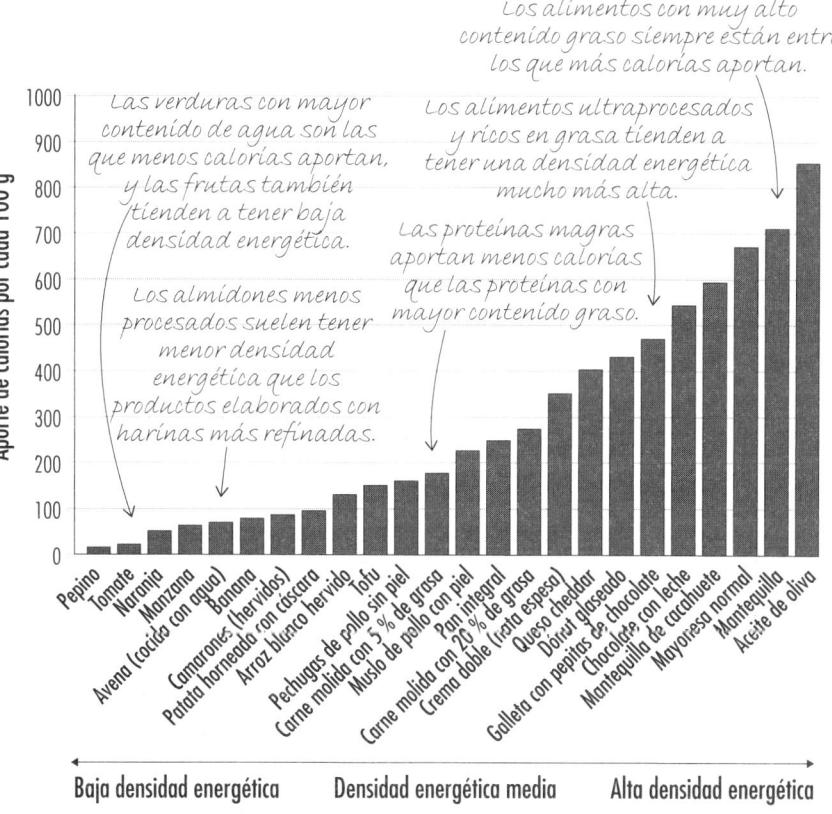

Adoptar cualquiera de las siguientes estrategias te ayudará a instaurar hábitos que prioricen alimentos de baja densidad energética:

- Reducir el consumo de ultraprocesados muy calóricos, como vimos en varios ejemplos del capítulo 3, y apostar por opciones más nutritivas y menos procesadas. Este punto no puede subrayarse lo suficiente: si consigues hacerlo de forma cons-tante, probablemente sea el hábito más importante que pue-das incorporar para mejorar tu salud y favorecer la pérdida de grasa reduciendo la ingesta calórica.

- Si en el pasado te ha resultado difícil reducir o eliminar este tipo de alimentos, céntrate en dar prioridad a los alimentos nutritivos que más te gusten y deja que, poco a poco, vayan desplazando a los que prefieras menos. Por ejemplo, muchas personas comen los alimentos más calóricos como postre, lo que suele significar que se han quedado con hambre después de la cena. Comer un poco más de alimentos —esperemos que nutritivos— durante la cena, puede ayudarte a llegar al postre con menos apetito, y eso hará que los alimentos más calóricos vayan perdiendo protagonismo en tu dieta. Si has hecho la autoevaluación del capítulo anterior, probablemente ya tengas claras las áreas que quieres modificar.

- También puedes hacer pequeños cambios en cada comida, y sustituir ciertos ingredientes por otros que te convengan más. Por ejemplo, los cereales integrales poco procesados, como la avena, suelen saciar más y ayudar a regular el apetito mejor que los cereales azucarados ultraprocesados que se suelen tomar en el desayuno. Del mismo modo, alimentos menos procesados como el arroz o la patata regulan mejor el apetito y tienen menor densidad energética que productos de panadería ultra-procesados o pizzas, opciones habituales para la cena.

En los próximos tres hábitos veremos estrategias más concretas.

Hábito n.° 2: Come más frutas y verduras

Venga, haz tu apuesta: ¿qué porcentaje de adultos dirías que se queda corto con las frutas y verduras? ¿Un 50%? ¿Quizá un poco más, un 70%? Según las estimaciones, la cifra podría ser incluso mayor. Si tomamos como ejemplo un país como Estados Unidos, cerca del 90 % de los adultos se queda corto.[21] De media, solo una de cada diez personas adultas ingiere la cantidad recomendada, y esto se nota sobre todo en los grupos con menos recursos económicos. Cuando apenas llegas a fin de mes y tienes que alimentar a tu familia, probablemente no te molestes en comprar una bolsa extra de kale. Primero quieres asegurarte de que haya suficiente comida en el plato, antes que decorarla con unas hojas de verdura que apenas aportan calorías.

Las frutas y verduras contienen una amplia gama de vitaminas, minerales y compuestos bioactivos, además de fibra. Quienes las consumen no solo tienden a gozar de mejor salud,[22] sino que también suelen vivir más.[23] ¿Son imprescindibles para perder grasa corporal? En absoluto. En teoría, tampoco necesitas hacer ejercicio para perder grasa, pero eso no significa que no sea una idea estupenda. Las frutas y verduras son magníficas por sus beneficios para la salud. La mayoría de las dietas solo se centra en que el número de la báscula baje, sin preocuparse en lo más mínimo por tu bienestar general.

Además de las vitaminas y los minerales, los vegetales presentan una densidad energética muy baja, ya que suelen tener un alto porcentaje de agua en su composición. Por eso, el tomate, el pepino o el apio prácticamente no aportan calorías. Por su alto contenido de agua y bajo aporte calórico, comer más verduras de este tipo puede ayudarte a perder peso casi sin darte cuenta, y sin necesidad de contar calorías. De hecho, si reduces el consumo de grasas y aumentas la ingesta de frutas y verduras, es posible adelgazar sin necesidad de llevar la cuenta de las calorías.[24]

Algunos estudios han demostrado que hay maneras sencillas de lograrlo. Imagina que tienes delante un plato de comida: mitad proteína y mitad carbohidratos, como un arroz con carne o cualquier otra combinación que te resulte fácil de visualizar. Si a alguien le dices que reduzca la cantidad de ambas cosas, suena bastante deprimente, porque ¿quién quiere comer una ración digna de un menú infantil? Ahora bien, ¿qué te parece esto? Mantienes el tamaño de la porción, pero añades una verdura, por ejemplo brócoli, que sustituya parte de la otra comida. Puedes usar el mismo plato y comer la misma cantidad de comida en peso, pero la distribución pasaría a ser aproximadamente un 40% proteína, un 40% carbohidratos y un 20% vegetales.[25] Si eres de los que se horrorizan con la idea de comer verduras tal cual porque, seamos sinceros, muchas saben a tristeza si no les pones nada, hay estrategias más allá de las obvias, como condimentarlas para mejorar su sabor. Por ejemplo, según algunas investigaciones, el efecto puede ser incluso mayor si camuflas las verduras en otras preparaciones.[26] De pequeño yo era un mocoso bastante quisquilloso y odiaba la cebolla, entre otras cosas. Siempre la apartaba del plato o comía lo que tenía alrededor. Hasta que mi madre descubrió que, si la picaba muy fina, de forma que no la viera, al parecer podía comer cebolla sin problemas. Si esconder verduras funciona con los niños, que tienen la fama de detestarlas,[27] lo más probable es que también te funcione a ti.

Estrategia simplificada para reducir la densidad energética de tus comidas incorporando frutas y verduras

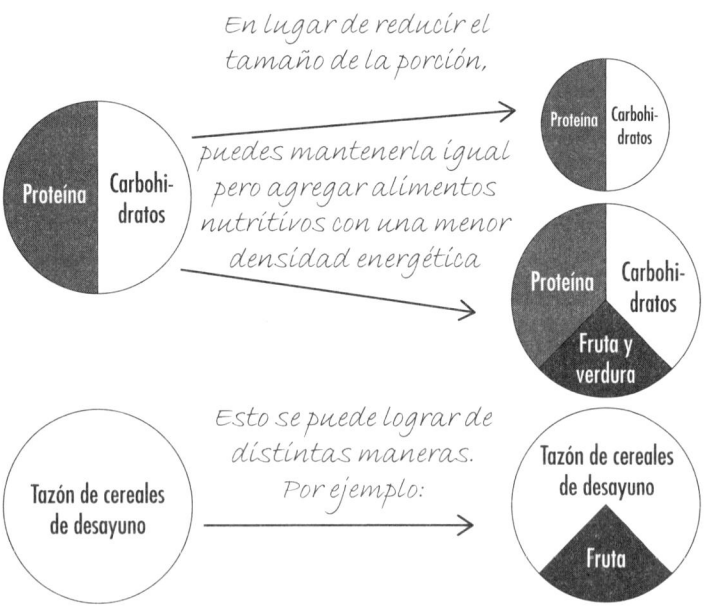

En lugar de reducir el tamaño de la porción, puedes mantenerla igual pero agregar alimentos nutritivos con una menor densidad energética

Esto se puede lograr de distintas maneras. Por ejemplo:

También hay otra estrategia posible. Imagina que vas a un bufé libre, de esos en los que puedes comer todo lo que quieras, y tu objetivo es sacarle el máximo partido al dinero que has pagado. Si tu meta es comer lo máximo posible, ¿qué sería lo último que harías? Comer ensalada. Y, en concreto, comer ensalada de entrante. Está demostrado que el simple hecho de empezar con una ensalada hace que comas menos del siguiente plato.[28] Lo mismo sucede con la fruta: si comes una manzana antes de servirte la comida, tenderás a comer menos del plato principal.[29] Una vez más, es importante aclarar que estos son consejos que no implican contar calorías ni seguir una dieta estricta. Son estrategias sencillas que aprovechan los mecanismos naturales del cuerpo para regular el apetito, ayudarte a sentirte más saciado e incorporar alimentos nutritivos que, en muchos casos, no solemos consumir lo suficiente. Para mí, eso es ganar por partida doble.

Además, hay un dato curioso: aunque muchos niños detestan las verduras, es más probable que las acepten si se las sirves primero, sin que tengan que competir con otros platos más apetecibles. Por ejemplo, si les ofreces zanahorias, brócoli o pimientos para picar mientras esperan a que esté lista la comida, es mucho más probable que se los coman que si los pones como guarnición junto al plato principal.[30, 31] Y no solo funciona con niños: a mí, como adulto, también me pasa. Nunca se me ocurriría abrir la nevera para buscar verduras cuando me entra el hambre entre horas, pero si tengo delante un cuenco con tomates cherry, bastones de zanahoria o rodajas de pepino mientras se prepara la comida, puedo terminármelo sin problema.

Eliminar alimentos de la dieta a veces es como sacar un billete para el tren del sufrimiento (y no hay paradas intermedias). Por eso, da gusto saber que también puedes sumar frutas y verduras y dejar que, poco a poco, vayan desplazando lo más calórico. Además, tiene ventajas extra: no hace falta reducir la cantidad total de comida, evitarás pasar más hambre y mejorarás la calidad nutricional de tu dieta.

Eso sí, añadir verduras puede salir caro si te inclinas por variedades exóticas de mercados especializados o tiendas *gourmet*, y esa es una de las razones por las que mucha gente no come las suficientes.[32] Si es tu caso, no te preocupes: la calidad nutricional de las verduras congeladas (e incluso de las enlatadas) es bastante similar a la de las frescas,[33, 34] así que recurrir a estas opciones es una forma perfectamente válida de mejorar tu dieta a un precio más asequible.[35]

Aquí tienes algunos ejemplos de objetivos y estrategias para incorporar más frutas y verduras a tu dieta de forma sencilla:

- Para empezar, seguramente hayas oído la clásica recomendación de «cinco al día», que sugiere tomar cinco raciones diarias de fruta y verdura. Es una buena referencia para cuidar tu salud, siempre que no se incluyan los zumos de fruta ni las verduras más ricas en almidón, como las patatas o el maíz.[36] Según lo que observes en tu autoevaluación, sabrás si hay margen de mejora… y quizá no necesites más estrategias que este recordatorio.

- Deja que las frutas y verduras vayan sustituyendo poco a poco a otros alimentos más calóricos en tus comidas principales. Por ejemplo, si vas a comer pollo frito con patatas, añadir una guarnición de verduras aportará nutrientes y te ayudará a reducir la ingesta de calorías sin que apenas lo notes y sin pasar más hambre. Si tomas avena, granola u otro cereal, añadir unos trozos de fruta puede tener el mismo efecto, ya que su densidad energética es menor que la de los cereales y granos.

- Si no te gustan nada las verduras, puedes picarlas muy finas e incorporarlas a tus comidas sin que se note. Este truco funciona muy bien porque apenas percibirás su sabor. Por ejemplo, mi esposa suele añadir dos o tres raciones extra en una salsa para pasta, un guiso o un curry sin que yo me entere (lo sé porque lo hemos comprobado). También puedes mezclarlas con arroz, triturarlas cn salsas o incorporarlas a carnes picadas para hamburguesas o albóndigas.

- Comer fruta o verdura como primer plato también da muy buen resultado. A veces, si tienes a mano una verdura que te gusta mientras esperas a que se haga la comida, es muy probable que acabes comiéndola sin remordimientos, como me pasa a mí con los tomates cherry mientras cocino. Mi esposa suele comer una ensalada de entrante incluso cuando no está a dieta, porque se ha convertido en su forma de incorporar más vegetales a su dieta.

- Si al hacer la autoevaluación ves que actualmente no consumes nada de frutas ni verduras, empieza con una o dos raciones al día. Cuando ya lo tengas interiorizado, podrás ir incorporando más. Los pequeños cambios, con el tiempo, marcan la diferencia.

Hábito n.° 3: Cuidado con el exceso de grasa en las comidas

Como ya vimos en el capítulo 3, hay algunos personajes que tienden a ver la comida de forma muy polarizada. Para ellos, los carbohidratos y las grasas son o «buenos» o «malos», y se olvidan de todos los matices que hay en medio. He visto a fanáticos empedernidos de las dietas bajas en carbohidratos defendiendo lo sanas que son las grasas, mientras se zampaban solo el queso y el pepperoni de encima de una pizza de comida rápida, o comían beicon y aguacate rebozados y fritos en mantequilla. Incluso en un momento se puso de moda añadir varias cucharadas de mantequilla al café. No es una broma: son ejemplos reales de personas que he visto en redes sociales. De verdad creen que las grasas son maravillosas y que deberías comerlas casi a cubos. Consejo profesional: no existe ningún alimento ni bebida que puedas consumir sin límite y sin riesgos. Incluso beber demasiada agua puede matarte (aunque no sea para nada habitual).

Las grasas son unas pequeñas traicioneras porque muchas veces se añaden a los alimentos sin que nos demos cuenta. Mucha gente piensa que los dónuts o las galletas son hipercalóricas y «malas» por su cantidad de azúcar, pero en muchos casos tienen más calorías por la grasa que por el azúcar o los carbohidratos. Si alguna vez intentas preparar alguna de estas cosas sin usar grandes cantidades de aceite o mantequilla, te darás cuenta enseguida de lo importantes que son las grasas para la textura y el sabor.

Este es un ejemplo que reconocerás fácilmente: una patata normal y corriente. Si la horneas y te la comes sin nada, es completamente insípida. ¿Qué hacen los restaurantes para que esté más buena? La embadurnan con mantequilla, beicon y queso, y así obtienes la famosa patata rellena, que es una fiesta para el paladar. ¿Y qué hacen las grandes compañías alimentarias para que compres sus patatas? Las fríen en abundante grasa y las convierten en patatas fritas de bolsa o en patatas fritas clásicas. La humilde patata puede transformarse en un bocado tremendamente adictivo si la fríes lo suficiente. Y parte de la razón por la que la comida de restaurante sabe tan bien es porque usan muchísima más mantequilla y aceite del que normalmente pondrías en casa.

Desglose de macronutrientes de algunos productos típicos de cadenas de comida rápida

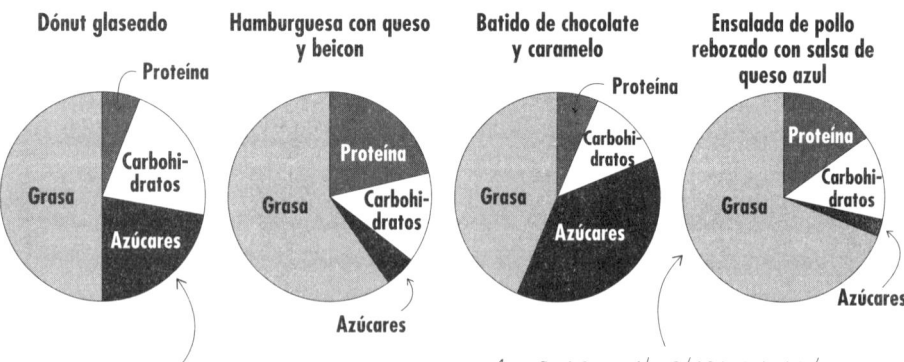

Con «Carbohidratos» nos referimos a los carbohidratos que no son azúcares, mientras que con «azúcares» nos referimos solo a los carbohidratos procedentes del azúcar.

Aunque a muchos les preocupa la cantidad de azúcar que contiene un alimento, la grasa suele aportar muchas más calorías en total, incluso en productos que no lo aparentan, como un batido o algunas ensaladas de pollo.

Después de lo que vimos en el capítulo 3, ya sabes cómo funcionan las dietas bajas en grasa: este tipo de nutrientes aporta muchas calorías, así que eliminar los alimentos que los contienen es una forma rápida de reducir la ingesta total. Eso no significa que tengas que pasar, de un día para otro, a una dieta ultrabaja en grasa, sino que conviene moderar el consumo excesivo de este nutriente en general. Se estima que más del 70% de los adultos en Estados Unidos superan la cantidad recomendada de grasas saturadas, y algunos de los alimentos que más contribuyen a ello son los perritos calientes, las hamburguesas, los sándwiches de queso a la plancha y los postres.[37] En Inglaterra, tanto niños como adultos también sobrepasan este límite, y las galletas, las tartas, la bollería y las carnes rojas son los principales responsables.[38] Si eres de los que adoran este tipo de comidas, no pasa nada: nadie te está prohibiendo comerlos para siempre. Simplemente recuerda que puedes seguir disfrutando de las mismas cantidades, pero con menos calorías, haciendo algunos cambios sencillos, como elegir cortes de carne más magros o lácteos bajos en grasa.[39] Tampoco hace falta que elimines todos los huevos, lácteos o carne roja si no quieres: con trucos tan fáciles como cocinar a la plancha en lugar de freír,[40] o quitar el exceso de grasa visible (lo que a veces reduce la grasa en más de un 50 %), ya notarás la diferencia.[41]

Por cierto, muchas personas tienen la idea equivocada de que cualquier alimento que se presenta como «bajo en grasa» es menos saludable, porque asumen que se ha sustituido la grasa natural por aditivos peligrosos, pero no siempre es así. Muchos productos hechos con carnes bajas en grasa simplemente usan cortes más magros, como un solomillo en lugar de un entrecot, o pechuga de pollo en lugar de muslo. Los lácteos bajos en grasa suelen elaborarse con leche desnatada en vez de entera, sin necesidad de añadir nada más. Es cierto que algunos productos reducidos en calorías o en grasa requieren modificar la receta, pero los cambios más drásticos se suelen dar en ultraprocesados, donde quizá se añada más azúcar, edulcorantes o espesantes para compensar la pérdida de sabor o textura. Reducir la cantidad de grasa añadida no es lo mismo que optar siempre por la versión «baja en grasa» de cada alimento, del mismo modo que reducir el azúcar añadido no significa que debas dejar de comer fruta, que lo contiene de forma natural.

Estos son algunos ejemplos de por qué los consejos para perder peso suelen incluir indicaciones como: «Elige alimentos bajos en grasa siempre que puedas».[42] Ahora bien, eso no significa que toda la grasa sea mala. No es que debas entrar en pánico si cocinas con aceite o comes algo con más contenido graso. Es cierto que algunos alimentos ricos en grasa pueden ser problemáticos si se consumen en exceso, como las grasas saturadas procedentes de carnes rojas procesadas o de aceites reutilizados para freír. Sin embargo, también hay alimentos que contienen grasas saludables:[43] el aguacate, los frutos secos o el aceite de oliva (presentes en la dieta mediterránea) son bien conocidos como parte de un patrón de alimentación beneficioso (véase la página 77). Lo importante es entender que, aunque la grasa es necesaria, a veces es muy fácil pasarse sin darse cuenta.

Algunas recomendaciones sencillas para empezar a mejorar hábitos:

- Prioriza alimentos nutritivos y poco procesados frente a ultraprocesados muy calóricos; así es más probable que reduzcas de forma indirecta la ingesta de grasas añadidas.
- Opta por proteínas magras en lugar de aquellas con un alto contenido graso. Entre ellas se encuentran las carnes blancas como la pechuga de pollo o pavo, pescados y mariscos blancos como el bacalao o las gambas, cortes magros de carne roja, algunos yogures griegos, legumbres como los garbanzos y alternativas vegetales como el tofu, el seitán o el tempeh.
- Cocina a la plancha o con freidora de aire en lugar de freír en sartén o con abundante aceite, siempre que el sabor no se vea excesivamente afectado.
- Si consumes cortes de carne roja muy grasos, retira el exceso de grasa visible.

- Si usas muchas salsas lácteas o mayonesa, intenta reducir la cantidad o busca versiones bajas en grasa. Algunos aderezos de restaurante pueden llegar a tener varios centenares de calorías incluso en raciones muy pequeñas.

- Según lo que observes en tu autoevaluación, seguramente sabrás qué palancas debes mover para empezar a mejorar: plantéate qué cambios puedes hacer tratando de sufrir lo menos posible. Las grasas suelen ser bastante escurridizas, ya que muchas veces las consumimos en exceso sin darnos cuenta. No hace falta que las elimines por completo, pero quizá te sorprenda lo fácil que es reducir su consumo con pequeños ajustes que, sumados, pueden marcar una gran diferencia si tu ingesta habitual es elevada.

Hábito n.º 4: Elige bebidas con menos calorías

Si vas a tu cadena de cafeterías favorita, verás que muchas de las bebidas que ofrecen ya poco tienen que ver con el café de verdad. Si te apetece, puedes pedirte un *caramel macchiato* gigante, con extra de sirope, crema de leche y hasta malvaviscos. No me malinterpretes; a mí me encantan las bebidas que parecen postres, porque la vida es corta y ¿a quién no le apetece algo que sabe a pura felicidad? La mayoría de esos cafés ronda las doscientas calorías[44] pero, por ejemplo, en Estados Unidos no es raro que se preparen con nata montada o incluso helado, lo que hace que superen fácilmente las 1.000 por ración. Para que te hagas una idea, una sola de estas bebidas puede aportar más de la mitad de las calorías recomendadas para todo el día en el caso de algunas personas. Como hemos comentado, este tipo de bebidas prácticamente no existía hace unas décadas, así que no es de extrañar que hoy consumamos muchas más calorías mediante líquidos que antes.[45] Y sí, quizá estos cafés ultracalóricos sean un caso extremo, pero también hay ejemplos menos evidentes que suman calorías sin que nos demos cuenta: los batidos de las cadenas de comida rápida o la gran variedad de refrescos azucarados que encontramos en supermercados, cafeterías, gasolineras y máquinas expendedoras.

Un dato curioso: cuando tomas azúcar en forma líquida, no te sacia tanto como si ingirieras esa misma cantidad en forma sólida.[46] Cuando los culturistas quieren ganar peso y les cuesta comer lo suficiente para aumentar masa muscular, es habitual que recurran a la nutrición líquida como forma sencilla de ingerir más comida de la que su apetito les permitiría. Lo sé porque yo he usado esta estrategia, aunque no tenga un cuerpo de superhéroe que lo demuestre. La nutrición líquida en parte esquiva los mecanismos normales del apetito que generan saciedad. Por eso, si te acostumbras a tomar bebidas azucaradas, todas esas calorías se sumarán a tu dieta habitual.[47] Si te diera cinco naranjas para comer de una sentada, tardarías varios minutos en masticarlas y seguramente ya estarías lleno —o aburrido— antes de pelar la última. En cambio, es muchísimo más fácil consumir esas mismas cinco naranjas en forma de zumo, de hecho, probablemente las beberías en menos de un minuto. Ahora imagina esa misma idea aplicada a bebidas que no solo llevan azúcar refinado, sino también nata, siropes e incluso helado.

Nadie cree que comer muchos alimentos ultraprocesados, ricos en calorías y azúcares sea una buena idea, pero beber muchas bebidas ultraprocesadas de alto contenido calórico y repletas de azúcares puede ser incluso peor para nuestra salud, porque es todavía más fácil consumirlas en grandes cantidades. Por eso, el consumo frecuente de bebidas azucaradas está claramente relacionado con el aumento de peso y un peor estado de salud.[48] Este es también el motivo por el que algunos Gobiernos han intentado intervenir para frenar los riesgos aplicando, por ejemplo, impuestos adicionales específicamente a las bebidas azucaradas.[49] Es su forma de decir: «Nos cuesta muchísimo decirle a un país entero cómo debería alimentarse, pero si encarecemos las bebidas azucaradas quizá la gente vuelva a beber agua». Mejorar la salud de toda una nación es una tarea muy complicada, pero al menos puedes atacar a los culpables más obvios, como prohibir que los adolescentes beban alcohol o ilegalizar por completo la cocaína. Poner impuestos a las bebidas azucaradas es un punto intermedio: un intento de que las consumamos menos, sin llegar a prohibirlas. En resumen, recomendar a la gente que reduzca la ingesta de calorías líquidas es una de las formas más rápidas y accesibles de favorecer la pérdida de peso.[50, 51, 52]

Como ya sabes, no hace falta eliminar por completo estas bebidas tan calóricas y deliciosas si a ti te gustan. A mi esposa, por ejemplo, le encanta ponerle *creamer* (un sustituto lácteo endulzado) a su café, y si alguien le dijera que no lo puede hacer más, seguramente lo mandaría a freír espárragos sin pestañear. Después de la autoevaluación, sabrás si hay algún cambio que puedas hacer sin esfuerzo y que estés dispuesto a hacer.

Riesgos para la salud que se asocian con un mayor consumo de bebidas azucaradas[53]

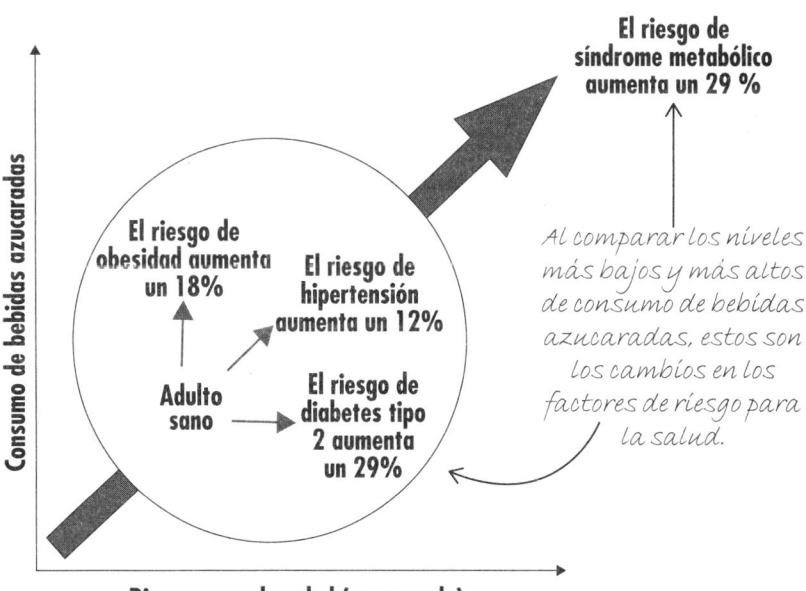

Aquí tienes algunos consejos para priorizar las bebidas bajas en calorías:

- Elige beber agua siempre que sea posible. Nadie va a discutir que el agua es una excelente opción, ¿verdad?
- Si te encantan los refrescos azucarados, puedes sustituirlos por sus versiones bajas en calorías, que en muchos casos tienen un sabor muy parecido.
- Si prefieres las bebidas azucaradas (como los zumos de fruta), puedes diluirlas con agua para reducir la densidad calórica de cada vaso.
- Si te gustan los cafés calóricos y contundentes (que son casi como un postre), prueba a cambiar la nata o la crema por versiones más ligeras, sin azúcar, y añade edulcorantes.
- Reduce también el consumo de alcohol, ya que, además de aportar calorías, su ingesta excesiva puede entrañar otros riesgos para la salud.

Hábito n.° 5: Haz más ejercicio, al menos, hasta cierto punto

Sí, lo sé: decir que hacer ejercicio es buena idea es tan obvio que casi suena condescendiente. Aun así, es importante que sepamos por qué debemos hacer más ejercicio, ya que la mayoría no hace suficiente. Es como cepillarse los dientes y usar hilo dental: sabemos que es bueno, pero el dentista nos lo repite de mil formas distintas porque sabe que casi nadie lo hace dos veces al día como recomiendan.

Hacer actividad física con regularidad se asocia con un menor riesgo de padecer más de 25 enfermedades crónicas, entre ellas las cardiovasculares, la diabetes tipo 2 y algunos tipos de cáncer.[54] También reduce de forma significativa el riesgo de mortalidad general.[55] Y, aunque es cierto que todos moriremos algún día, si observas grandes grupos de población verás que quienes hacen ejercicio suelen vivir más tiempo. En el caso de las personas mayores, los factores modificables que más influyen en su esperanza de vida incluyen la actividad física y la función física,[56] ya que moverse más y tener fuerza en la vejez siempre es mejor que ser frágil y tener más riesgo de caídas. Tampoco se trata solamente de salud física, el ejercicio también está estrechamente relacionado con la salud mental, ya que puede reducir el riesgo de depresión tanto en niños como en adultos.[57,58] Si quieres aumentar las probabilidades de ser más feliz, más saludable y vivir más tiempo, sería absurdo no hacer ejercicio.

Y aquí viene la mejor parte: no hace falta pasarse la vida en el gimnasio para disfrutar de estos beneficios. De hecho, las mayores mejoras en salud se ven con dosis más moderadas de actividad física. Si ahora mismo no haces absolutamente nada y pasas la mayor parte del día tirado en el sofá, notarás grandes beneficios con solo incorporar algo de movimiento. Por el contrario, alguien que ya entrena bastante quizá no obtenga más mejoras por entrenar más. En definitiva, harás mucho más por tu salud pasando de 0 a 50 que otra persona que pase de 50 a 100.

Relación teórica dosis-respuesta entre actividad física/condición física y estado de salud[59]

Si bien ser una persona muy entrenada obviamente supone un beneficio para la salud, también se han visto muchas mejorías con un nivel de actividad mucho menor, ¡así que hacer cualquier actividad seguramente sea mejor para la salud que no hacer nada!

Eje vertical: Riesgo de enfermedades crónicas y mortalidad prematura (Alto / Bajo)

Beneficios para la salud

Nivel de actividad/condición física inicial

Cambio en el estado de salud al aumentar la actividad física

Eje horizontal: Nivel de actividad física/forma física — Inactivo/con baja forma física · Activo/en buena forma física · Muy entrenado (actividad extrema/*fitness*)

Algo importante que debes tener en cuenta es que aumentar un poco la actividad física, de forma aislada, no siempre es una estrategia fiable para perder peso, a menos que vaya acompañada de cambios en la alimentación o de que te asegures de mantener estable tu ingesta de comida. Posiblemente haya tres razones que lo expliquen.

En primer lugar, hacer ejercicio no quema tantas calorías como la gente cree. Imagina que Pedro Principiante quiere perder algo de peso y decide apuntarse al gimnasio y empezar a correr. Como nunca ha entrenado, es lógico que su ritmo sea bastante suave, porque pasar de una vida sedentaria directamente a correr a toda velocidad en una cinta sería la receta perfecta para una distensión muscular o incluso un infarto, y ninguna de las dos cosas suena muy bien. Dependiendo de su edad, peso y muchos otros factores, probablemente quemará unos pocos centenares de calorías extra por carrera.[60] Pero seamos generosos y redondeemos a 500. Si corre dos o tres veces por semana, eso supondría entre 1.000 y 1.500 calorías. Se estima que, solo para mantener su peso, una mujer necesita unas 2.000 calorías diarias y un hombre unas 2.500, aunque esto, de nuevo, depende de una larga lista de factores. Eso significa que, a lo largo de una semana, una mujer o un hombre promedio queman entre 14.000 y 17.500 calorías. Si hacemos un cálculo rápido, menos del 10 % de toda la energía que Pedro gasta en una semana provendría del ejercicio. De hecho, en una persona promedio, se calcula que solo alrededor del 5 % de la energía quemada procede del entrenamiento.[61] Claro que, si te ejercitas con muchísima intensidad o durante periodos muy largos, ese porcentaje cambia, pero no es lo que suele ocurrir en la mayoría de los casos.

En segundo lugar, entrenar mucho puede hacer que algunas personas sientan más hambre de lo normal. Si sales a correr y quemas unas doscientas calorías, pero tu apetito aumenta y tu cuerpo te pide más de esas doscientas calorías en comida, el efecto del gasto calórico generado por el ejercicio se esfuma por completo. ¿Alguna vez has salido del gimnasio con tanta hambre que te apetece comprarte una chocolatina extra antes de llegar a casa? Pues eso. No le ocurre a todo el mundo, pero la investigación documenta que muchas personas que aumentan su nivel de actividad física no alcanzan la pérdida de peso que esperaban e, incluso, un pequeño porcentaje termina ganando más peso.[62, 63, 64]

En tercer lugar, hacer mucho ejercicio puede hacer que termines moviéndote menos en otros momentos. Por ejemplo, si después de correr sientes la necesidad de pasar el resto del día en el sofá, en realidad estás compensando el aumento de actividad del entrenamiento con una reducción en tu actividad diaria. A esto se le llama «modelo de gasto energético limitado», que básicamente significa que las calorías que quemas en el gimnasio no se suman de forma directa a las que quemas normalmente. Si bien la magnitud de este efecto sigue siendo objeto de debate,[65, 66, 67] es algo que conviene tener presente.

El ejercicio puede ser un buen aliado para perder grasa, pero su eficacia depende de otros factores que mucha gente desconoce. Es muy habitual que las personas empiecen a ir al gimnasio con el único objetivo de perder peso, para luego desanimarse cuando no logran los resultados que esperaban.[68]

Quiero que lo sepas porque me encantaría que incorpores el ejercicio como parte de tu rutina de por vida. No quiero que lo hagas solo para ver bajar el número en la báscula y que lo dejes en cuanto eso deje de pasar, como inevitablemente ocurrirá. Recuerda que nadie puede perder peso indefinidamente sin, literalmente, morir (lo cual, desde luego, no es lo ideal). Dicho esto, incluso si la báscula no refleja todos los beneficios de entrenar, el ejercicio sí puede cambiar tu composición corporal. Por ejemplo, puede ayudar a reducir la grasa visceral,[69, 70] que es la grasa profunda que rodea los órganos (algo que no se aprecia al subirse a la báscula, pero que supone un riesgo para la salud si se acumula en exceso).[71] Y, aunque no todas las personas que aumentan su nivel de actividad pierden mucho peso, algunas sí lo hacen, y además el ejercicio contribuye a la pérdida de grasa y a conservar la valiosa masa muscular durante una dieta.[72]

Si tuvieras un gemelo y los dos pesarais exactamente lo mismo, pero tú hicieras ejercicio, tuvieras un porcentaje de grasa corporal más bajo, más masa muscular y menos grasa visceral, lo lógico sería pensar que tú serías el gemelo más saludable. Así que valorar la utilidad del ejercicio solo en función de si pierdes peso o no es como juzgar la utilidad de tus piernas únicamente por si puedes hacer un salto mortal hacia atrás. Eso implicaría dejar de lado un montón de beneficios increíbles y centrarte en uno que, de hecho, suele ser el menos importante…; salvo que tu trabajo consista precisamente en hacer mortales hacia atrás, claro. En un mundo ideal, el ejercicio no debería ser una aventura pasajera que te atrae durante un tiempo y luego abandonas. Debería ser algo que quieras mantener toda la vida, y por eso es fundamental encontrar una actividad física que te guste lo suficiente como para repetirla siempre.

Algunas ideas para empezar a incorporar más actividad física a tu rutina:

- Lo recomendable es hacer entre 150 y 300 minutos semanales de ejercicio aeróbico de intensidad moderada o entre 75 y 150 minutos de intensidad alta, y complementar con actividades de fortalecimiento muscular —como el entrenamiento de fuerza— al menos dos veces por semana. Son las recomendaciones estándar de organismos como la OMS,[73] pero tómatelas como un objetivo a largo plazo porque son pautas generales para toda la población, no personalizadas para ti. Puede que ahora mismo lo veas como algo muy lejano, pero no te desanimes si te parece inalcanzable. Lo importante es entender que avanzar en esa dirección ya supone un gran beneficio para tu salud.
- Si en este momento haces 20 minutos de ejercicio aeróbico dos veces por semana, tienes varias formas de progresar. Podrías aumentar la frecuencia a tres sesiones semanales o más. Podrías alargar la duración a 25 minutos o más. O podrías subir la intensidad para aprovechar al máximo esos 20 minutos sin prolongar el entrenamiento.
- En cuanto al entrenamiento de fuerza, no tiene por qué ser en un gimnasio. Los ejercicios con el propio peso corporal

son un excelente punto de partida hasta que te sientas cómodo usando pesas u otros materiales, y a menudo bastan para ayudarte a mantener la masa muscular durante una dieta, en especial si eres principiante.

Hábito n.° 6: Muévete más en tu día a día

Cuando pensamos en perder grasa, lo primero que suele venirnos a la cabeza es qué rutina de ejercicio seguir. Sin embargo, casi nadie repara en algo fundamental: tu cuerpo quema muchas más calorías para mantenerte vivo y en movimiento en tu día a día que en una sesión de entrenamiento. Estás gastando energía constantemente, incluso cuando no estás haciendo nada de nada. Aunque estés tumbado en la cama viendo la tele, tu corazón sigue latiendo, tus pulmones oxigenando y el resto de tus órganos cumpliendo sus funciones. Quizá hayas oído hablar de la «tasa metabólica en reposo» o la «tasa metabólica basal», que no es más que la cantidad de energía que tu cuerpo consume naturalmente, aunque no hagas nada. Cuando comes, tu organismo gasta un poco más de energía para digerir los alimentos y, en cuanto te das la vuelta en la cama o te levantas para ir al baño, tu cuerpo vuelve a quemar más calorías. Así que, de todas las cosas que haces para quemar energía, el ejercicio no es la principal. El factor más determinante —y sobre el que realmente tienes control— es lo que se llama «termogénesis producida por actividad fuera del ejercicio» (o NEAT, por sus siglas en inglés). Este término tan técnico hace referencia a la energía que gastas con todos esos movimientos que no forman parte de un entrenamiento planificado: caminar, subir escaleras, cargar con las compras, teclear en el ordenador, moverte en la silla del escritorio o incluso rascarte el trasero cuando nadie mira. Todas esas pequeñas acciones que haces en tu día a día consumen pequeñas cantidades de energía, pero, al acumularse, tienen un gran impacto.

Por ejemplo, si tienes un trabajo que implica movimiento físico, podrías quemar unas 2.000 calorías al día o más si te comparas con tu gemelo hipotético que tiene un trabajo sedentario.[74] Eso equivaldría, por lo menos, a cuatro veces lo que Pedro gastó en su suave carrera en la cinta. Esa es, probablemente, la razón por la que muchos científicos señalan que la clave para controlar el peso no está en obsesionarse con el entrenamiento en el gimnasio, sino en prestar atención a su hermano olvidado: cuánto te mueves en tu vida cotidiana.[75, 76, 77]

CÓMO QUEMA ENERGÍA TU CUERPO[78]

- Ejercicio (termogénesis producida por la actividad física estructurada, o EAT, por sus siglas en inglés): la energía que se quema al hacer ejercicio. Para la mayoría de la gente, supone una parte sorprendentemente pequeña.
- Termogénesis producida por actividad distinta del ejercicio (NEAT, por sus siglas en inglés): es la energía que gastas con cualquier movimiento que no forma parte del entrenamiento. Suele pasarse por alto, aunque a menudo resulta más relevante que el propio ejercicio.
- Efecto térmico de los alimentos (TEF, por sus siglas en inglés): es la energía adicional que el cuerpo quema para digerir lo que comes. Aumenta si ingieres más calorías y disminuye si las reduces. La elección de los alimentos puede influir, aunque en conjunto este factor es relativamente menor.
- Metabolismo basal (BMR, por sus siglas en inglés): es la energía que utilizas simplemente para mantenerte con vida. Depende sobre todo del tamaño y la composición corporal: sube si ganas peso y baja si lo pierdes. También puede aumentar ligeramente si desarrollas más masa muscular.

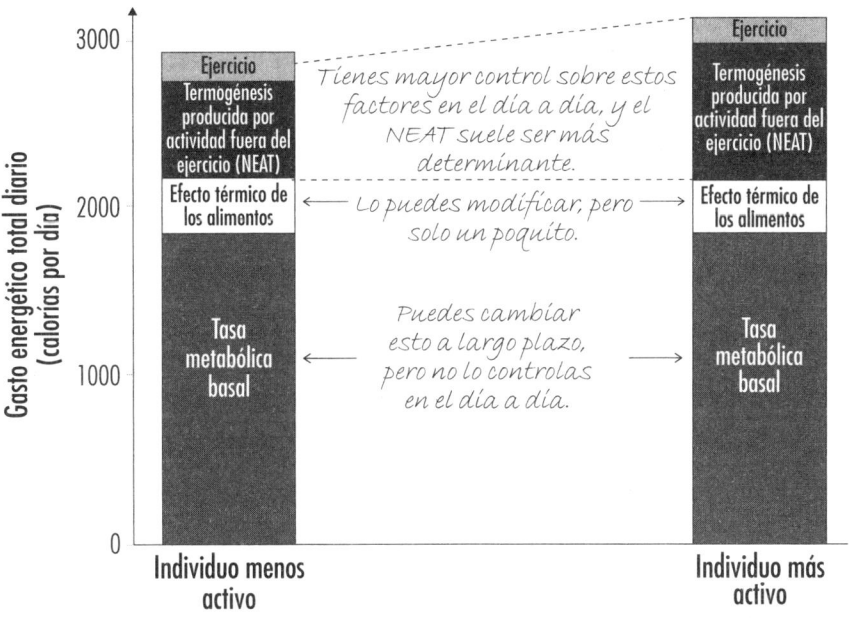

Gasto energético total diario (calorías por día)

Gráfico con dos barras — "Individuo menos activo" e "Individuo más activo" — mostrando de abajo hacia arriba: Tasa metabólica basal, Efecto térmico de los alimentos, Termogénesis producida por actividad fuera del ejercicio (NEAT) y Ejercicio.

Anotaciones del gráfico:

- Tienes mayor control sobre estos factores en el día a día, y el NEAT suele ser más determinante.
- Lo puedes modificar, pero solo un poquito.
- Puedes cambiar esto a largo plazo, pero no lo controlas en el día a día.

Ahora bien, aquí está el problema: en cierto sentido, es más sencillo encajar una rutina de entrenamiento en la agenda, porque, al fin y al cabo, puedes hacer sesiones cortas de 30 minutos. En cambio, nuestro estilo de vida actual hace cada vez más difícil mantenernos activos en el día a día. Muchos trabajamos largas horas sentados frente al ordenador, para desplazarnos dependemos más del coche que de caminar o ir en bicicleta, y hacemos la compra por internet para ahorrarnos el paseo por el supermercado. Por eso, incrementar de forma significativa tu movimiento diario más allá del entrenamiento no depende de un único gran cambio, sino de la suma de muchos pequeños hábitos.

Algunas ideas para moverte más en tu día a día:

- La recomendación más habitual es caminar, al menos, 10.000 pasos al día; un número fácil de recordar y redondo. Además, quienes caminan con frecuencia tienden a perder peso y a mejorar su salud.[79, 80] Beneficio por partida doble. Aunque, en realidad, son muchísimos pasos y es una meta difícil de cumplir si pasas la mayor parte del día sentado. Si actualmente tu nivel de actividad es bajo, debes saber que caminar aunque sea un poco más puede disminuir el riesgo de morir de forma prematura, incluso si no llegas a hacer 10.000 pasos al día.[81,] [82] Si revisas tu autoevaluación, seguramente sepas cómo de activo eres, así que ve haciendo lo que esté a tu alcance para mejorar gradualmente.

- Además, es bueno tratar de sumar más movimiento al día a día, siempre que sea posible. Por ejemplo, puedes usar un escritorio de pie en vez de sentarte, hacer tus llamadas de pie en lugar de en la silla, subir por las escaleras en lugar de usar el ascensor, aparcar un poco más lejos de la entrada del supermercado, hacer unas pequeñas pausas cuando trabajas en el ordenador, salir a pasear o hacer algo después de la cena que no sea tumbarse en el sofá, y así sucesivamente.

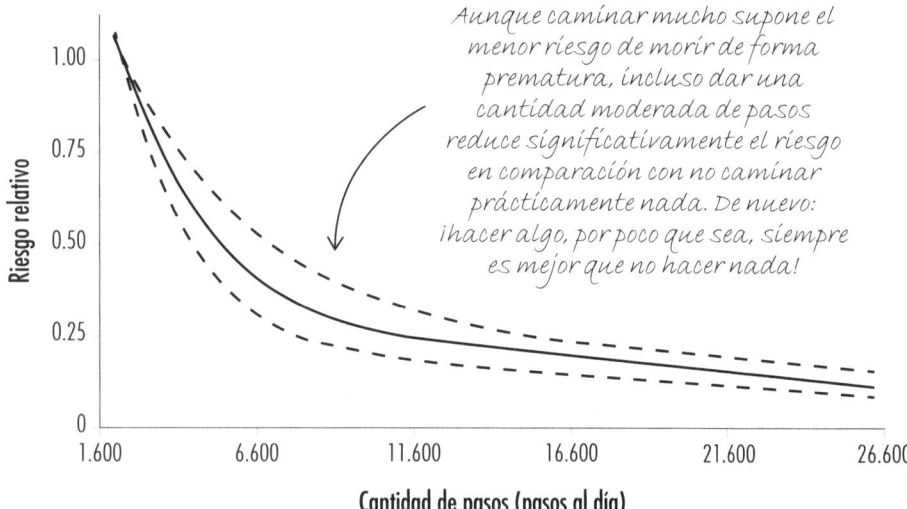

Análisis dosis-respuesta de la relación no lineal entre la cantidad de pasos y el riesgo de mortalidad general[83]

Aunque caminar mucho supone el menor riesgo de morir de forma prematura, incluso dar una cantidad moderada de pasos reduce significativamente el riesgo en comparación con no caminar prácticamente nada. De nuevo: ¡hacer algo, por poco que sea, siempre es mejor que no hacer nada!

Hábito n.° 7: *Snacks* de ejercicio

Para dejar bien claro que hacer algo de actividad física es mejor que no hacer nada, cada vez hay más investigaciones sobre lo que se llama «*snacks* de ejercicio». Si una sesión completa en el gimnasio fuera una comida abundante, un *snack* de ejercicio sería una ración muy pequeña de actividad física que puedes repetir varias veces al día. Esos *snacks* pueden ser diminutos, de apenas 60 segundos,[84] o un poco más sustanciosos, como de 2 a 5 minutos.[85]

En síntesis, la idea es la siguiente: como ya sabes por lo que has leído en este libro, a muchas personas les cuesta mucho cumplir las recomendaciones de actividad física. En lugar de quedarse sin disfrutar de todos los beneficios que aporta el ejercicio, ¿por qué no llevarse, al menos, una pequeña dosis de esos beneficios haciendo un poco de actividad física? Hacer entre uno y cinco minutos de ejercicio puede parecer ridículo para quienes entrenan mucho, pero tiene una gran ventaja: es muy fácil de encajar en la rutina. Ir y volver del gimnasio lleva su tiempo, así que, en lugar de no hacer nada, puedes probar estos *snacks* de ejercicio. Si empiezas poco a poco y mantienes la constancia, lograrás incorporar el hábito a tu rutina (¡yuju!) y de esa forma facilitar algo que se llama «acumulación de hábitos», que se trata de sumar un comportamiento nuevo a uno que ya tienes establecido.

Recuerdo que una vez, cuando por fin llegó el imprevisible verano inglés (esas dos semanas seguidas de sol), un colega entrenador apareció en el trabajo con pantalón corto y noté que tenía las pantorrillas mucho más grandes que antes. Se rio y me dijo: «Amigo, ¿sabes cuál es mi secreto? Hago elevaciones de gemelos cada vez que me lavo los dientes. Nada más». Como lavarse los dientes es un hábito diario de varios minutos, simplemente añadió las elevaciones de gemelos a esa rutina, y estaba encantado con los resultados.

Los pequeños hábitos, repetidos con constancia, se acumulan. ¿Sueles sentarte en el inodoro, sacar el móvil y ponerte a contestar mensajes o correos? Responder un par de correos durante cinco minutos no es lo mismo que pasarse ocho horas frente al ordenador, pero hacerlo varias veces al día es infinitamente mejor que no responder ninguno. Así funcionan los *snacks* de ejercicio. En 2024 empecé a promover en redes algo que llamé «60 segundos de movimiento»: una invitación abierta a crear un hábito de solo un minuto. Personas de todo el mundo se sumaron saltando a la comba o haciendo yoga o flexiones. Aunque un minuto pueda sonar ridículo, sirve como puerta de entrada para probar, mejorar y disfrutar, y eso acaba generando constancia. Incluso en los primeros 30 días del reto gratuito vi cómo algunas personas mejoraban muchísimo en la actividad que habían elegido, lo que demuestra el poder de mantener pequeños hábitos en el tiempo.

Voy a ser muy claro con esto: hacer un par de minutos de ejercicio al día no va a transformar de repente tu físico, ni su aspecto, ni su estado, ni su funcionamiento, por mucho que te esfuerces en esos ratos. Pero si esos minutos se repiten varias veces a lo largo del día, puedes acumular entre 15 y 30 minutos diarios de actividad, y eso sí basta para marcar la diferencia. Aunque los estudios que se han hecho son muy recientes, los *snacks* de ejercicio pueden mejorar aspectos de tu salud, como tu capacidad cardiorrespiratoria,[86] y está demostrado que las personas con mejor forma física tienden a vivir más tiempo.[87] Así que, si te cuesta encajar el ejercicio en tu rutina, o hay partes de un plan de entrenamiento que estás descuidando, aquí tienes algunas ideas de cómo pueden ayudarte los *snacks* de ejercicio:

- En teoría, interrumpir el tiempo de sedentarismo con cualquier actividad que implique hacer algo menos sedentario siempre es positivo. Por eso uno de los hábitos que comentamos antes era simplemente levantarte diez minutos por cada hora que pases sentado.[88]
- Según tus capacidades, preferencias o circunstancias, puedes probar cosas como subir y bajar escaleras, dar paseos cortos o hacer algunos ejercicios con tu propio peso corporal. Eso sí, la

idea es que te sumen calidad de vida, no que se conviertan en una fuente de estrés por intentar colar a la fuerza algo de ejercicio. Por favor, no te conviertas en una de esas personas que se obsesiona tanto con las flexiones que siente la necesidad de hacerlas en el baño de un restaurante o en plena discoteca (un amigo mío lo presenció en primera persona).

- Asociar los *snacks* de ejercicio con actividades que ya forman parte de tu día a día puede ayudarte a reforzar el carácter automático de un hábito. Hay cosas que ya haces todos los días, como cepillarte los dientes, preparar café o esperar a que se caliente el agua de la ducha antes de entrar; todas ellas pueden ser buenas oportunidades para acumular hábitos.

- Los *snacks* de ejercicio no tienen por qué servir solamente para empezar de cero; también pueden servir para incluir modalidades de entrenamiento que sueles pasar por alto. Por ejemplo, yo levanto muchas pesas, pero durante gran parte de mi vida dejé de lado el ejercicio aeróbico. Así que empecé a saltar a la comba entre uno y tres minutos al terminar mis entrenamientos, como una manera rápida de añadir algo que mejora mi resistencia a una rutina que ya tenía establecida.

Hábito n.° 8: Asegúrate de tener una buena calidad de sueño

¿Alguna vez has dormido tan mal que al día siguiente eras una piltrafa andante? Estás cansado todo el tiempo, la motivación para hacer cualquier cosa desaparece y tu mente pasa de ser un cuchillo afilado a convertirse en una cuchara roma. Todos sabemos que dormir bien es fundamental para estar sanos, tanto física como mentalmente, ¿verdad? Aunque no es sencillo llevar a cabo estudios a largo plazo, parece bastante claro que tanto la calidad como la cantidad de sueño están relacionadas con multitud de problemas de salud, incluida la mortalidad general.[89]

Lo que no todo el mundo sabe es que dormir mal también influye en el peso corporal y en la acumulación de grasa. Una de las razones es que, cuando duermes poco, tu cuerpo sufre cambios hormonales que aumentan la sensación de hambre.[90] ¿No te pasa que, cuando duermes poco, te dan más ganas de tirarte en el sofá en modo vegetal y tu cerebro se vuelve más antojadizo de lo habitual? Pues eso. Lo más curioso de todo es que no hace falta llevar meses durmiendo fatal para que eso suceda; estos cambios hormonales pueden aparecer después de una sola noche sin dormir bien.[91, 92] Por ejemplo, en un estudio en el que los participantes durmieron solo 4 horas en lugar de 8 durante una noche, al día siguiente consumieron 559 calorías más (es decir, un 22 % más de comida).[93] Además, quienes habían dormido poco parecían tener más ganas de comer alimentos grasos. Es muy posible que estar exhausto no solo te lleve a querer comer más, sino a tener ganas de alimentos más calóricos y menos nutritivos.[94] Si lo pienso, cuando estoy muy cansado siempre me entran ganas de abrir una bolsa de galletas, pero nunca de tocar la bolsa de zanahorias que siempre tenemos en la nevera.

Ingesta calórica después de una noche según distintas duraciones del sueño[95]

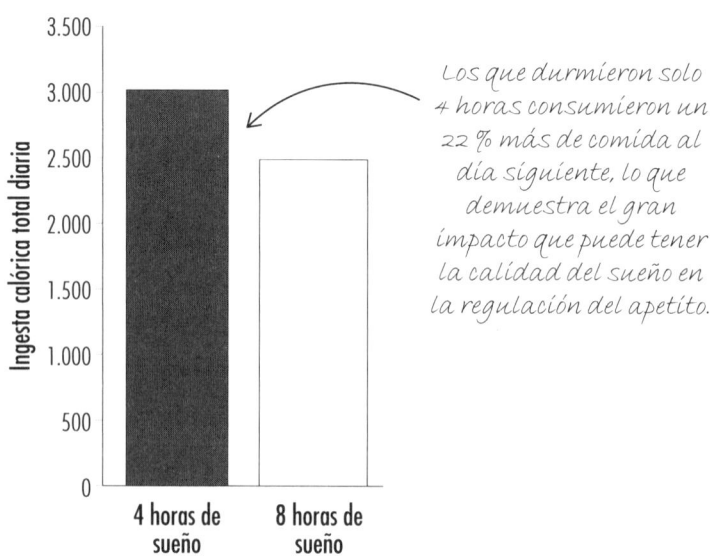

Los que durmieron solo 4 horas consumieron un 22 % más de comida al día siguiente, lo que demuestra el gran impacto que puede tener la calidad del sueño en la regulación del apetito.

Y si eso te ha parecido alarmante, en realidad es aún peor. La falta de sueño no solo hace que tengas más ganas de comer, sino que también puede hacerte más propenso a perder masa muscular cuando estás a dieta. En un estudio, se compararon periodos cortos de 14 días durmiendo 8,5 horas frente a 5,5 horas, siempre en el contexto de una dieta hipocalórica. Y, aunque los dos grupos perdieron la misma cantidad de peso, la privación de sueño provocó menos pérdida de grasa y más pérdida de masa muscular magra.[96] Es decir, que si tú y tu gemelo siguierais la misma dieta y perdierais la misma cantidad de kilos, pero tú durmieras poco y él no, tú perderías más músculo y menos grasa, lo cual no es nada bueno.

Cambios registrados en la ingesta calórica (calorías al día) durante la intervención de 2 semanas[98]

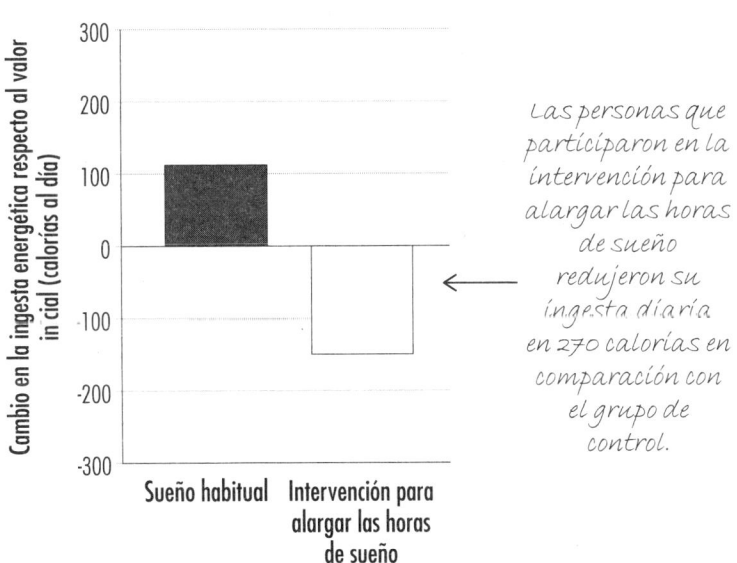

Las personas que participaron en la intervención para alargar las horas de sueño redujeron su ingesta diaria en 270 calorías en comparación con el grupo de control.

Quizá suene a malas noticias, pero también significa que lo contrario es cierto: tener una mejor calidad del sueño puede ayudarte a regular el apetito, mejorar tu alimentación, mantener la masa muscular y perder más grasa. Si normalmente duermes poco y logras acumular más horas de sueño, es probable que, de forma natural, se reduzca la cantidad de comida que ingieres sin necesidad de esforzarte. En otro estudio, las personas que recibieron asesoramiento para dormir un poco más de una hora extra cada noche consumieron 270 calorías menos al día siguiente que quienes mantuvieron sus patrones habituales.[97] Sin dieta y sin restricciones deliberadas: si el equilibrio hormonal del apetito se restablece, los antojos disminuyen.

Y no solo eso, también puedes favorecer mejoras en tu composición corporal. Así que si tú y tu gemelo seguís el mismo programa de entrenamiento, pero tú eres más listo, lees este libro y decides aplicar algunos trucos para dormir mejor, podrías perder más grasa que él, como demuestran las investigaciones.[99]

A continuación encontrarás algunas recomendaciones para mejorar la calidad de tu descanso. El objetivo es practicarlas con regularidad, hasta que formen parte de tus hábitos diarios y puedas aprovechar todos sus beneficios.

CONSEJOS PARA DORMIR MEJOR [100]

- Duerme en una habitación completamente oscura, silenciosa y fresca.
- Acuéstate y despiértate a la misma hora todos los días, incluso los fines de semana.
- Ve a la cama a una hora que te permita dormir ocho horas.
- Intenta dormir lo suficiente para no tener que depender del despertador.
- Evita consumir cafeína, como bebidas energéticas o café, en las seis horas previas a irte a dormir.
- Aprende técnicas de relajación que te ayuden a conciliar el sueño.

Dos horas antes de acostarte:

- Baja la intensidad de las luces.
- Reduce el uso de dispositivos electrónicos, o baja el brillo a la pantalla. Quedarte mirando el móvil con el brillo a tope a dos centímetros de la cara no es precisamente lo más relajante para tu cerebro.
- Evita hacer ejercicio.
- Evita el té o cualquier otra bebida con cafeína, aunque sea en poca cantidad.
- Haz actividades tranquilas y positivas. Evita discutir con tu pareja (que probablemente sea un buen consejo de vida en general).

Al despertar por la mañana:

- Exponte de inmediato a la mayor cantidad de luz posible. Quedarte en una cueva oscura nada más despertarte no te ayudará a espabilarte. La luz y la oscuridad son grandes reguladores de tu reloj biológico interno y pueden ayudarte a estabilizar tus patrones de sueño.

Por supuesto, no todo el mundo tiene la suerte de disfrutar de un sueño largo, reparador e ininterrumpido. Si sufres de insomnio, trabajas por turnos o eres padre/madre de un bebé adorable pero incansablemente gritón, si alguien te dice «duerme ocho horas» como si fuera lo más fácil del mundo probablemente te dé ganas de abofetearlo. Dicho esto, si hay algo de estos consejos que sí puedes poner en práctica, es posible que te ayuden a regular mejor el apetito, perder peso y reducir grasa sin necesidad de hacer un esfuerzo extra. En un mundo lleno de dietas milagrosas y métodos agresivos para restringir lo que comes, mejorar tu patrón de sueño puede convertirse en un hábito saludable con un impacto enorme en tu salud general, tu bienestar y tu composición corporal.

Hábito n.° 9: Consume la cantidad adecuada de proteínas

Como ya viste en el capítulo 3, aumentar la ingesta de proteínas puede ayudarte a perder grasa y a conservar la masa muscular mientras haces dieta, lo cual supone un beneficio por partida doble (ver página 74). Ahora, me gustaría referirme a otra cosa distinta: el apetito. Mucha gente dice que la proteína es el macronutriente más saciante, pero yo creo que exageran un poco. Afirmar que la proteína sacia más que los carbohidratos y las grasas da a entender que cualquier alimento proteico llena más que cualquier carbohidrato o cualquier grasa. Un buen plato de pollo o carne puede mantenerte sin hambre durante varias horas más que un puñado de gominolas, pero un batido proteico líquido probablemente no tendrá ese efecto, y desde luego no te dejará más lleno que un bol de avena o unas patatas. La sensación de saciedad tras una comida es mucho más compleja que limitarse a observar solo los macronutrientes. La proteína influye, sí, pero ¿hasta qué punto? Eso es difícil de precisar.[101]

Dicho esto, veamos un ejemplo sencillo de cómo puede influir. ¿Qué pasa cuando te levantas, desayunas una magdalena, un cruasán o un bol de cereales azucarados antes de ir a trabajar? Pues que muchos de los alimentos que solemos comer en el desayuno son ultra-procesados, ricos en azúcares, diseñados para ser más sabrosos y, en general, poco eficaces a la hora de regular el apetito en comparación con opciones menos procesadas y de menor densidad energética. Entonces, lo más probable es que pocas horas después vuelvas a tener hambre y te conviertas en un pequeño duende del picoteo, buscando cualquier cosa apetitosa que llevarte a la boca.

Algunas investigaciones muestran que, si los adolescentes desayunan algo bajo en proteínas y alto en azúcares (como un bol de avena azucarada), tendrán mucha más hambre después que si toman un desayuno rico en proteínas y bajo en azúcares, como una tortilla con fruta fresca. La diferencia de hambre fue tan grande que, en la siguiente comida, comieron un 81% más.[102] Esto demuestra el enorme impacto que puede tener la primera comida del día en lo que comes durante el resto de la jornada. Si estás muriendo de hambre y tu cuerpo te pide más comida, no hace falta ser un genio para darse cuenta de que hacer dieta se complica. Lo mismo puede pasar con otros alimentos: desayunar huevos en lugar de un bagel, por ejemplo.[103] De hecho, si a las personas que se saltan el desayuno les dieran uno rico en proteínas, esto podría mejorar tanto su control del apetito que incluso favorecería más la pérdida de peso que omitir la comida por completo.[104]

El factor más importante en lo que respecta a la proteína para perder grasa, ganar músculo y controlar el apetito es, probablemente, consumir la cantidad adecuada. En cambio, la frecuencia con la que la tomes no resulta tan determinante. Por ejemplo, si una persona que normalmente no alcanza la cantidad recomendada de proteína empieza a aumentar su consumo diario, el impacto será mucho mayor que el que tendría simplemente decidiendo cómo repartirla entre las comidas del día, sean dos, tres o las que tome habitualmente. Las investigaciones al respecto son bastante diversas, y desde luego no se puede simplificar con un «Si comes más proteína tendrás menos hambre y perderás mucho peso».[105, 106] De todas formas, creo que probar distintas opciones de desayuno para ver cómo te sientes es una gran idea. Yo, por ejemplo, tengo debilidad por los cereales de chocolate, que están claramente pensados para niños más que para adultos. Si desayuno un bol de esos, puedo apostar a que en un par de horas volveré a tener hambre. Si, en cambio, preparo avena y le agrego proteína, ya sea en polvo o un yogur con alto contenido proteico, lograré regular mucho mejor mi apetito a lo largo del día, sobre todo si además le sumo fruta (como las estrategias para reducir la densidad energética que comentamos antes). También sabemos que mucha gente apenas consume proteína por la mañana y concentra la mayor parte más tarde, así que incluir más proteína en el desayuno puede ser una buena estrategia para asegurarte de llegar a la cantidad que necesitas.[107]

Si al revisar tu autoevaluación te das cuenta de que hay muchas comidas en las que no incluyes proteína, aquí tienes algunos puntos de partida:

- Para perder grasa y ganar músculo, aumentar la ingesta de proteína puede ser útil. Algunos alimentos ricos en proteína pueden ser carne, pescado, marisco, lácteos, huevos, derivados de la soja y legumbres. Lo más importante es asegurarte de consumir suficiente proteína en general. La frecuencia con que lo hagas no tiene tanta importancia.

- Ahora bien, dado que puede influir en el nivel de hambre que sientas, un consejo típico es priorizar la proteína en el desayuno, ya que puede ayudarte a regular el apetito durante el resto del día. Esto puede ser especialmente beneficioso teniendo en cuenta que muchas personas apenas toman proteína por la mañana y luego acaban comiendo mucho más en la cena, sobre todo si han dejado que el hambre se acumule.

- Otra opción es asegurarte de incluir una fuente de proteína en todas tus comidas principales. Es una recomendación bastante práctica para ganar o mantener masa muscular mientras haces dieta y, aunque no sea una solución mágica para controlar el apetito, si lo pruebas y notas que te ayuda a mantener la energía y a sentirte más saciado, es un gran hallazgo. Lo ideal es que pruebes y veas qué te funciona.

Hábito n.° 10: Siéntate a comer sin distracciones

¿Alguna vez te has sentado a ver tu serie o película favorita, has abierto una bolsa de tu tentempié preferido y, al cabo de unos minutos, te has dado cuenta de que la has devorado entera casi sin darte cuenta? A mí también me pasa: si voy al cine con un cubo de palomitas o con golosinas, lo más probable es que me las acabe antes incluso de que terminen los anuncios, y casi sin saborear nada.

Durante años, los científicos han observado que existe una relación entre ver la tele y el peso corporal. Por ejemplo, los niños y adolescentes que pasan muchas horas frente al televisor suelen pesar más y tienen más riesgo de obesidad.[108] Obviamente, esto puede deberse a que quienes ven varias horas de tele al día también pasan mucho tiempo sentados, lo que implica que llevan un estilo de vida sedentario. A esto se suma que los programas incluyen anuncios y publicidad de comida muy atractiva, lo que puede llevarnos, casi sin darnos cuenta, a comer más, como ya vimos (ver página 33).[109, 110]

También se ha comprobado que ver la tele puede hacernos comer más simplemente porque actúa como distracción. En un estudio, se sirvió a adultos la misma comida (macarrones con queso o pizza) y se les permitió elegir qué programa querían ver. Durante un episodio de 30 minutos, los participantes en el estudio comieron un 71% más de macarrones con queso y un 36% más de pizza de los que habían comido mientras escuchaban música.[111] En definitiva, si comes mientras ves tu serie favorita, probablemente lo hagas más deprisa de lo normal, lo que significa que puedes meter más comida en el cuerpo antes de darte cuenta de que estás lleno.

Ingesta calórica y volumen de comida ingerida mientras se ve televisión o se escucha música[112]

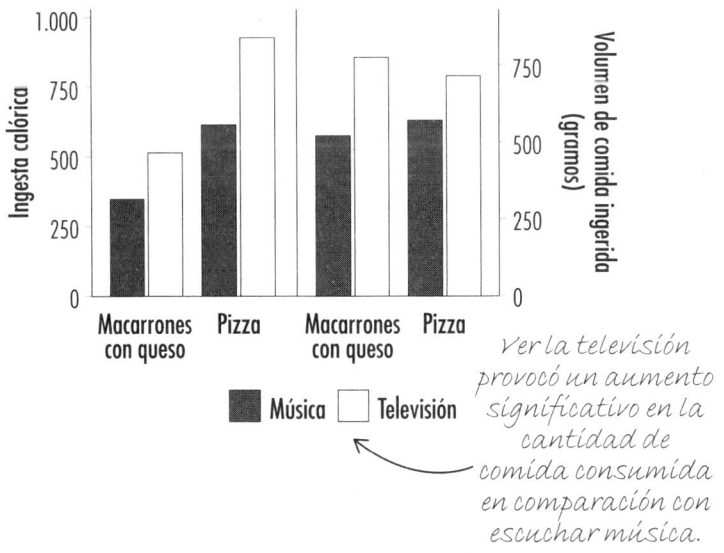

Ver la televisión provocó un aumento significativo en la cantidad de comida consumida en comparación con escuchar música.

Y si en un solo episodio de media hora ya comes bastante más, imagina lo que ocurre si cenas todas las noches frente al televisor. Con el tiempo —semanas, meses o años—, la diferencia puede ser enorme. Pero la idea de comer con distracciones no se limita únicamente a la televisión. Si tu jefe es un imbécil y te hace sentir culpable por hacer el descanso de la comida, y acabas comiendo mientras trabajas con el portátil,[113] o si eres de los que pican algo mientras juegan con el móvil,[114] lo más probable es que termines comiendo más de lo que crees. En el mundo actual, tan acelerado y repleto de pantallas, las distracciones están por todas partes y pueden interferir con la capacidad natural de tu cuerpo para decirte cuándo has comido suficiente. Por eso, evitar distracciones a la hora de comer puede ser una buena forma de conectar con tu cuerpo y sus señales de saciedad, lo que a menudo se traduce en comer menos sin tener que contar calorías, medir porciones ni nada de eso.[115]

Aquí tienes algunas ideas prácticas para comer sin distracciones:

- Si notas que tu mano no para de llevarse comida a la boca mientras ves la tele o juegas con el móvil, quizá sea mejor trasladar las comidas a la mesa del comedor o a otro lugar. Puedes ver la tele una vez que hayas terminado, claro, pero separar las actividades puede ser una decisión inteligente.
- Si te pasa como a mi esposa y a mí, que cuando estamos cansados acabamos viendo nuestra serie favorita rodeados de tentempiés irresistibles, a veces lo más recomendable es apagar la tele y hacer otra cosa.
- O, simplemente, elegir opciones más saludables, claro.

Hábito n.° 11: Come más despacio

Ya que estamos hablando de comer con distracciones, tengo otro consejo que va en la misma línea. Pongamos de nuevo el ejemplo del bufé libre: imagina que quisieras sacarle todo el partido posible al dinero que has pagado. ¿Qué estrategia seguirías si tu objetivo fuera ingerir tanta comida como te fuese físicamente posible, hasta que tu estómago acabara diciendo: «¡Basta ya de esta idiotez! Ya he comido más que suficiente por hoy»? Pues comer rápido. Creo que en el fondo todos lo sabemos, ¿verdad? Supongamos que vas al mismo bufé pero en dos ocasiones distintas, y en ambas puedes comer todo lo que quieras.

En la primera visita masticas cada bocado, al menos, veinte veces para saborear bien la comida. Entre bocado y bocado haces una pausa y dejas el cuchillo y el tenedor en el plato. Si quieres repetir, esperas como mínimo cinco minutos después de terminar lo que tenías en el plato.

En la segunda visita apenas masticas cada bocado y lo tragas tan deprisa como puedes. Ya tienes el siguiente bocado preparado en el tenedor antes de haber terminado de tragar el anterior. En cuanto vacías el plato, te levantas a por más incluso con el último bocado aún en la boca.

La comida puede ser la misma en ambos casos, pero todos sabemos que en la segunda ocasión conseguirás comer mucho más que en la primera. La teoría dice que el estómago envía ciertas señales al cerebro para avisar de que está lleno. Así que, si lo que buscas es atiborrarte, lo lógico es hacerlo deprisa, antes de que esas señales de saciedad aparezcan. De hecho, hay investigaciones que relacionan la velocidad al comer con un mayor riesgo de síndrome metabólico y obesidad.[116, 117] En otras palabras: quienes comen rápido suelen pesar más, y quienes comen despacio, menos.

Cuando estoy en el cine con un cubo de palomitas a mi lado, mi primer instinto es usar la mano como si fuera una pala: la meto para sacar la mayor cantidad posible y la lanzo lo más cerca posible de mi boca. La mayoría entra, y mientras sigo masticando, mi mano-pala ya está lista para el siguiente bocado. Si me esforzara en comer más despacio, lo más probable es que acabara comiendo menos palomitas.[118] No porque me hubiera puesto a contar calorías ni porque me hubiera servido una ración minúscula, sino simplemente porque no estaría con esa prisa por engullir lo máximo posible antes de que aparezcan las señales de saciedad. Si crees que comes demasiado rápido y sin prestar atención, intentar bajar un poco el ritmo (con algunos de los consejos que voy a darte) puede ser una gran idea. Algo que noto mucho cuando viajo es que, en muchas culturas mediterráneas más saludables, la gente suele comer con más calma y las comidas se alargan bastante. Un almuerzo puede durar fácilmente entre dos y tres horas, con pausas largas entre plato y plato. Esto contrasta con lo que ocurre en muchos restaurantes de Estados Unidos, donde la comida llega enseguida y puedes entrar y salir en menos de media hora.

Pon en práctica estos consejos para acostumbrarte a comer más despacio:

- Si, como yo, comes deprisa y apenas masticas antes de tragar, prueba a masticar más y a centrarte en saborear cada bocado. Esto no debe generarte estrés y tampoco hagas tonterías, como masticar cada bocado cien veces, porque con eso arruinarías rápidamente el placer de comer.
- Deja los cubiertos en el plato o haz una pausa entre bocados.
- Haz pausas más largas entre cada plato. Si empiezas el postre justo después de terminar el plato principal, es normal que tengas más ganas de comer que si hubieras dejado algo de margen, aunque sea exactamente el mismo postre.

Hábito n.° 12: Organiza tu entorno alimentario inmediato

Quiero que pienses en tu tentempié favorito por un momento. Dedica unos segundos a visualizarlo. A mí, por ejemplo, me pierden las galletas recién horneadas. Hay algo en esos trocitos de chocolate derretido que me resulta irresistible y, si además les añades una bola de helado, ya es insuperable. Ahora, sea cual sea tu tentempié preferido, imagina que te lo pongo justo delante mientras lees este libro.

Lo puedes ver e incluso puede que lo huelas. A menos que seas un caso excepcional de la biología, lo más probable es que ese tentempié empiece a captar tu atención de forma automática. Quizá no te apetezca comértelo de inmediato, pero en cuanto leas unas páginas más seguramente pienses que ya ha llegado el momento de picar algo.

Ese es precisamente el poder que ejerce tu entorno alimentario inmediato sobre tus antojos. Puede que no tengas hambre al empezar a hacer la compra, pero lo de situar la panadería en la esquina del súper y dejar que el olor de pan y bollería recién hechos inunden los pasillos es por algo: puede hacerte pasar del cero al diez en la escala de «Se me antoja algo» en cuestión de segundos.

Como ya hemos visto, los estudios demuestran que solemos comer lo que tenemos más cerca (ver página 27). Si un tentempié está al alcance de tu mano, es mucho más probable que lo comas que si está al otro lado de la mesa.[119] Así que, si trabajas en una oficina donde siempre hay dónuts en la cocina, basta con que un compañero te las deje en el escritorio para que aumenten las probabilidades de que acabes almorzando dónuts. Esta es una de las tantas formas que tienen los supermercados de manipular tus decisiones a la hora de comprar sin que te des cuenta. Por ejemplo, cuando haces cola para pagar, te colocan a una distancia muy conveniente un montón de tentempiés cuya única función es ponértelo fácil para agregarlos al carrito. Ahora bien, aquí está lo interesante: ese mismo mecanismo podría convertirse en algo positivo si se utilizara de la forma adecuada. Si los supermercados se preocuparan más por tu salud que por sus ganancias, podrían fomentar el consumo de alimentos más nutritivos simplemente colocándolos en lugares más accesibles.[120] Si, por ejemplo, en la zona de cajas dejaran de vender refrescos y pusieran agua, o cambiaran las golosinas por fruta y frutos secos, estarías mucho más predispuesto a comprarlos casi sin darte cuenta.[121, 122] Del mismo modo, también podrían desincentivar el consumo de alcohol (una de las bebidas más peligrosas cuando se toma en exceso) simplemente evitando anunciarlo en grandes carteles al final de los pasillos.[123]

Piénsalo así: si dejas una consola de juegos portátil frente a un niño, lo normal es que quiera jugar con ella, ¿verdad? Es divertida, fácil de usar y ahora tiene toda su atención. Pero, una vez la tenga, no podrás quitársela sin riesgo de que se enfade o proteste porque le has quitado su actividad favorita. Por eso, quizá sea mejor idea sustituirla por otra cosa más adecuada. Varios estudios respaldan que, cuanto más a mano tengas alimentos nutritivos, más probable es que los elijas.[124] Hoy en día vivimos en un entorno saturado de productos muy sabrosos, muy calóricos y más baratos que nunca, lo que hace que resistirse a ellos sea extremadamente difícil.[125] En lugar de imponerte la prohibición de no comer ninguno de esos alimentos deliciosos con los que te topas a diario —un camino directo hacia la frustración y el malestar—, lo más sensato es que las opciones que prefieres sean más accesibles, de forma que no necesites tanta fuerza de voluntad para escogerlas. Esto nos retrotrae a lo que ya hemos comentado sobre la sustitución y la interrupción abrupta de los hábitos (ver página 127). Evitar comer una tableta de chocolate cuando es lo único que tienes a mano y te entra hambre puede ser puñeteramente difícil. Pero si no tienes chocolate en casa o lo guardas en un armario y, en su lugar, dejas una manzana a la vista, es mucho más probable que acabes comiéndote la manzana en vez del chocolate. El objetivo es reducir la dificultad de tomar decisiones positivas para allanarte el camino.

Para que elegir opciones saludables se convierta en un hábito, aquí tienes algunas sugerencias para gestionar mejor tu entorno alimentario inmediato:

- A partir de tu autoevaluación, identifica en qué momentos sueles recurrir a tentempiés menos nutritivos e intenta que las alternativas que prefieres estén más a mano. Por ejemplo, lleva una pieza de fruta al trabajo y déjala en tu escritorio en lugar de recurrir a la máquina expendedora.
- Pon las opciones más saludables en la parte delantera de la nevera y de la despensa, para que sean más visibles y accesibles. Si los alimentos que tienes más a mano no son los que quieres

consumir a diario, te estarás poniendo trabas y necesitarás esforzarte más para lograr el mismo resultado.

- Si sabes que en ciertos momentos recurres a comidas rápidas poco nutritivas y muy calóricas (por ejemplo, cuando estás cansado), asegúrate de tener a mano alternativas rápidas y saludables, algo que puedas comer enseguida cuando tengas hambre o estés agotado. Si preparar un plato sano te lleva media hora y uno poco nutritivo apenas unos minutos, es lógico que sea más difícil inclinarse por la versión saludable.
- También puedes organizar tu entorno inmediato para favorecer otras decisiones saludables. Por ejemplo, puedes dejar la ropa que usas para ir al gimnasio en un lugar visible para que sea una especie de recordatorio de hacer ejercicio ese día. O dejar el móvil fuera del dormitorio por la noche para asegurarte un descanso reparador en lugar de caer en la tentación de quedarte despierto deslizando el dedo por la pantalla hasta la una de la madrugada.

Hábito n.º 13: Mantén un patrón de comidas regular

La cantidad de comidas que haces al día influye mucho menos de lo que crees cuando se trata de perder grasa corporal. Lo que quiero decir con esto es que, si pones sobre la mesa toda la comida que vas a tomar en un día, puedes repartirla como quieras: en pocas o en muchas comidas. Podrías comértelo todo en dos comidas abundantes o dividirlo en nueve más pequeñas: mientras la cantidad total de comida sea la misma, la diferencia será prácticamente nula.[126]

Ahora bien, sí puede haber diferencia si, al cambiar la frecuencia de tus comidas, indirectamente acabas consumiendo menos calorías, como ocurre con quienes practican ayuno intermitente y suelen comer menos al saltarse el desayuno (ver página 88).

Aunque no hay una cantidad perfecta de comidas a la que debas aspirar, mantener un patrón regular, es decir, comer más o menos a la misma hora todos los días, puede ser beneficioso por otras razones. Por ejemplo, si tus horarios son muy irregulares y eso hace que te pases el día picoteando sin control, mantener un ritmo más estable puede ayudarte a reducir esos picoteos.[127] Lo mismo ocurre si pasas demasiado tiempo sin comer y luego llegas con tanta hambre que acabas dándote un atracón: comer algo antes puede ayudarte a evitarlo, y de ahí que se suela recomendar hacer tres comidas principales al día más dos o tres tentempiés planificados para reducir los atracones.[128]

He tenido el placer de revisar muchos diarios de comidas y de hablar con infinidad de clientes, y si tuviera que apostar dinero sobre qué comidas son las que más problemas generan, lo apostaría todo a dos: las cenas y los fines de semana. Es increíble ver lo habitual que es que la gente sienta que lleva la dieta bastante bien durante el día, pero que por las noches y los fines de semana todo se descontrole. Si trabajas de 9:00 a 17:00, es muy probable que tu dieta en ese horario sea bastante rutinaria, pero luego, a partir de las cinco de la tarde, el tren descarrile y termine estampándose contra una valla. A veces el tren funciona con normalidad entre semana, pero al llegar el fin de semana no solo descarrila, sino que acaba envuelto en llamas. Un estudio que se realizó con personas que habían logrado perder peso concluyó que quienes mantenían la dieta de forma consistente durante toda la semana eran más propensos a mantener esa pérdida de peso que aquellos que eran más estrictos entre semana pero se relajaban los fines de semana.[129] Sin embargo, también se ha visto que ser demasiado rígido todo el tiempo puede jugar en tu contra. Otro estudio descubrió que quienes intentaban seguir la dieta con una rigidez extrema durante los fines de semana y las vacaciones tenían un mayor riesgo de recuperar el peso perdido en lugar de seguir bajando.[130]

Al final, ser constante suele dar mejores resultados que apuntar a la perfección de forma esporádica. Así que si eres de los que tienen una disciplina férrea entre semana, pero luego el fin de semana lo tiran todo por la borda, adoptar un horario de comidas más flexible pero regular a lo largo de toda la semana puede ayudarte a crear hábitos más saludables, lo cual suena bastante sensato.

Rigor en la dieta de personas que han logrado mantener la pérdida de peso (Registro Portugués de Control de Peso)[131]

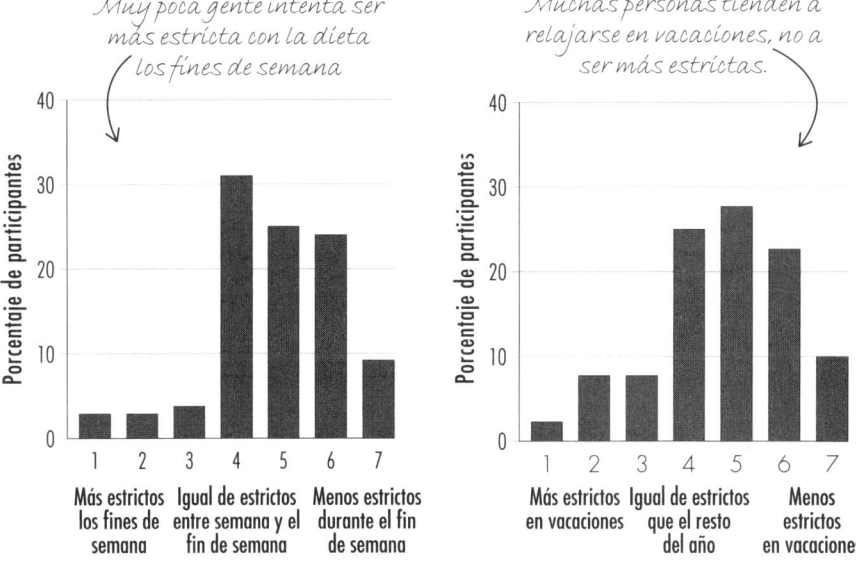

Si crees que te vendría bien ganar en regularidad, aquí tienes algunas ideas para ayudarte a mantener un patrón de comidas estable:

- Si sueles tener un horario de comidas muy irregular y eso hace que a veces termines comiendo de más a ciertas horas, lo lógico es que intentes solucionarlo. Por ejemplo, quizá te funcione desayunar sobre las 9:00, comer a las 13:00 y cenar a las 18:00, con un par de tentempiés en medio. Esto puede reducir las ganas de arrasar con todo en la cena.
- Si eres de los que siguen una dieta muy estricta durante la semana, pero cuando llega el viernes todo se desmadra, tal vez te vaya mejor si aflojas un poco las reglas durante la semana y apuntas a buscar más constancia. Al final, un aprobado del 80% constante durante siete días es mucho mejor que un 100% perfecto durante cuatro días y un 20% los tres restantes, ¿verdad?

- Del mismo modo, si intentas ser superestricto todo el tiempo, incluso en las vacaciones, y ese abordaje tan rígido hace que te cueste mantener un estilo de vida saludable a largo plazo sin sentir que estás a punto de recaer, quizá relajarlo un poco te ayude a no autosabotearte. Ser constante casi siempre supera a ser perfecto de vez en cuando, por así decirlo.

Una última nota (y muy importante) sobre implementar hábitos

¿Te ha pasado alguna vez que invitas a tus amigos a casa o tienes una cita especial y de repente te entra el apuro de hacer una limpieza de último minuto para dejar todo limpio y presentable antes de que lleguen? Bueno, digamos que solo tienes una hora para dejar la casa lo mejor posible. ¿Qué eliges limpiar? Probablemente no te pondrás a frotar el horno o a pasar un cepillo de dientes por el borde del inodoro, ¿verdad? Son tareas que requieren mucho esfuerzo y apenas se notan. Con tan poco tiempo, lo más sensato es centrarse en lo que da más resultado con menos esfuerzo: pasar la aspiradora unos minutos, recoger un poco y asegurarte de que no quede ropa interior tirada por el suelo. Con eso, tu casa parecerá mucho más limpia que si dedicaras una hora entera a fregar el horno.

La idea de esta lista de hábitos es que elijas los que mejor encajen contigo y que te ayuden a avanzar desde donde estás hacia donde quieres llegar. Pero también quiero que evites malgastar energía en cosas que apenas marcan la diferencia. La vida es corta y tu energía limitada, así que te conviene ser selectivo. Durante buena parte de mi juventud me obsesioné con pequeños trucos, *hacks* y hábitos de salud y *fitness*, convencido de que me llevarían del punto A al punto B más rápido. Con el tiempo descubrí que no movieron la aguja en absoluto y que lo único que conseguí fue acumular un estrés innecesario a cambio de prácticamente nada. En términos de inversión, el retorno fue desastroso.

Existe algo llamado «Principio de Pareto» o «regla del 80/20», que dice que el 80 % de los resultados provienen solo del 20 % de las acciones. En el contexto de la pérdida de grasa, la salud y el bienestar, la mayor parte de los resultados procede de un grupo sorprendentemente reducido de comportamientos. No es necesario que elijas y adoptes los 13 hábitos presentados en este capítulo. Me encantaría que todos mis clientes se concentraran en una o dos de las siguientes opciones: mejorar la calidad del sueño, reducir el consumo de alcohol, comer más alimentos ricos en nutrientes como frutas, verduras, proteínas magras, cereales integrales y legumbres, reducir el consumo de ultraprocesados hipercalóricos, entrenar con regularidad o simplemente moverse más en el día a día.

Principios básicos de la pérdida de grasa

Lo que no es negociable

Un déficit calórico

Lo que se recomienda

Diseñar un plan que sea fácil de mantener a largo plazo
Comer alimentos nutritivos (bueno para regular el apetito y para la salud en general)
Hacer ejercicio con regularidad (cardio y fuerza)
Mantenerse activo en el día a día (NEAT)
Dormir bien y lo suficiente
Consumir suficiente proteína
Hacer todo lo anterior de forma constante

Cosas por las que ni siquiera hay que preocuparse

Cuál es la mejor dieta para bajar de peso
Cuál es el ratio perfecto de macros
Cuántas veces al día hay que comer
Cuál es la mejor forma de hacer ejercicio

Cosas que deberían desaparecer de la faz de la tierra

Dietas relámpago sin resultados sostenibles
Dietas con restricciones excesivas que generan una ansiedad innecesaria en torno a la comida
Suplementos para bajar de peso que no sirven para nada
Cualquiera que sea el último «truco» milagroso para perder peso

Lo curioso es que mucha gente se centra justo en esta última parte

Ahora que ya cuentas con las estrategias dietéticas del capítulo 3 y con los hábitos saludables que hemos visto aquí, pasemos a un aspecto que suele quedar en segundo plano en el mundo de la salud, el *fitness* y la pérdida de peso: cómo mantener todo esto a largo plazo sin que suponga un esfuerzo constante.

6

Desarrollar habilidades: Cómo fortalecer tus hábitos

Cuando se habla de perder grasa, todos sabemos que la alimentación y el ejercicio son piezas clave para tener éxito. Y, aun así, a muchísima gente en todo el mundo le resulta dificilísimo seguir el plan que tanto le ilusionaba el primer día.

Si perder peso con dieta y ejercicio es, en teoría, sencillo, mantenerlo también debería serlo. Al fin y al cabo, ya sabes qué hábitos has puesto en marcha para bajar de peso; solo tienes que seguir aplicándolos. No parece tan difícil, ¿verdad?

Sin embargo, el problema es que lo que en teoría suena sencillo, en la práctica puede resultar muy difícil. Existe lo que se llama la «brecha entre la intención y la acción»: quizá tienes claro lo que quieres hacer (la intención), pero te cuesta mucho llevarlo a la práctica (la acción).[1] En otras palabras, la intención por sí sola no basta para que haya un cambio real.

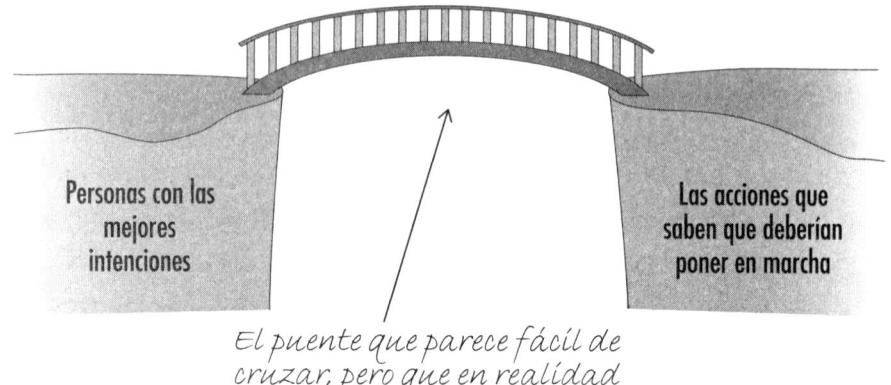

Brecha entre la intención y la acción

Personas con las mejores intenciones

Las acciones que saben que deberían poner en marcha

El puente que parece fácil de cruzar, pero que en realidad a la mayoría de la gente le cuesta cruzar.

Mantener el peso tras la fase inicial de dieta resulta tan complicado para algunas personas que el Instituto Nacional de la Salud de Estados Unidos reunió a un grupo de expertos para analizar por qué cuesta tanto mantenerlo a largo plazo y qué se puede hacer para mejorar.[2] No se trata solo de saber qué hábitos hay que implementar, sino de entender por qué mantenerlos se vuelve cada vez más difícil con el paso del tiempo. Entre los factores que señalaron estaban algunos que ya he mencionado en este libro, como la genética y el apetito, y otros que no voy a tratar, como los medicamentos o las cirugías para adelgazar. Sin embargo, lo más llamativo fue la conclusión, clara y contundente, de que el éxito a largo plazo en la pérdida de peso requiere la intervención de expertos en conducta, y no basta con centrarse en la fisiología (como hacen tantas dietas y libros sobre el tema). También coincidieron en que es muy común recuperar los kilos perdidos entre los seis y los nueve meses posteriores a la intervención y que, incluso en la fase de mayor pérdida, muchas de las conductas adoptadas empiezan a perder fuerza en cuanto a la adherencia. No es que la gente no sepa qué hacer para perder peso; lo difícil es superar los obstáculos que impiden mantener esas conductas durante más tiempo. Por eso he incluido tantas instancias de autoevaluación en este libro: ser consciente de tus posibles dificultades aumenta muchísimo tus probabilidades de sortearlas y lograr un cambio real y duradero.

Si has ido leyendo con atención, a estas alturas deberías tener, al menos, un objetivo escrito. También deberías contar con una lista de hábitos saludables que encajen contigo para ayudarte a alcanzarlo. Ahora vamos a dar un paso más y hablar de una serie de habilidades complementarias que pueden ayudarte a cerrar esa brecha entre la intención y la acción, en la que tanta gente tropieza. A mí me gusta verlas como herramientas que refuerzan y consolidan tu capacidad de avanzar.

Un artículo de revisión que analizó la literatura previa sobre pérdida de peso lo resume muy bien y explica por qué es tan necesario este capítulo:

Dado que cada persona reacciona de forma distinta ante los tratamientos dietéticos, el interés por la nutrición personalizada o de precisión ha ido cobrando cada vez más fuerza. Aunque gran parte de la investigación se centra en identificar factores biológicos o metabólicos, también existen aspectos conductuales y psicológicos que pueden influir en esas diferencias entre unas personas y otras.[3]

En resumen: muchos no alcanzan los resultados de pérdida de peso que esperan a largo plazo y, mientras se debate sin cesar qué dieta es mejor que otra, lo que en realidad suele pasarse por alto son los factores psicológicos, que pueden desempeñar un papel clave, ya sea para ayudar o, por el contrario, para poner obstáculos. Así que ahora vamos a hablar de algunos de ellos.

Factores conductuales y psicológicos que pueden influir en cómo responden a los cambios en la dieta y el estilo de vida

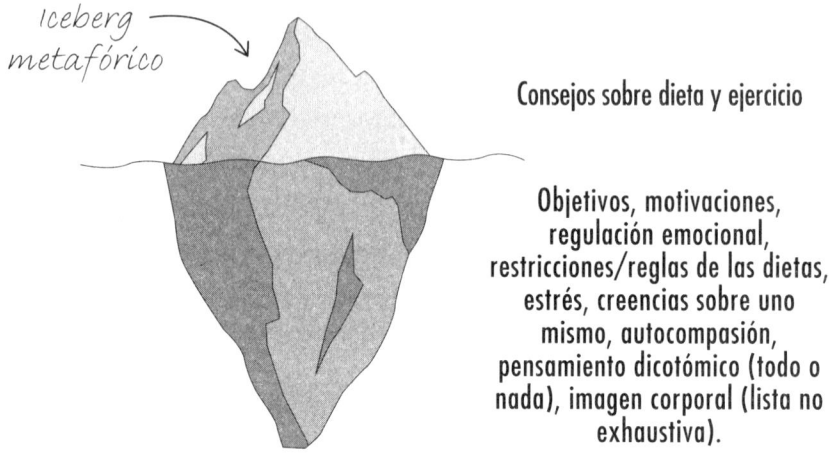

Iceberg metafórico

Consejos sobre dieta y ejercicio

Objetivos, motivaciones, regulación emocional, restricciones/reglas de las dietas, estrés, creencias sobre uno mismo, autocompasión, pensamiento dicotómico (todo o nada), imagen corporal (lista no exhaustiva).

Voy a intentar simplificar estos conceptos al máximo por dos razones. En primer lugar, porque suelen sonar demasiado técnicos y aburridos, y quien quiera leerlos con ese nivel de detalle siempre puede consultar los artículos de investigación que cito al final del libro. Y segundo, porque la evidencia sobre estos temas no es tan sólida como, por ejemplo, afirmar que «reducir calorías ayuda a perder peso» o que «comer verduras es bueno para la salud», casos en los que sí contamos con pruebas concluyentes. Considéralos más bien semillas que quiero plantar en tu mente, por si crees que son aplicables en tu caso.

Regulación emocional

Este concepto hace referencia a la capacidad de detectar cuándo están influyendo tus emociones en tu manera de comer y de reformular tus pensamientos para romper ese patrón. Aquí tienes una cita directa de un artículo en el que se entrevistó a personas con obesidad para entender de primera mano sus dificultades:

«En Weight Watchers siempre se habla de lo superficial […] no vas a ponerte delante de cuarenta personas y decir: "Anoche discutí con mi marido. Eso me alteró mucho, así que terminé abriendo la nevera" o "Me despidieron del trabajo" o cosas por el estilo. Esas cosas no se comparten. Pero ahí está el verdadero problema: no tener el control viene de no enfrentarte a lo que realmente te pasa. Por eso nunca funcionó».[4]

Si nunca habías oído hablar del componente emocional que hay detrás de la pérdida de peso, quizá pienses que se trata de un estudio nuevo, con información que aún no se ha popularizado. Pero no; esto se publicó hace ya veinte años. Y lo curioso es que algunas de las mayores razones por las que cuesta tanto perder grasa y mantener el nuevo peso son justo las que menos se tratan en la mayoría de los libros de dietas, si es que se mencionan. De hecho, quienes recuperan peso después de una fase de dieta suelen ser las personas que regulan sus emociones mediante la comida.[5, 6] Y lo más preocupante es que es algo que se sabe hace literalmente décadas. Por ejemplo, un estudio publicado en 1980 analizó a los llamados «dietistas crónicos»; personas que lograban perder peso una y otra vez, pero sin mantenerlo, que habían llegado a perder y recuperar unos 40 kilos de media en 19 años de dietas.[7] Se descubrió que quienes no tenían éxito señalaban haber pasado por situaciones estresantes que les dificultaban controlar su peso, mientras que los que sufrían atracones mostraban actitudes perfeccionistas y rígidas con la dieta: funcionaban a corto plazo, pero resultaban insostenibles a largo plazo (como ya comentamos en el capítulo anterior sobre la importancia de la constancia, página 178), lo que explica la prevalencia del efecto yoyó. También se observó que el éxito en la pérdida de peso se relacionaba con una reducción de los hábitos alimentarios problemáticos, lo que llevó a los investigadores a concluir lo siguiente: «Desaprender las conductas que acaban en recaída es tan importante como aprender técnicas que favorezcan la pérdida de peso».

Por desgracia, esto no es algo que se pueda empaquetar y vender fácilmente, así que es probable que nunca hayas oído hablar de ello en esos programas extremos con nombres rimbombantes tipo «ayuno intermitente cetogénico y revolucionario para perder peso rápido». Pero ¿de qué demonios sirve que te hablen de calorías y planes de dieta si no te explican cuál es la verdadera razón por la que a veces quieres comer más de la cuenta? No eres un robot. No basta con que alguien te grite una orden para que la sigas al pie de la letra. Eres humano, y los humanos somos seres complicados.

Básicamente, muchas dietas e incluso clubs de pérdida de peso se centran en lo superficial sin llegar a la raíz del problema, y si esta es la primera vez que lees algo así, eso demuestra hasta qué punto la industria del adelgazamiento sigue dejando de lado este tema. Hoy en día, cada vez más estudios reconocen que la alimentación emocional puede influir en el aumento de peso y la importancia de la regulación emocional para mantener los resultados a largo plazo.[8] El ejemplo más obvio que suele venir a la mente es el de comer como forma de consuelo cuando estamos tristes. Incluso en las películas de Hollywood muchas veces aparece el cliché de la persona que, tras romper con su pareja, se sienta a llorar en el sofá con un bote de helado en las manos. En toda la historia de los días de mierda, nunca he visto a nadie llorar a moco tendido mientras se come un pepino o va con sus amigos a un bar de zumos para tomarse un batido verde de kale y jengibre.

Pero estar triste o deprimido no son, ni de lejos, los únicos detonantes de la alimentación emocional; también es posible que recurras a alimentos hipercalóricos y sabrosos cuando estás feliz, aburrido, ansioso, solo, enfadado o estresado.[9] Si has tenido un día horrible en el trabajo y notas que tu mano se lanza sola hacia los tentempiés, esto va para ti.

La alimentación emocional no es «mala» de por sí. Es natural que lo que sentimos influya en nuestro comportamiento, y el estado de ánimo puede condicionar lo que nos apetece comer, igual que ocurre cuando deseamos comidas diferentes en un día caluroso de verano que en una noche de invierno, o según estemos en un restaurante o en casa en el sofá. La cantidad de factores que influyen de forma inconsciente en lo que comemos (y en cuánto comemos) es enorme, e incluye también la percepción que tenemos de nuestro propio cuerpo.[10]

Hay varias formas de afrontar esto. A veces, las personas que saben que tienden a comer guiadas por sus emociones buscan cortar ese patrón con estrategias concretas, como salir a hacer ejercicio porque saben que les sube el ánimo, llamar a un amigo si les da por comer más cuando se sienten solas o evitar hacer la compra cuando están tristes o con hambre.[11, 12]

La regulación emocional va en la misma línea, pero aquí la idea es romper el patrón cambiando tu forma de pensar en lugar de cambiar de actividad. Si eres de los que picotean entre horas o comen de más en las comidas cuando están estresados, encontrar estrategias que te ayuden a redirigir el foco puede romper ese ciclo.[13]

Modelo hipotético del impacto de las conductas alimentarias y el funcionamiento emocional en el peso corporal en personas adultas[14]

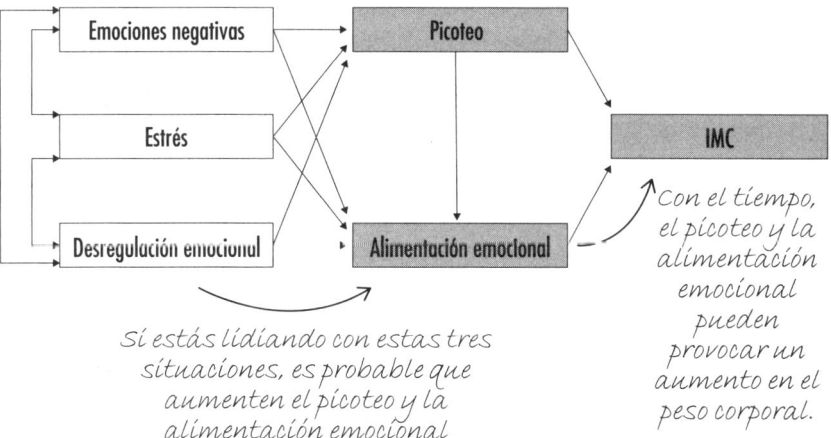

Existen diferentes enfoques psicológicos para abordar la alimentación emocional, como las intervenciones conductuales para la pérdida de peso, la terapia cognitivo-conductual y los tratamientos basados en *mindfulness*, entre otros.[15] Aunque no entraré en detalles sobre cada uno de ellos en este libro, sí quiero destacar una herramienta clave: la llamada «reevaluación cognitiva». Puede sonar algo técnico, pero en realidad consiste simplemente en replantearse la manera en que interpretas lo que sientes; lo cual, en definitiva, puede cambiar cómo reaccionas después.

Te pongo un ejemplo personal: una vez me rompí el bíceps en el gimnasio, y te aseguro que no es nada recomendable. Como entreno fuerza a menudo, sabía que esa lesión iba a trastocar toda mi rutina, y mi mente empezó a dar vueltas pensando en lo mucho que me iba a fastidiar la vida. En lugar de hacer lo que solía en estos casos, como deprimirme, encerrarme en mi habitación y refugiarme en comida basura u otras conductas dañinas, decidí darle la vuelta.

Sí, la lesión me impidió entrenar la parte superior del cuerpo y también afectó a mi trabajo, pero al mismo tiempo me obligó a retomar otras actividades que tenía olvidadas, como montar en bici, que acabaron resultando muy beneficiosas para mi salud. Al encontrar el lado positivo en lo que parecía un nubarrón, conseguí mantener la motivación y seguir con una rutina alternativa que casi había descartado por completo (fruto de esa mentalidad del «todo o nada» de la que hablaremos enseguida).

La reevaluación cognitiva puede ayudarte a cambiar tu relación con la comida [16, 17] y a mantener el control del peso a largo plazo.[18, 19] Pero no solo eso: es una habilidad muy valiosa para la vida en general. Un estudio, por ejemplo, identificó tres técnicas concretas que mejoraron el bienestar de los participantes, y que también se han estudiado en otros contextos:[20]

1. Reencuadre positivo: buscar el lado positivo cuando aparece una nube negra. ¿Te has saltado la dieta? De acuerdo, ¿qué cosa positiva puedes sacar de esto? ¿Qué puedes aprender de esa experiencia para la próxima?
2. Distanciamiento: dar un paso atrás y observar la situación como si fueras otra persona. ¿Qué consejo te darías si fueras un espectador? ¿Te cuesta encontrar el momento para ir al gimnasio? Bueno, retrocede y míralo desde fuera: ¿qué soluciones podrías proponerte?

3. Distanciamiento temporal: sea lo que sea que te esté afectando ahora mismo, piensa en cómo lo verás y cómo te sentirás al respecto dentro de un tiempo. Quizá ahora mismo sea algo muy estresante, pero ¿te importará dentro de seis meses? Si ahora te sientes fatal por haberte comido una caja de galletas, ¿de verdad crees que a tu yo del futuro, dentro de diez años, le va a importar? Probablemente no. Nadie dice en su lecho de muerte: «Ojalá hubiera pesado un par de kilos menos cuando era joven», ¿verdad?

La vida, de vez en cuando, te da un buen golpe. Y si cada vez que pasa decides quedarte tirado en la esquina del ring, al final te acomodarás ahí y ya no saldrás. Saber encontrar el lado positivo y buscar soluciones en medio de la adversidad es una habilidad valiosa que te servirá en muchas situaciones, no solo cuando se trata de controlar el peso.

Flexibilidad cognitiva

Este término alude a la capacidad de reconocer que, aunque tengas el mejor plan, a veces surgen obstáculos. Por ejemplo, ¿alguna vez has estado a dieta y has tenido una lista de alimentos totalmente prohibidos? Pongamos como ejemplo las galletas. Pasas un par de semanas evitando las galletas como si fueran veneno, y todo va bien, hasta que un día caes en la tentación y le das un mordisco a una. ¿Cómo te sientes? En una situación así, a muchas personas les cuesta poner en práctica la flexibilidad cognitiva. En vez de relativizar, se sienten terriblemente culpables, como si hubieran roto las reglas de su dieta, y piensan: «¡A la mierda! He arruinado toda la dieta» para, acto seguido, devorar el resto del paquete, más todas las galletas que tengan en la despensa y, de paso, todo lo que haya en la nevera. Esto a veces se conoce como el efecto «¡qué más da!» y nace de la idea de que comer un poco de algo prohibido desencadena comer aún más,[21] aunque no sea por hambre real, sino por lo que se denomina «violación de la norma personal». Te decepcionas contigo y sientes que te has fallado, aunque en realidad no hayas comido una gran cantidad de comida.[22]

Si lo miramos con perspectiva, ¿qué impacto negativo puede tener comerse una sola galleta en tu estado de salud general? Absolutamente ninguno. Si tomas tres comidas nutritivas al día, eso equivale a 1.095 comidas nutritivas al año. Incluso aunque pasases tres días enteros comiendo solo galletas, seguiría siendo menos del 1% del año. Sentirte fatal por una galleta y luego darte un atracón es como encontrar un rasguño casi invisible en tu coche y, de la rabia, tomar un bate de béisbol y destrozar el resto del vehículo.

Como ya vimos en el capítulo 3, muchas personas tienden a pensar en términos de blanco o negro, como una dicotomía. Los alimentos son «buenos» o «malos», «saludables» o «poco saludables», «permitidos» o «prohibidos», cuando la realidad es que hay toda una gama de grises en medio. El pastel de chocolate no será lo más nutritivo del mundo, y comer mucho pastel todos los días obviamente no es saludable, pero eso no significa que un trozo vaya a arruinarte la dieta. De hecho, podría decirse que disfrutar de una porción sin culpa ni vergüenza enriquece tu vida mucho más que sentir tanta ansiedad que ni siquiera puedas tomar un trozo el día de tu cumpleaños.

Este estilo de pensamiento de «todo o nada» se conoce como «pensamiento dicotómico»,[23] y se cree que quienes mantienen una visión tan rígida de la comida tienen más dificultades para mantener un peso saludable a largo plazo[24, 25, 26, 27] y pueden ser más vulnerables a desarrollar trastornos de la conducta alimentaria.[28]

De pequeño, mi madre siempre decía que yo era perfeccionista. Recuerdo que, con 12 años, dediqué muchas horas a unos deberes de dibujo, que consistían en pintar una montaña. Me encantaba pintar y me ponía el listón muy alto. Después de dedicarle mucho más tiempo del que debería llevar una tarea escolar, no quedé del todo satisfecho con el resultado. Era bueno, sí, pero no era excelente. ¿Qué hice? Lo rompí y lo tiré a la basura. Al parecer, preferí decirle a mi profesora que no lo había hecho antes que entregar algo que no estuviera a la altura de la exigencia que yo mismo me imponía, aunque eso supusiera una reprimenda. Eso es lo que pasa con el perfeccionismo: puede volverse en tu contra, porque a menudo los perfeccionistas abandonan por completo una tarea cuando ven que no van a poder hacerla al nivel que esperaban.[29] En vez de entregar un trabajo que representaba quizá un 70% de lo que quería, decidí entregar un 0%. Y en mi cabeza tenía sentido, por extraño que parezca.

En términos de salud y *fitness*, ¿cómo se traduce esto?

- Tienes una lista de alimentos con los que te sientes a gusto y otra de los que evitas a toda costa. Y basta con probar un pequeño bocado de esos últimos para que te invada la culpa o la decepción.
- No entrenas si no puedes hacer la rutina completa. Si normalmente entrenas una hora, pero solo dispones de media, lo consideras una pérdida de tiempo y prefieres no hacer nada. Incluso puede que hayas pensado que los *snacks* de ejercicio de los que hemos hablado en el capítulo anterior son inútiles, en lugar de verlos como una alternativa mejor que no hacer nada.
- Te estresas si no puedes seguir el plan de entrenamiento exactamente como estaba previsto. Si la máquina que usas en el gimnasio está rota, te dan ganas de irte a casa. Si estás de viaje y no encuentras el material que necesitas en el gimnasio local, decides no entrenar en absoluto.
- Sigues un plan de alimentación rígido y muy estricto, pero te machacas en cuanto te desvías un poco de esa estrategia poco realista y extremadamente optimista.
- Tienes una visión muy rígida de tu alimentación y estilo de vida, como si solo pudieras estar «dentro» o «fuera» de la dieta, igual que quien se sube al carro de la dieta en enero y se baja en febrero. Pero, en realidad, la salud y el bienestar forman parte de un camino que se recorre día a día a lo largo de la vida. No es como fumar, que puedes decir «Soy fumador» o «No soy fumador». Lo que comes y cuánto te mueves

son variables que fluctúan a lo largo de tu vida, aunque no siempre seas consciente de ello.

La flexibilidad cognitiva te ayuda a reconocer y superar estos obstáculos que se cruzan en tus planes. La vida, de vez en cuando, te lanza obstáculos. Y algunos te golpean de lleno en la nariz. Pero del mismo modo que no abandonarías tu carrera profesional por tener un par de días o semanas menos productivos, también habrá momentos en los que tus objetivos de salud y forma física deban pasar a un segundo plano. Y no pasa nada. En vez de empeñarte en hacerlo todo perfecto o no hacer nada, sé flexible y deja que haya cierto margen para desviarte del camino marcado.

Ejemplos comparativos: rigidez psicológica vs. flexibilidad psicológica

Situación	Respuesta rígida	Respuesta flexible
Tienes menos tiempo para entrenar del que habías planeado	Saltarte la sesión en su totalidad porque no puedes hacer exactamente lo que querías	Hacer una versión más corta o modificada del entrenamiento, porque hacer algo es mejor que no hacer nada
La máquina o aparato que querías usar está roto	Enfadarte y marcharte del gimnasio porque no puedes seguir tu rutina al pie de la letra	Hacer otro ejercicio, porque, de nuevo, hacer algo es mejor que no hacer nada
Comes una galleta que no tenías previsto comer	Pensar: «¡Bah! Ya da igual, me como el plato entero de galletas» y darte un atracón	Simplemente disfrutar la galleta (porque está riquísima) y seguir adelante sin sentir culpa
Sales a cenar y ninguna de las opciones encaja con tu dieta	Pensar: «Estos son alimentos malos que intento evitar» y agobiarte, o comerlos y machacarte mentalmente	Pensar: «Sí, son menos nutritivos, pero no son "malos"; solo son alimentos que debería comer con moderación».
Cometes un gran error en un proyecto de trabajo y te sientes fatal	Quedarte en la cama todo el fin de semana lamentándote por el error, saltarte los entrenamientos y descuidar tu alimentación	Analizar qué fue lo que ocurrió y pensar cómo hacerlo mejor la próxima vez, pasar página y seguir adelante con tu rutina

Autocompasión

Imagina que has tenido un «desliz» en tu dieta, que es una forma elegante de decir: «¡Vaya! He comido algo que creo que no encaja con mi plan», como el ejemplo de la galleta que he puesto antes. En vez de sentirte culpable por romper las reglas, ¿qué pasaría si... no sintieras nada de culpa? ¿Qué ocurriría si, en lugar de machacarte, disfrutases de la galleta y siguieras adelante sin odiarte por ello?

Si esto te parece impensable, no te adelantes, espera un momento. Es evidente que los deslices pueden poner en peligro el resultado global de una dieta.[30] Está claro que, si te comes una montaña de alimentos muy calóricos, es como pinchar el globo de cualquier objetivo de pérdida de peso que tengas en mente, y no estoy diciendo lo contrario. Pero analicemos mejor esta cuestión.

Algunos estudios han observado que, de media, las personas que hacen dieta pueden tener entre tres y doce «deslices» a la semana.[31, 32] Es un rango amplísimo, pero una posible explicación es que se entiende por «desliz» cualquier momento en el que sientes que has roto tus propias reglas. Si te has zampado una cantidad enorme de comida y después te has lanzado a por cinco postres extra con el argumento de «solo se vive una vez», seguramente lo considerarás un desliz. Ahora bien, si estabas intentando evitar los dónuts, comerte solo uno también entra en esa categoría, aunque obviamente sea algo mucho más pequeño en comparación.

Frente a este escenario, hay dos maneras de mejorar la calidad de tu dieta:

1. Reducir la frecuencia con la que ocurren los deslices.
2. Disminuir la gravedad de cada desliz.

La idea que hay detrás de la autocompasión se conecta con lo que comentábamos antes. Mucha gente se come una galleta, se siente culpable y acaba comiendo muchas más de las que habría tomado normalmente. Si dejaras de exigirte tanto, tal vez podrías cortar ese ciclo. Un error muy común es pensar que tratarte con amabilidad significa que vas a apartarte de tu objetivo. Pero la autocompasión no es complacencia, es reconocer los errores y seguir adelante; una forma más sana de responder a los obstáculos. ¿Tirar a la basura aquel dibujo que hice de niño porque no me gustaba? Cero autocompasión. ¿Ser menos duro conmigo, entregarlo, no recibir una reprimenda del profesor porque, en realidad, sí había hecho los deberes y, además, aprender del error para la próxima vez? Eso habría demostrado mucha más autocompasión y me habría dado un mejor resultado, no uno peor.

Si tuvieras un amigo que está pasando por un momento de mierda y se machacara pensando que es un fracaso, lo más probable es que le apoyaras, ¿verdad? Entonces, ¿por qué ofreces apoyo a los demás y no a ti mismo? La autocompasión se articula en tres áreas distintas, pero que se conectan entre sí: la amabilidad hacia uno mismo vs. la autocrítica, la humanidad compartida vs. el aislamiento, *mindfulness* vs. sobreidentificación.[33]

1. Amabilidad hacia uno mismo vs. autocrítica: en lugar de castigarte por haber cometido un error, te das el mismo ánimo que le darías a una persona que quieres. Eso puede aliviar la sensación de no ser suficiente.

2. Humanidad compartida vs. aislamiento: cuando te equivocas o metes la pata, quizá creas que se debe a un defecto tuyo y que los demás no tienen las mismas dificultades que tú. Pero teniendo en cuenta que en el mundo hay casi 8.000 millones de personas, lo más probable es que muchos estén pasando por una situación parecida a la tuya.

3. *Mindfulness* vs. sobreidentificación: reconocer que algo te duele o te resulta difícil es fundamental para poder comprenderlo, en lugar de meterlo debajo de la alfombra y negarlo. El problema aparece cuando nos identificamos en exceso con esa dificultad. Puedes fallar en algo, pero eso no

significa que seas un fracaso como persona. Puede que te toque vivir una experiencia espantosa, pero eso no quiere decir que toda tu vida sea horrible. Los pensamientos y las emociones son pasajeros y no tienen por qué definir la manera en que te ves.

La investigación sobre la autocompasión y la pérdida de peso todavía es muy incipiente y, como ocurre con muchos estudios psicológicos, está lejos de darnos certezas absolutas. Aun así, lo que sabemos hasta ahora apunta a que puede ser una herramienta muy valiosa, porque influye en cómo reaccionas cuando tienes esos llamados «deslices» en la dieta.[34] Por ejemplo, en un estudio se hizo algo un poco travieso para investigar este tema. Se dijo a los participantes que el objetivo era analizar su experiencia al comer frente al televisor, para lo cual se les ofreció un dónut.[35] Sin embargo, el verdadero objeto del estudio era otro. Los investigadores eligieron ese alimento a propósito, por tratarse de un «alimento prohibido». Después de comerlo, los participantes recibieron un cuestionario y, además, un cuenco de caramelos para una supuesta «cata». La verdadera intención era observar qué ocurría al reducir los sentimientos de culpa en algunos participantes, pero no en otros. Por eso, después de que se comieran el dónut, a un grupo se le dijo lo siguiente:

«Quizá os preguntéis por qué elegimos dónuts para este estudio. La razón es que muchas personas tienden a picar algo dulce o poco saludable mientras ven la tele. Pensamos que sería más realista ofrecer un postre o un antojo típico.

Ahora bien, varias personas me han comentado que se han sentido mal por haber comido el dónut durante el experimento, así que espero que no os castiguéis demasiado por eso. Todo el mundo come cosas poco saludables de vez en cuando y, de hecho, todos los que han participado en este estudio lo han hecho. Así que, sinceramente, no creo que haya motivo para sentirse culpable. Además, no vale la pena darle vueltas, porque la cantidad que habéis comido ha sido mínima. Esperad un momento y enseguida os traigo el cuestionario».

Tal y como era de esperar, quienes recibieron ese mensaje sintieron menos culpa por haber comido el dónut y, de hecho, tomaron menos caramelos que quienes no lo escucharon. Aunque se trató solo de un estudio piloto y los efectos fueron relativamente pequeños, ¿no te parece curioso que apenas treinta segundos de palabras compasivas por parte de otra persona puedan cambiar cómo te sientes respecto a lo que has comido, e incluso hacer que termines comiendo menos? Quizá esa culpa que sientes cada vez que comes algo que consideras «prohibido» te esté perjudicando más de lo que te ayuda.

Además, la autocompasión también puede ser beneficiosa para tu imagen corporal y para tu bienestar mental.[36, 37] Si llevas tiempo luchando con tu peso y además tiendes a machacarte cada vez que crees que has cometido un pequeño error, puede que ese castigo que te impones sea parte del problema. Quizá tener más autocompasión te ayude a poner en práctica los hábitos saludables de los que hablamos en el capítulo anterior. Incluso dejando de lado la pérdida de peso, la vida es demasiado corta para pasártela tratándote tan mal.

Qué mensajes debes llevarte de este capítulo

A primera vista, estas habilidades no parecen tener mucho que ver con la salud o el *fitness*, y estás en todo tu derecho de pensar que resultan bastante menos atractivas que una dieta relámpago con un nombre llamativo. Sin embargo, estas técnicas pueden marcar una gran diferencia en tu capacidad para cambiar hábitos a largo plazo. Por ejemplo, decirle a alguien «Deja de darte atracones» o «Haz más ejercicio» pueden parecer recomendaciones muy sencillas, pero, en realidad, hay un abismo entre lo fácil que parecen en la teoría y lo complicado que es llevarlas a la práctica. Las habilidades complementarias que te he mostrado en este capítulo son las herramientas que necesitas para construir ese puente entre la intención y la acción. No necesitas a otra persona recordándote que el ejercicio es beneficioso y que una alimentación nutritiva y baja en calorías es clave para perder peso. Lo que necesitas es ir más allá y averiguar qué puedes hacer para que todo esto resulte más fácil de aplicar en tu vida.

El mensaje principal de este capítulo es que hacer dieta a corto plazo es facilísimo. Podrías elegir prácticamente cualquier dieta absurda que circule por ahí y, aun así, perderías bastante peso en unas semanas, aunque obviamente no te estoy sugiriendo que lo hagas. Pero se parecen bastante a esos sistemas de «Hágase rico rápido»: intentan presentarse como algo espectacular, aunque en el fondo sabes que, si fuera tan sencillo, todo el mundo lo haría.

Estas habilidades, en cambio, son como mejoras ocultas que se añaden a tu repertorio, recursos que te permiten enfrentarte a obstáculos y situaciones que antes eran demasiado difíciles de superar. No son trucos agresivos de dietas relámpago, sino destrezas psicológicas que no solo facilitan el control del peso a largo plazo, sino que también pueden enriquecer tu vida en otros ámbitos… y sacarte del ciclo interminable de las dietas yoyó.

Esta no es, ni mucho menos, la lista definitiva de factores psicológicos que pueden dificultar o favorecer tu capacidad para mantener el peso y cuidar tu bienestar. Si comparas a personas que tienen dificultades para perder peso con aquellas que lo consiguen, verás que hay otros aspectos que merece la pena destacar. Muchas personas abandonan el proceso porque no están satisfechas con la cantidad de peso que pierden,[38] y esa es una de las razones por las que basar tu motivación principalmente en el número de la báscula no es una buena idea. Contar con otras fuentes de motivación más sólidas y autónomas, como hacer ejercicio por placer, puede ayudarte a seguir adelante incluso cuando la pérdida de peso se ralentiza.[39] Porque, como ya sabes, hay mil y una razones fantásticas para hacer ejercicio y comer de forma más nutritiva, que van mucho más allá de si pierdes peso o no. Aprender de intentos previos de perder peso, incluso si fueron «fallidos» en muchos casos, es siempre una buena estrategia, ya que evita que repitas los mismos errores. También lo es tratar de integrar nuevos hábitos en tu rutina diaria, cuya importancia ya vimos en el capítulo 5.[40]

Una de las razones más habituales por las que la gente come en exceso es la tendencia a medir su propio valor en función del peso y la forma corporal.[41] Comer más como respuesta a lo que piensas de tu cuerpo es un ciclo mental difícil de romper, pero hacerlo puede ser clave para lograr una pérdida de peso a largo plazo.[42, 43, 44, 45, 46] Ni hace falta aclararlo, pero tu valor como persona no depende de tu aspecto ni de lo que marque la báscula. Me da exactamente igual si tienes los abdominales marcados, cuánto levantas en el gimnasio o qué número aparece al pesarte: no vales menos que yo ni que nadie, y cualquiera que te diga lo contrario se merece un buen sopapo.

Ya con tu punto de partida, más las recomendaciones dietéticas, los hábitos saludables y las habilidades complementarias que has decidido incorporar por los beneficios que te aportan, veamos cómo puedes seguir mejor tu progreso.

7

Hacer un seguimiento de tu progreso

Imagínate por un momento que eres el dueño de una gran empresa multimillonaria. Últimamente has notado que los beneficios están cayendo en picado y que la situación empeora a gran velocidad, así que necesitas intervenir antes de que la compañía se vaya al garete. Para ello contratas a un consultor externo, muy caro y con mucho talento, para que identifique los puntos débiles y las oportunidades de crecimiento. Tras evaluar el panorama, el consultor te entrega un plan de acción para ti y tu equipo, que os llevará a explorar nuevos territorios. Algo muy parecido a lo que hemos hecho en los capítulos anteriores: la autoevaluación fue el diagnóstico de cómo está tu empresa en este momento, y los hábitos representan la lista detallada de medidas que tu compañía puede aplicar. Seguramente había elementos en esa lista en los que nunca habías pensado, pero que ahora tienen todo el sentido.

Ahora que tienes tu plan de acción personalizado, el consultor se marcha: bastante dinero te has gastado ya en su ayuda y tampoco vas a pagarle de por vida. ¿Qué haces entonces para aumentar las probabilidades de que tu empresa tenga éxito? Empiezas a hacer un seguimiento de los cambios realizados y observas si se reflejan en los beneficios, los gastos y en cualquier otra información que te resulte relevante, de modo que puedas ir ajustando en consecuencia. Si hay un área del negocio que iba fatal, pero logras darle la vuelta, sabrás que los cambios aplicados han funcionado de maravilla, ¿verdad? En cambio, si otra área funcionaba bien pero empieza a decaer con el tiempo, sabrás que toca afinar la estrategia para volver a encarrilarla.

Esa es, en esencia, la idea de hacer un seguimiento de tu progreso. Se basa en un concepto llamado «autorregulación», que en realidad es muy sencillo: si supervisas lo que haces, obtienes información sobre si funciona o no, y eso te permite ajustar lo necesario, igual que haría un empresario al revisar sus cifras de ventas y gastos.

¿Por qué es tan importante hacer un seguimiento de nuestro progreso? Un modelo hipotético

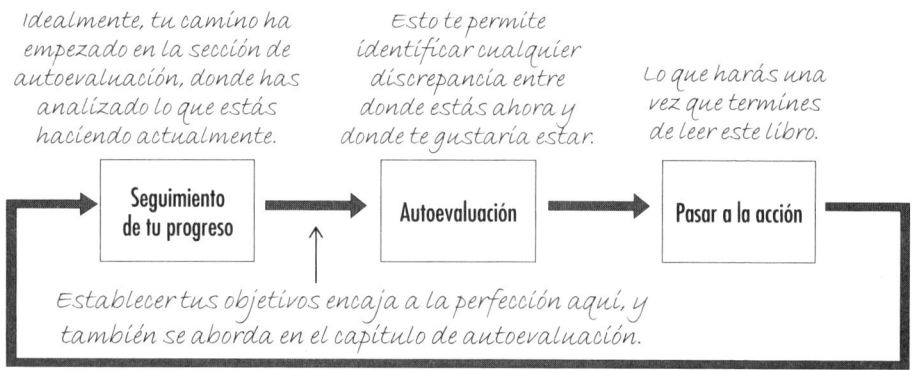

Idealmente, tu camino ha empezado en la sección de autoevaluación, donde has analizado lo que estás haciendo actualmente.

Esto te permite identificar cualquier discrepancia entre donde estás ahora y donde te gustaría estar.

Lo que harás una vez que termines de leer este libro.

Establecer tus objetivos encaja a la perfección aquí, y también se aborda en el capítulo de autoevaluación.

Puede tratarse de un proceso continuo, en el que hacer el seguimiento te permite detectar posibles ajustes conforme te vas acercando a tu objetivo, al igual que un médico que evalúa regularmente tu estado de salud.

El seguimiento es tan importante que lleva décadas utilizándose y, de hecho, se ha llegado a describir como una «piedra angular» en los tratamientos para la pérdida de peso.[1] En pocas palabras: estamos ante un tema clave. En lo que respecta a la salud y al *fitness* en particular, las estrategias para hacer un seguimiento suelen dividirse en tres grandes grupos: actividad física, alimentación y composición corporal.

Tu actividad física

Cuando tenía unos 18 años y era bastante novato en el gimnasio, recuerdo que alguien me dijo que debería apuntar mis entrenamientos. Era una persona bastante lista, pero no le di importancia a su consejo y lo dejé pasar. Entrenaba con regularidad y veía cómo progresaba, así que no entendía qué sentido tenía sacar una libreta y ponerme a anotar todo lo que hacía. Para ser sincero, me parecía un fastidio y no le veía demasiadas ventajas. Seguí resistiéndome a ese consejo, incluso cuando otras personas igual de listas me recomendaron lo mismo, hasta que un par de años más tarde acabé cediendo. ¡La madre que me parió! La verdad es que perdí una gran oportunidad por no haber empezado antes, porque me di cuenta de cosas que ni se me habían pasado por la cabeza. Escribir la cantidad de peso que levantaba y cuántas repeticiones hacía me daba una referencia clara de lo que quería superar la siguiente vez. Si en una sesión hacía 25 flexiones, en la siguiente mi objetivo era superar esas 25, y verlo por escrito ante mis ojos me daba un empujón motivacional enorme. Y, si no lo lograba, no me sentía culpable; me ilusionaba la idea de intentar alcanzar mi objetivo.

Además, tuvo dos beneficios extra. Al cabo de unos meses, me di cuenta de que había llegado a mi límite en ciertos levantamientos. Al empezar aquel nuevo programa, había tenido un progreso rápido, pero en ese momento me estaba costando horrores mejorar. Si no hubiera tenido mi registro de entrenamientos, no hubiera podido repasar las decenas de páginas y analizar esa información. Gracias a eso, pude hacerme un mapa mental y darme cuenta de que no estaba avanzando en la dirección que quería, lo que me animó a cambiar de estrategia.

Y, cuando retrocedí unas páginas más, lo que me saltó a la cara fue lo mucho que había progresado. Me estaba machacando por no haber progresado en mis últimos entrenamientos, pero había olvidado que, seis meses antes, ni siquiera podía mover algunos de los pesos que ahora levantaba con facilidad y haciendo varias repeticiones. Esa libreta vieja y gastada, con los bordes rotos y una mancha de café, no solo me ayudó a darlo todo en el gimnasio, sino que también me ayudó a mantener la motivación para seguir yendo en un momento en que muchos hubieran tirado la toalla. Eso demuestra lo importante que puede ser llevar un seguimiento de nuestro progreso.

Gran parte de los estudios que se han realizado en el ámbito de la ciencia del ejercicio son, en realidad, bastante básicos. No es nada sencillo conseguir que mil personas sigan exactamente el mismo programa de pesas durante un año, y que la mitad registre sus entrenamientos para ver si progresa más que la otra mitad que no lo hace. Es mucho más sencillo medir algo más simple, como la cantidad de pasos diarios, que puede controlarse con un podómetro en la cintura, un móvil o un reloj inteligente que muchos seguramente ya tenéis. Y eso es una gran noticia porque, además, resulta muy asequible. Si fueras mi cliente, te compraría un podómetro barato, te lo daría y te diría que caminaras 10.000 pasos diarios, o bien 2.000 más de los que ya haces (según los datos de tu autoevaluación). Solo ese consejo podría ayudarte a perder algo de peso y a mejorar ciertos indicadores de salud, como reducir la presión arterial.[2] De hecho, puede que ya tengas un móvil o un reloj que cuente tus pasos sin que ni siquiera lo sepas, y quienes suelen activar esa función tienden a sentirse más motivados para caminar un poco más cada día.[3] Registrar tus pasos puede ser especialmente útil si estás siguiendo una dieta, porque al pesar menos tu cuerpo también gasta menos energía al moverse,[4] así que caminar más puede compensarlo. De hecho, un estudio comparó a personas que habían conseguido mantener una pérdida de peso significativa con dos grupos de control:[5]

1. Un grupo de control con «peso normal», con un índice de masa corporal (IMC) similar al de los que mantenían la pérdida de peso.

2. Un «grupo de control con sobrepeso/obesidad», que tenía un IMC similar al que tenían esas personas antes de adelgazar.

El resultado fue que quienes lograron mantener el peso perdido caminaban bastante más que los dos grupos de control, lo que sugiere que usaban la caminata como herramienta para mantener a raya su peso.

Cantidad de energía gastada a partir de realizar actividad física y de la cantidad de pasos diarios según los distintos grupos de participantes[6]

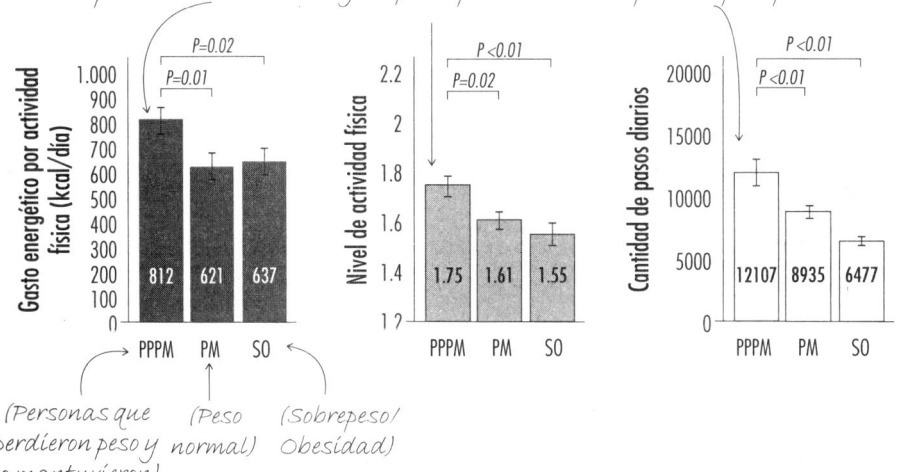

Las personas que lograron mantener la pérdida de peso tienden a caminar más y a gastar más energía que los otros grupos, lo que sugiere que esta podría ser una estrategia eficaz para evitar recuperar el peso perdido

La tecnología también avanza para facilitar estos hábitos con pequeños trucos psicológicos. Por ejemplo, algunos relojes inteligentes muestran en su pantalla tres anillos de actividad física que se van completando a medida que te mueves, haces ejercicio y te mantienes de pie. Si alcanzas tus objetivos diarios, el dispositivo lo celebra contigo con una pequeña animación divertida. A medida que la tecnología siga avanzando, es muy probable que incorpore cada vez más de estas pequeñas «palmaditas» psicológicas, pensadas para felicitarte cuando aumentas tu nivel de actividad, con el objetivo de animarte a mantenerte en movimiento.

En definitiva, llevar un registro de tu actividad física puede ser una herramienta excelente para motivarte y ayudarte a mantener el compromiso. No tiene por qué ser complicado, y desde luego no debería ser algo que te genere estrés. Por ejemplo, cuando paso todo el día trabajando con el portátil, mi reloj me recuerda que apenas me he movido. Pero no tengo por qué sentirme culpable al respecto: a veces simplemente se trata de un aviso que me sirve para hacer una pausa y caminar un poco entre tareas, como uno de los hábitos saludables de los que hablábamos al principio del capítulo 5. Si quieres ir un paso más allá, puedes registrar tus entrenamientos con mayor precisión: cuánto tiempo corres, qué distancia cubres o qué ejercicios de fuerza realizas, con sus respectivas repeticiones y series. Bien utilizado, este seguimiento puede hacer que entrenar te resulte más gratificante, ya que te permite marcarte pequeños objetivos y comprobar tus progresos de una forma que la mayoría de la gente no hace. Ver cómo te vas poniendo más en forma y ganando fuerza con el tiempo reafirma la idea de que los hábitos que estás incorporando funcionan, y sentir que logras avances constantes día a día es una recompensa psicológica muy valiosa que te impulsa a seguir adelante.

Tu dieta

Una vez un cliente acudió a una consulta con el objetivo de perder grasa y mejorar su salud. Ya entrenaba en el gimnasio con regularidad, pero no conseguía los resultados que esperaba. Por eso le pedí que, durante una semana, llevara un sencillo diario de su alimentación y estilo de vida para ver con qué nos encontrábamos. Siempre les digo a mis clientes: «Aquí no se juzga a nadie: si te pasas el fin de semana bebiendo alcohol y consumiendo un cóctel de drogas duras prefiero que me lo digas a que lo ocultes», porque intentar hacer ajustes sin saber el panorama completo es una fórmula segura para el fracaso. Cuando regresó y me enseñó su diario, ocurrió algo curioso: sin que yo abriera la boca, reconoció por su cuenta qué era lo que debía cambiar.

Poner todo por escrito puede darte ese plus de claridad, y fue así como se dio cuenta de que la calidad de su dieta era peor de lo que le habría gustado. Dormía poco, bebía más alcohol del que creía, apenas probaba frutas y verduras y prácticamente no consumía proteínas. Cuatro pilares básicos de un estilo de vida saludable… y los cuatro estaban completamente descuidados. Es muy probable que, al hacer tu propia autoevaluación, también hayas descubierto aspectos de ti de los que antes no eras consciente. En mi caso, por ejemplo, siempre tuve una dieta bastante equilibrada, pero la primera vez que anoté con todo detalle lo que comía, me di cuenta de que no era nada constante a la hora de incluir cinco raciones de fruta al día.

Básicamente, así fue como empecé a hacer un seguimiento de mi alimentación. En un estudio de los años ochenta, a los participantes se les entregó una libreta con un cuestionario muy sencillo.[7] En lugar de marcarse directamente como objetivo perder peso y después tratar de encontrar la forma de lograrlo, se les animaba a centrarse en pequeños comportamientos concretos, tal como hemos recalcado a lo largo de este libro. Veamos un ejemplo para ilustrar lo eficaz que puede ser este método. Y para ello, volvamos a imaginar que tienes un gemelo que tiene exactamente los mismos objetivos de pérdida de peso que tú:

El objetivo de tu gemelo es perder 10 kg.
El tuyo también es perder 10 kg, pero en vez de obsesionarte con eso, decides centrarte en cumplir de forma constante la lista de hábitos saludables que diseñaste a partir de los que vimos en el capítulo 5.

Tu gemelo asiste a un grupo de apoyo para adelgazar, donde recibe aplausos cada vez que la báscula marca menos y, a veces, reprimendas cuando los números no se mueven. Su sensación de éxito o de fracaso depende únicamente de si su peso baja o no, lo cual, si lo pensamos bien, es algo pésimo. Tú, en cambio, has decidido hacer algo distinto: seguir una lista de hábitos saludables, como comer más fruta y verdura, consumir suficiente proteína y procurar dormir bien en lugar de quedarte deslizando el dedo por la pantalla del móvil a las dos de la madrugada. Si yo te felicitara por mantener esos hábitos con constancia, el foco dejaría de estar únicamente en lo que diga la báscula, y eso también reduciría la probabilidad de que sientas la tentación de recurrir a tácticas poco saludables —o incluso peligrosas— para alcanzar tus objetivos, como ayunos prolongados, dietas extremas, saunas o laxantes.

Con el tiempo, el seguimiento de la dieta ha ido evolucionando y, en lugar de limitarse a una lista de hábitos saludables, a veces se pide que anotes más detalladamente lo que comes, a qué hora y, quizá, que estimes la cantidad aproximada de calorías de esas comidas.[8] Incluso quienes lo anotan en la libreta más sencilla suelen perder mucho más peso que quienes no lo hacen. Hoy en día, las libretas parecen fósiles prehistóricos que casi nadie usa, porque tenemos dispositivos más modernos, como portátiles, tabletas y móviles, que nos permiten tomar notas sin cargar con bolígrafo y papel a todos lados. Así que, si quieres registrar lo que comes, probablemente lo harás en un sitio web, o abrirás una aplicación en tu móvil, tocarás un par de veces para seleccionar los alimentos que ingeriste, y la app te ayudará a calcular cuántas calorías consumes al día.[9] Aunque las aplicaciones digitales varían mucho en cuanto a las funciones más avanzadas que ofrecen,[10] la mayoría demuestra ser un mejor apoyo para alcanzar los objetivos de pérdida de peso que no usar ninguna.[11] En definitiva, no importa si usas un cuaderno, una aplicación web o una app en el móvil: quienes registran lo que comen suelen tener más éxito a la hora de perder peso que quienes no lo hacen.[12] Además, la tecnología ofrece otra ventaja: no solo ayuda a quienes quieren adelgazar, sino que también facilita el acceso a información y consejos saludables. No todo el mundo puede permitirse pagar planes de alimentación personalizados con profesionales acreditados o programas diseñados por entrenadores personales, así que las aplicaciones digitales pueden ser una forma más asequible y accesible para un grupo más amplio de personas.[13]

Esto no significa necesariamente que todo aquel que quiera perder peso deba ponerse a registrar absolutamente todo lo que come. De hecho, hay trampas peligrosas en las que conviene no caer. Por ejemplo, quienes hacen un seguimiento muy puntilloso de las calorías que ingieren pueden acabar en una espiral obsesiva, intentando cumplir al pie de la letra con una cifra exacta cada día, algo que no es para nada realista. Aunque te tomaras la molestia de pesar cada alimento y anotar hasta la última caloría, jamás podrías saber con total certeza cuántas calorías estás consumiendo en realidad. En Estados Unidos, por ejemplo, se permite que haya un margen de error del 20 % en el etiquetado de alimentos. Así que si la etiqueta de tu almuerzo dice que tiene 500 calorías, en realidad puede tener entre 400 y 600, y eso es perfectamente legal.[14] Incluso si comes en un restaurante que ofrece la información nutricional de sus platos en el menú, puede que algunos tengan el doble de calorías de lo que indican,[15] ya que es lógico que un chef que cocina a mano no sirva exactamente la misma ración miles de veces, ¿verdad? El problema es que contar calorías con tanto detalle puede deteriorar tu relación con la comida y, de hecho, a menudo se asocia con trastornos de la conducta alimentaria.[16, 17, 18, 19] Aun así, también hay personas que parecen llevar ese control sin mayores complicaciones.[20, 21]

En resumen: llevar un control de lo que comes siempre ha sido una pieza clave para perder peso, y probablemente sea una de las herramientas más importantes para asegurarte de que tu forma de comer se alinee con tus objetivos.[22, 23, 24, 25, 26] . Sin embargo, como a muchas personas el hecho de contar calorías les resulta un fastidio, cada vez hay más interés en encontrar alternativas más sencillas.[27] Muchos estudios recientes han puesto a prueba otras formas de llevar un registro de las comidas sin necesidad de ser tan meticuloso.[28, 29, 30, 31, 32] De modo que, si la idea de pesar tu comida y anotar todo te resulta tan atractiva como golpearte los dedos una y otra vez con la puerta, o si al empezar a hacerlo notas que te obsesionas demasiado, puedes optar por algo más simple. Al fin y al cabo, no tiene sentido mantener un hábito que odias, ¿verdad? Algunas opciones más simples incluyen cosas como:

- Registrar solo ciertas comidas, como las cenas entre semana o lo que comes los fines de semana y festivos.
- Anotar lo que comes únicamente tres o cuatro días a la semana.
- Registrar solo los alimentos «complicados» cuyo consumo quieras reducir, como los dulces, fritos, refrescos azucarados o comidas de restaurante, que suelen ser sorprendentemente calóricos.
- Apuntar únicamente los alimentos «amarillos» y «rojos», según el sistema de semáforo nutricional que aparece en la parte delantera de algunos envases, donde los alimentos menos recomendables se marcan en rojo o ámbar y los más nutritivos en verde.

Ejemplo de lista de seguimiento de hábitos [33]

Hábitos	L	Ma	Mi	J	V	S	D	Cumplido 5 días o más	Notas
1) Priorizar los alimentos nutritivos y de baja densidad energética	✓	✓	✓	✓	✓			✓	Me fue más fácil hacerlo entre semana que el fin de semana.
2) Comer más fruta y verdura									
3) Cuidar el exceso de grasa en las comidas	✓	✓	✓	✓	✓	✓	✓	✓	Me di cuenta de que el café con crema que compro antes de entrar a trabajar tiene más calorías de las que pensaba, así que lo he cambiado por otra opción igual de rica. También he reducido la cantidad de fritos que como.
4) Elegir bebidas con menos calorías									
5) Hacer más ejercicio, al menos, hasta cierto punto									
6) Moverse más en el día a día	✓		✓		✓				Mi trabajo sigue siendo muy sedentario, pero he empezado a salir a caminar algunas tardes con mi pareja después de terminar con mis obligaciones laborales.
7) Snacks de ejercicio									
8) Asegurarse de tener una buena calidad de sueño	✓	✓		✓	✓				He notado que cuando me meto con el móvil en la cama tardo más en dormirme. Estoy intentando mejorarlo.
9) Consumir la cantidad adecuada de proteínas	✓	✓	✓	✓	✓	✓	✓	✓	He notado que no incluía muchas proteínas en el desayuno, solo lo hacía en la comida y la cena. Fue fácil de cambiar.
10) Sentarse a comer sin distracciones									
11) Comer más despacio									
12) Organizar el entorno alimentario inmediato	✓	✓	✓	✓	✓			✓	He empezado a llevarme tentempiés más nutritivos al trabajo en lugar de depender de la máquina expendedora.
13) Mantener un patrón de comidas regular									
Tu peso									Dado que tengo una relación un tanto complicada con la báscula, de momento prefiero no registrarlo.

Lo diré sin rodeos: ni siquiera las personas a las que les gusta contar calorías deberían hacerlo para siempre. No me imagino pesando la comida todos los días con ochenta años porque, sinceramente, debe haber cosas más entretenidas que hacer con mi tiempo. Por eso cada vez hay más estudios que exploran alternativas, como empezar con un registro detallado y luego pasar a versiones más simples, un poco como cuando aprendes a ir en bici con las ruedecitas y luego las quitas para lanzarte por tu cuenta.

Si anotar todo lo que comes y el ejercicio que haces te sigue pareciendo un suplicio, existe una opción incluso más sencilla: una lista diaria de tareas. Cada mañana, al comenzar mi jornada laboral, me siento frente al portátil y anoto las tareas que tengo previstas para ese día. Ese simple gesto me da un pequeño empujón de motivación para ponerme en marcha. A medida que voy tachando tareas, no solo me siento más responsable, sino que también refuerzo mi confianza al ver que consigo completar la lista que me he propuesto. Antes las listas de tareas me intimidaban, pero ir tachando elementos uno a uno va debilitando esa sensación de inseguridad y me ayuda a avanzar con más facilidad. En la página 209 tienes un ejemplo de lista para perder peso basada en la incorporación de hábitos, con los consejos que vimos en el capítulo correspondiente y adaptada para servirte de guía.

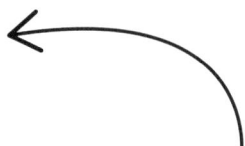

Este modelo incluye los 13 hábitos que hemos tratado a lo largo del libro. Sin embargo, tu lista puede contener muchos menos, o también puedes decidir centrarte en solo unos pocos cada semana (dirígete a la página 209 para ver un ejemplo). La idea es que lo uses como plantilla y después la adaptes a tus propias necesidades.

Lista de seguimiento de hábitos

Hábitos	L	Ma	Mi	J	V	S	D	Cumplido 5 días o más	Notas
1) Priorizar los alimentos nutritivos y de baja densidad energética									
2) Comer más fruta y verdura									
3) Cuidar el exceso de grasa en las comidas									
4) Elegir bebidas con menos calorías									
5) Hacer más ejercicio, al menos, hasta cierto punto									
6) Moverse más en el día a día									
7) *Snacks* de ejercicio									
8) Asegurarse de tener una buena calidad de sueño									
9) Consumir la cantidad adecuada de proteínas									
10) Sentarse a comer sin distracciones									
11) Comer más despacio									
12) Organizar el entorno alimentario inmediato									
13) Mantener un patrón de comidas regular									
Tu peso									

A partir de tu autoevaluación y de los hábitos que hayas seleccionado en el capítulo 5, quizá prefieras modificar el contenido de esa tabla, claro. No es necesario que empieces con todos los hábitos a la vez. Como ya comentamos, podrías comenzar con uno, dos o tres, y una vez que los domines e incorpores a tu rutina, añadir otro, y así sucesivamente hasta llegar a donde quieras. Recuerda que si tu objetivo es mejorar tu salud de por vida, lo más lógico es que te centres en aquellos cambios de comportamiento que puedas mantener en el tiempo. Si logras que esos hábitos se integren en tu día a día de forma automática, todo te resultará mucho más fácil en el futuro.

Por eso te animo a que uses el modelo en blanco de la página 213. Selecciona los hábitos que más encajen contigo y con los que quieras empezar, y utilízalo como tu primera lista diaria de hábitos, marcando los que vayas cumpliendo. La idea es comenzar a tomar impulso y que, con el tiempo, esos hábitos se vayan integrando en tu vida hasta que, poco a poco, se conviertan en algo natural.

Tu composición corporal

Si tu objetivo es perder peso, tiene lógica que tengas que pesarte de vez en cuando, ¿verdad? Sería como proponerse ahorrar dinero pero nunca mirar el saldo de la cuenta para comprobar si el plan funciona. Sé que parece que estoy diciendo una obviedad, pero subirse a la báscula es la mejor manera de saber cuánto pesas. Nadie puede discutir que la báscula es la mejor herramienta para medir el peso porque precisamente para eso fue diseñada. Aquí el tema es otro: hasta qué punto es importante pesarse y qué alternativas puedes valorar.

La báscula no dice nada sobre tu composición corporal real. No puede decirte cuánta masa muscular tienes, cuánto tejido graso o qué porcentaje de tu cuerpo es agua. Solo te da un número que refleja tu relación con la gravedad. Y esto genera problemas, porque a menudo las personas se alegran cuando ese número baja y se agobian cuando sube, sin tener forma de saber si el peso perdido es grasa corporal o no. Puedes ganar 1 kilo en menos de un minuto simplemente bebiendo un litro de agua. También ganarás peso cada vez que comas. Te sorprendería saber cuánta gente se estresa al ver que pesa unos kilos más de lo que esperaba, incluso cuando se ha pesado justo después de comer. Además, también hay gente que se pesa no solo una, sino varias veces al día, a pesar de que esas variaciones a corto plazo en realidad solo indican lo que hay en tu estómago en ese momento, no si has ganado o perdido grasa. Por desgracia, medir la composición corporal suele ser complicado y caro. Nadie tiene un escáner DEXA carísimo tirado en casa como si nada, y esos aparatos domésticos que supuestamente calculan el porcentaje de grasa corporal suelen ser tan fiables como un mono que juega a los dardos con los ojos vendados. Así que, al final, la báscula es lo que nos queda porque es barata y cualquiera puede tener una en casa. En definitiva, la báscula no es lo suficientemente sofisticada como para aportar demasiada información sobre ti y, además, mucha gente tiene una relación bastante complicada con ella. Por eso, estoy convencido de que depender mucho de la báscula puede acabar siendo perjudicial.

Sin embargo, mientras tengas en cuenta las posibles trampas, pesarte con regularidad puede seguir siendo útil. Si entras en internet y echas un vistazo a la bolsa de Nueva York, y te fijas en una empresa grande como Amazon, Apple o Microsoft, verás que, si examinas los datos en detalle, el valor de sus acciones fluctúa constantemente. En una sola semana pueden subir y bajar varias veces, así que, si fueras un inversor novato y decidieras apostar algo de dinero a lo que pasará en los próximos siete días, estarías haciendo una jugada bastante arriesgada. Pero si observas el panorama general a lo largo de varios meses o años, verás que esas fluctuaciones diarias tienden a estabilizarse y que las tendencias a largo plazo empiezan a perfilarse con más claridad. Quizá los movimientos diarios no decían mucho, pero ahora puedes ver claramente si la empresa ha crecido o no en los últimos años. Pesarte funciona de un modo parecido. Muchos se obsesionan pensando en si han subido un par de kilos de la noche a la mañana, o en si perder peso por culpa de una diarrea explosiva fue algo positivo (*spoiler*: no, no lo fue). Y no quiero que caigas en esa trampa. En lugar de eso, es mejor fijarse en cómo evoluciona tu peso a lo largo de varios meses: si sube o baja de forma sostenida, eso sí suele reflejar, por lo general, si estás perdiendo grasa o no. Si tu peso sigue subiendo, está claro que consumes más energía de la que gastas, y eso te da la oportunidad de cambiar lo que estás haciendo, si es lo que quieres.[34] En cambio, si nunca te subes a la báscula, no tendrás datos con los que tomar decisiones con criterio.

Si quieres que te resuma una década de estudios científicos en unas pocas frases, aquí va: si tu objetivo es perder peso, pesarte con regularidad probablemente te ayude mucho más que esconder la cabeza como el avestruz y hacer como si la balanza no existiera.[35, 36, 37, 38] De hecho, entre las personas que logran adelgazar y mantener ese peso durante largo tiempo, uno de los hábitos más comunes es precisamente pesarse con regularidad.[39]

Ahora bien, todo tiene sus pros y sus contras, ¿verdad? Por eso es fundamental que también tengas claros los contras, para que seas tú quien evalúe la relación coste-beneficio. Pesarte con frecuencia puede jugarte malas pasadas a nivel emocional. Según un estudio, pesarse con frecuencia es más habitual entre personas que padecen trastornos de la conducta alimentaria o en quienes presentan conductas alimentarias de riesgo. Además, más de una cuarta parte de los hombres y más de la mitad de las mujeres reconocieron que la báscula tenía la capacidad de influir en su estado de ánimo.[40] Lo mismo se vio en otras investigaciones: muchas mujeres afirmaron que el número que marcaba la báscula no solo afectaba a cómo se sentían emocionalmente, sino también a su autoestima, a lo cómodas que se sentían con su vida sexual[41] e incluso que les generaba más ansiedad o depresión, sobre todo cuando el peso iba en dirección contraria a lo que esperaban.[42] Y es que tu salud va mucho más allá de tu peso corporal. Si algo te hace sentir fatal a nivel psicológico, difícilmente puede considerarse maravilloso, ¿no?

En teoría, dejando de lado los problemas médicos que obviamente pueden complicar más las cosas, ver que tu peso sube sin parar durante mucho tiempo es una señal clara de que la dieta que estás siguiendo no está funcionando y eso te da la oportunidad de cambiar lo que estás haciendo. Sobre el papel suena bien, pero en la práctica no siempre funciona de la misma forma. Muchas personas, al ver que han ganado peso, no ajustan su plan y siguen adelante, sino que abandonan sus objetivos.[43] Dejar una dieta no siempre es malo, en especial si era una dieta absurda, restrictiva y que detestabas, pero cuando también dejas de hacer ejercicio porque piensas que no sirve de nada, ahí sí que tenemos un problema serio. Si alguna vez te has subido a la báscula, has visto un número que no te gustaba y has pensado: «¡A la mierda, este esfuerzo ya no merece la pena!», entonces sabes perfectamente de qué hablo.

La realidad es que, si eliges cinco de los hábitos saludables que vimos en el capítulo 5, como hacer más ejercicio, moverte más en tu día a día, beber menos alcohol, comer más fruta y verdura y mejorar la calidad de tu sueño, podrías mejorar tu salud de forma significativa y perder grasa corporal en el proceso (dependiendo, claro, de cuánto comas y cuánto ejercicio hagas), incluso aunque no volvieras a pisar una báscula en tu vida. Por eso cada vez más personas eligen adoptar un abordaje «inclusivo» o «neutro» con respecto al peso, o más «centrado en la salud», que en resumen significa: «Deja ya de obsesionarte con si bajas de peso o no, y céntrate en los comportamientos que sabes que son saludables».[44, 45, 46]

Por qué optar por un enfoque centrado en la salud puede ser una decisión acertada

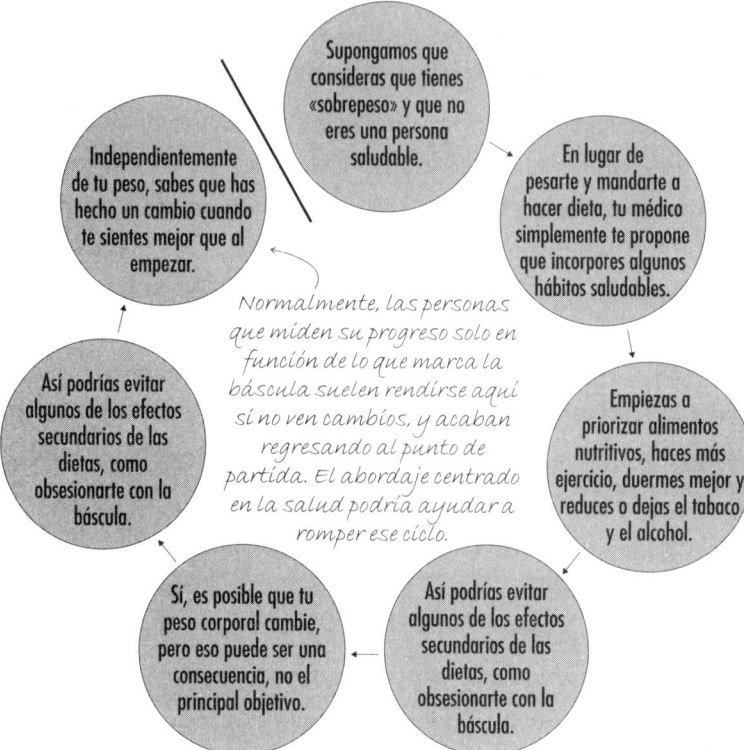

Supongamos que consideras que tienes «sobrepeso» y que no eres una persona saludable.

En lugar de pesarte y mandarte a hacer dieta, tu médico simplemente te propone que incorpores algunos hábitos saludables.

Empiezas a priorizar alimentos nutritivos, haces más ejercicio, duermes mejor y reduces o dejas el tabaco y el alcohol.

Así podrías evitar algunos de los efectos secundarios de las dietas, como obsesionarte con la báscula.

Sí, es posible que tu peso corporal cambie, pero eso puede ser una consecuencia, no el principal objetivo.

Así podrías evitar algunos de los efectos secundarios de las dietas, como obsesionarte con la báscula.

Independientemente de tu peso, sabes que has hecho un cambio cuando te sientes mejor que al empezar.

Normalmente, las personas que miden su progreso solo en función de lo que marca la báscula suelen rendirse aquí si no ven cambios, y acaban regresando al punto de partida. El abordaje centrado en la salud podría ayudar a romper ese ciclo.

Quiero dejar algo muy claro: cuando hablo de riesgos, me refiero a posibles riesgos que pueden darse en algunas personas, no a la certeza de que vayan a ocurrir en todos los casos. Decir que «todo el mundo debería tirar la báscula a la basura» es una forma demasiado simplista de tratar un tema complejo. Por ejemplo, aunque para algunas personas pesarse con frecuencia puede ser una experiencia estresante, algunas investigaciones muestran que quienes se pesan a diario no siempre sienten rechazo hacia la báscula,[47] e incluso pueden llegar a mejorar su relación con ella con el tiempo.[48] Por eso, no se trata simplemente de deciros lo que tenéis que hacer, sino de permitiros evaluar los pros y los contras, entendiendo que cada persona es única, con circunstancias y preferencias propias.[49, 50]

Si tienes pensado usar la báscula como apoyo a la hora de incorporar hábitos, quizá quieras «hacer las paces con ella». Un estudio recomienda pesarse a diario y registrar el peso en un gráfico, sin ninguna presión por perder o mantener, simplemente para observar cómo fluctúa a lo largo de los días y las semanas. Después de hacerlo unas semanas, verás un rango más o menos estable, por lo general de un par de kilos arriba o abajo. Estos cambios pueden deberse al agua o a variaciones en la rutina, como unas vacaciones. Estar al tanto de ese rango te ayuda a tener una relación más positiva con esas oscilaciones y a ser más constante en el uso de la báscula a largo plazo.[51]

Por otro lado, si subirse a la báscula te aterra y no sientes que sea un camino seguro o agradable para ti, pero aun así quieres contar con alguna herramienta de seguimiento, existen otras opciones que a algunas personas les funcionan. A mis veintitantos, tuve una enfermedad intestinal inflamatoria muy grave y llegué a perder casi 23 kilos en apenas unas semanas. Pasé de ser un entrenador personal muy atlético y en forma a estar tan débil que me costaba caminar por mi cuenta, ni hablar de entrenar. Prácticamente no podía comer y solía ir al baño unas veinte veces al día, así que podría decirse que la situación era una auténtica cagada, si me perdonáis el chiste. Cuando mejoré y pude volver a entrenar, estaba desesperado por recuperar mi físico más saludable y musculado. Mi hermana me sugirió hacerme una foto, pensando en esos futuros clientes que me verían en un año o dos con un cuerpo de modelo *fitness*, sin imaginar que había atravesado un auténtico infierno para lograrlo de nuevo. En aquel momento me daba tanta vergüenza mi aspecto que no quería sacarme fotos ni siquiera en privado, y hoy en día me sigo arrepintiendo de no haberlo hecho. A veces es bonito ver hasta dónde has llegado, ¿sabes? No se trata de odiar tu aspecto actual ni de darle un valor excesivo al reflejo que te devuelve el espejo. De hecho, nunca me ha gustado la cultura de la foto del antes y después, porque se centra demasiado en lo que se ve y no en lo que no se ve: tu bienestar general y cómo te sientes. Además, me preocupa un poco que muchas de esas comparaciones estén impulsadas, aunque sea en parte, por la vergüenza o la autocrítica, y eso no me gusta demasiado. Dicho esto, echar un vistazo de vez en cuando a una foto antigua también puede ayudarte a ver cómo has cambiado en términos de salud. Solo te pido que no caigas en la obsesión de compararte continuamente con cómo estabas antes o, peor aún, con una foto de otra persona. Aunque los culturistas o atletas de competición —cuyo rendimiento se evalúa únicamente por su apariencia— suelen necesitar muchas fotos de su progreso, ese nivel de escrutinio corporal puede tener consecuencias negativas para la salud mental, así que no me siento cómodo animándote a hacerlo.

También puedes usar la ropa como una referencia aproximada. Si trabajo con un cliente que no tiene ningún interés en pesarse, me parece perfecto, porque lo que quiero es que se sienta feliz, por supuesto. A veces llegan a las sesiones y me dicen cosas como: «No sé si he perdido peso, pero los pantalones que uso para trabajar me quedan grandes y he tenido que comprar una talla más pequeña», y eso puede ser muy motivador para ellos. Obviamente, esto no funciona con vaqueros súper elásticos o con *leggings*, pero unos vaqueros rígidos suelen delatar la pérdida de grasa corporal. Dado que el IMC (que solo tiene en cuenta la altura y el peso) no puede estimar con precisión cuánta grasa corporal tienes, cada vez hay más personas que consideran que las medidas de la cintura son más importantes,[52] ya que reflejan mejor la cantidad de grasa abdominal, que guarda una relación más directa con los riesgos para la salud que el peso en sí mismo.[53] Si tienes la misma altura y peso que otra persona, ambos tendréis el mismo IMC, pero si tú tienes más músculo y una cintura mucho más pequeña, probablemente eso signifique que tienes menos grasa visceral, lo cual es positivo. Por eso, incluso algo tan simple como tener que ajustar el cinturón en un agujero diferente puede ser un indicador, aunque rudimentario, de si estás perdiendo o ganando grasa corporal, y sin necesidad de subirte a la báscula ni de pedir a nadie que te rodee la cintura con una cinta métrica.

En definitiva, hacer un seguimiento de tu progreso es clave para que el cambio de hábitos sea exitoso, aunque a menudo se pase por alto. Ahora que sabes los pros y contras de todos los métodos que hemos comentado en este capítulo, puedes escoger el que más encaje contigo y probarlo. Recuerda que puedes cambiar de estrategia en el futuro; que algo te funcione ahora no significa que tengas que hacerlo para siempre. El objetivo de este libro es ofrecerte las herramientas necesarias para que puedas tomar decisiones más conscientes y acordes contigo de aquí en adelante.

8

¿Y ahora qué?

Llevo un par de décadas trabajando en la industria del *fitness* y he tenido el placer y el privilegio de trabajar con todo tipo de personas: desde adolescentes hasta gente mayor, desde principiantes hasta atletas avanzados, desde quienes tienen los abdominales marcados hasta quienes tienen un porcentaje alto de grasa corporal, personas sin discapacidad y personas con ella. Los seres humanos venimos en todas las formas y tamaños y, hablando en términos estadísticos, hay una alta probabilidad de que ya haya trabajado con alguien muy parecido a ti.

De todas las personas con las que he trabajado, ¿sabes cuántas siguieron el plan a largo plazo y aun así no vieron resultados? Te doy una pista: es menos que uno y rima con la palabra «pero».

Estoy absolutamente seguro de que cualquier persona puede conseguir grandes resultados en el gimnasio, siempre y cuando cumpla tres condiciones básicas. La primera es obvia: el plan que sigas tiene que ser bueno. Puedes esforzarte mucho, pero si las herramientas que usas no sirven, estarás perdiendo el tiempo. Mucha gente pone su alma y corazón en montar un negocio, pero si el plan para llevarlo a cabo es un desastre, da igual cuánto se esfuercen: no funcionará. Con un buen plan puedes obtener resultados más rápidos y mejores incluso con menos esfuerzo. La segunda es la constancia. Puedes tener la mejor estrategia empresarial del mundo, pero si te dedicas a salir de fiesta y emborracharte en vez de aplicarla, ese plan vale tanto como una sartén de madera. Y la tercera es que creo que es importante tener expectativas realistas. No es obligatorio, pero si apuntas a llegar a las estrellas y te quedas corto, aún estarás entre las nubes, o como quiera que diga esa frase motivacional tan cursi. El problema es que he visto demasiada gente apuntar a las estrellas, desmotivarse cuando ven que no llegan en un par de meses y abandonar por completo su viaje espacial metafórico. Puedes tener el mejor plan y aplicarlo a la perfección, pero si lo dejas a los seis meses, no deberías sorprenderte si un año después sigues exactamente en el mismo punto de partida, ¿no crees?

Como ya vimos en capítulos anteriores, creo que es fundamental entender que a algunas personas les resulta muchísimo más difícil perder grasa corporal que a otras. Hay gente con suerte que puede mantener unos abdominales marcados todo el año sin apenas esforzarse, y luego están quienes sienten que se han pasado la vida entera a dieta, luchando sin parar para avanzar, pese a esforzarse muchísimo más que las personas delgadas por naturaleza. Quien niegue esta realidad merece que le metan un dedo en el ojo, porque demuestra que no entiende ni empatiza con quienes están agotados de luchar en una batalla que parece no tener fin. Si perder grasa fuera igual de fácil para todo el mundo, básicamente no existirían los medicamentos ni las cirugías para perder peso. Sin embargo sí existen, y de hecho son negocios que no paran de crecer. Tampoco habría una avalancha continua de dietas milagro y pastillas quemagrasas que la multimillonaria industria de la pérdida de peso sigue sacando una tras otra. Pero ahí están, porque hay muchísima gente desesperada que no encuentra las soluciones que está buscando.

Parte de la importancia de comprender esto está en que muchos de vosotros, después de años de lucha, sentís que el problema es vuestro cuerpo. Y, cuando no veis progreso, os preguntáis: ¿qué sentido tiene todo esto? Pero esa sensación suele aparecer cuando los únicos indicadores en los que os fijáis son el número de la báscula o la talla de los vaqueros. La salud y la forma física van mucho más allá de eso y, en mi opinión, es una pena que esos criterios acaparen tanta atención.

Aunque tengas la sensación de que lo estás haciendo todo bien y tu pérdida de grasa sea mínima o nula, no debes pensar que estás fallando, porque no es así. Cuidar de tu salud y de tu bienestar es un viaje de por vida, y tú decides cuánta atención le prestas en cada momento, ya que siempre está ahí, respondiendo a los hábitos y comportamientos que mantengas. Lo único que necesitas es empezar con uno o dos hábitos saludables y, si logras mantenerlos en el tiempo, ya estás progresando, aunque a veces no lo parezca.

Puedo decir con la mano en el corazón que creo firmemente que todas las personas que estáis leyendo este libro tenéis lo necesario para obtener mejores resultados de los que habéis conseguido hasta ahora. De hecho, estoy muy seguro de ello. ¿Sabes por qué? Porque has leído este libro. Has demostrado que perteneces a ese pequeño grupo de personas que están dispuestas a leer un libro entero sobre un tema que les interesa. Nadie te ha puesto una pistola en la cabeza para que lo hagas. Nadie ha secuestrado a tu familia y te ha obligado a leerlo como condición del rescate. Lo has hecho por voluntad propia, y eso requiere esfuerzo. Si puedes sentarte a leer durante horas un libro de cerca de 80.000 palabras, eso demuestra que eres el tipo de persona que tiene la dedicación necesaria para perseguir un objetivo; lo único que necesitas es asegurarte de que ese objetivo te interesa de verdad. Además, al haber leído estos capítulos, repletos de argumentos científicos, no solo has demostrado tener dedicación, sino también conocimiento. Y el poder de esa combinación te ayudará a lograr grandes cosas, si así lo quieres. La decisión de cómo poner en práctica todo lo que has aprendido recae en ti.

Por última vez, quiero que imaginemos que tú eres mi cliente y yo tu entrenador. Cuando compraste este libro y lo empezaste a leer, en cierto modo me contrataste, y yo me he implicado emocionalmente en ayudarte a avanzar hacia un lugar mejor, sea cual sea ese lugar para cada uno de vosotros. Tu progreso es realmente importante para mí, así que, al cerrar juntos este libro, quiero dejarte con unas últimas palabras.

Todos los que empezasteis a leer este libro lo hicisteis porque queríais perder grasa corporal. Quizá algunos lo leísteis para aprender, otros porque me seguís en redes y queríais demostrarme vuestro apoyo, pero lo más probable es que la inmensa mayoría estéis haciendo dieta ahora mismo. Incluso si tu único objetivo al comprar este libro era perder grasa, quiero recordarte que el peso y el porcentaje de grasa son solo características físicas, como el color de ojos o el peinado. Sí, claro que influyen en la salud, pero no son ni de lejos los únicos factores que la determinan.

Aunque este libro parezca centrarse en la pérdida de grasa, en realidad no es así. Es mi intento de reunir a todas las personas que han pasado años haciendo dieta y guiarlas hacia un camino más saludable y sostenible, sea cual sea ese camino para cada una. Mucha gente se obsesiona tanto con alcanzar el cuerpo ideal que acaba hundiéndose en una pesadilla. Si sigues una dieta y, sin darte cuenta, acabas sacrificando tu salud y tu bienestar en el proceso, yo no diría que esa dieta haya sido un éxito, independientemente de lo que diga la báscula.

Has sido, eres y siempre serás una persona valiosa, y tu peso es una de las cosas menos interesantes sobre ti. Por favor, no seas de los que entregan el 95 % de su felicidad solo por pesar un 5 % menos. La vida es demasiado corta y valiosa para que la pases odiándote y sintiéndote mal. Si dentro de un año te sientes más saludable y feliz gracias a lo que has aprendido en este libro, habré cumplido el propósito con el que empecé a escribirlo.

Aspectos en los que se centra la gente

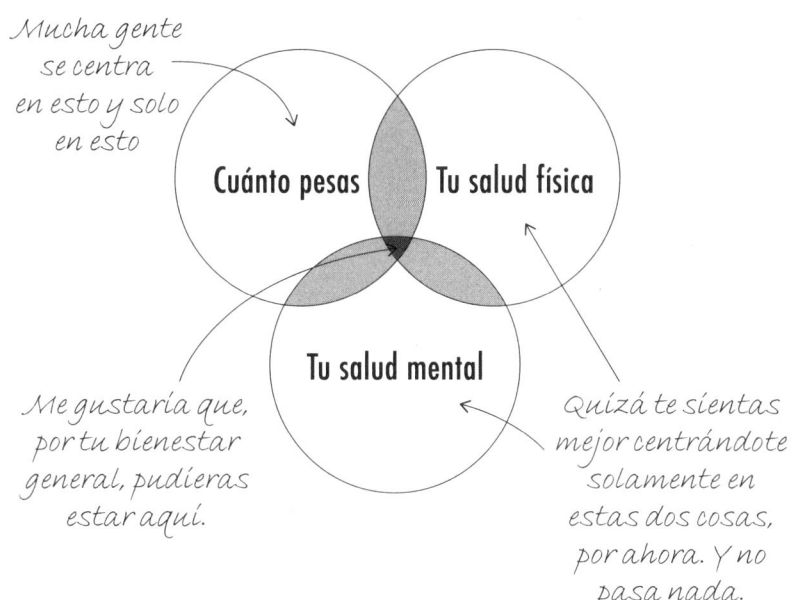

Mucha gente se centra en esto y solo en esto

Cuánto pesas

Tu salud física

Tu salud mental

Me gustaría que, por tu bienestar general, pudieras estar aquí.

Quizá te sientas mejor centrándote solamente en estas dos cosas, por ahora. Y no pasa nada.

Referencias

Introducción

1. Gjestvang, C., Abrahamsen, F., Stensrud, T. y Haakstad, L. A. H. (2020) «Motives and Barriers to Initiation and Sustained Exercise Adherence in a Fitness Club Setting-A One-Year Follow-Up Study», *Scandinavian Journal of Medicine & Science in Sports*, 30(9), pp.1796-1805. <https://doi.org/10.1111/sms.13736>.

2. Sperandei, S., Vieira, M. C. y Reis, A. C. (2016) «Adherence to Physical Activity in an Unsupervised Setting: Explanatory Variables for High Attrition Rates Among Fitness Center Members», *Journal of Science and Medicine in Sport*, 19(11), pp.916-20. <https://doi.org/10.1016/j.jsams.2015.12.522>.

3. Martin, C. B., Herrick, K. A., Sarafrazi, N. y Ogden, C. L. (2018) «Attempts to Lose Weight Among Adults in the United States», 2013-2016. *NCHS Data Brief*, (313), pp.1-8.

4. Santos, I., Sniehotta, F. F., Marqués, M. M., Carrara, E. V. y Teixeira, P. J. (2017) «Prevalence of Personal Weight Control Attempts in Adults: A Systematic Review and Meta-Analysis», *Obesity Reviews: An Official Journal of the International Association for the Study of Obesity*, 18(1), pp.32-50. <https://doi.org/10.1111/obr.12466>.

5. Haakstad, L. A. H., Stensrud, T., Rugseth, G. y Gjestvang, C. (2022) «Weight Cycling and Dieting Behavior in Fitness Club Members», *Frontiers in Endocrinology*, 13, 851887. <https://doi.org/10.3389/fendo.2022.851887>.

Capítulo 1

1. Baillot, A., Chenail, S., Barros Polita, N., Simoneau, M., Libourel, M., Nazon, E., Riesco, E., Bond, D. S. y Romain, A. J. (2021). «Physical Activity Motives, Barriers, and Preferences in People With Obesity: A Systematic Review», *PloS One*, 16(6), e0253114. <https://doi.org/10.1371/journal.pone.0253114>.

2. *Ibid.*

3. Poulimeneas, D., Anastasiou, C. A., Kokkinos, A., Panagiotakos, D. B. y Yannakoulia, M. (2021). «Motives for Weight Loss and Weight Loss Maintenance: Results From the MedWeight Study», *Journal of Human Nutrition and Dietetics: The Official Journal of the British Dietetic Association,* 34(3), pp.504-510. <https://doi.org/10.1111/jhn.12856>.

4. Major, B., Rathbone, J. A., Blodorn, A. y Hunger, J. M. (2020) «The Countervailing Effects of Weight Stigma on Weight loss Motivation and Perceived Capacity for Weight Control», *Personality & Social Psychology Bulletin,* 46(9), pp.1331-1343. <https://doi.org/10.1177/0146167220903184>.

5. NCD Risk Factor Collaboration (NCD-RisC) (2017) «Worldwide Trends in Body-Mass Index, Underweight, Overweight, and Obesity From 1975 to 2016: A Pooled Analysis of 2416 Population-Based Measurement Studies in 128-9 Million Children, Adolescents, and Adults». *The Lancet,* 390(10113), pp. 2627-2642. <https://doi.org/10.1016/S0140-6736(17)32129-3>.

6. Kim, M. S., Kim, W. J., Khera, A. V., Kim, J. Y., Yon, D. K., Lee, S. W., Shin, J. I. y Won, H. H. (2021). «Association Between Adiposity and Cardiovascular Outcomes: An Umbrella Review and Meta-Analysis of Observational and Mendelian Randomization Studies», *European Heart Journal,* 42(34), pp.3388-3403. <https://doi.org/10.1093/eurheartj/ehab454>.

7. Benn, M., Marott, S. C. W., Tybjærg-Hansen, A. y Nordestgaard, B. G. (2023). «Obesity Increases Heart Failure Incidence and Mortality: Observational and Mendelian Randomization Studies Totalling Over 1 Million Individuals», *Cardiovascular Research,* 118(18), pp. 3576-3585. <https://doi.org/10.1093/cvr/cvab368>.

8. Kyrgiou, M., Kalliala, I., Markozannes, G., Gunter, M. J., Paraskevaidis, E., Gabra, H., Martin-Hirsch, P. y Tsilidis, K. K. (2017). «Adiposity and Cancer at Major Anatomical Sites: Umbrella Review of the Literature», *BMJ,* 356, j477. <https://doi.org/10.1136/bmj.j477>.

9. Jayedi, A., Soltani, S., Motlagh, S.Z., Emadi, A., Shahinfar, H., Moosavi, H. y Shab-Bidar, S. (2022). «Anthropometric and Adiposity Indicators and Risk of Type 2 Diabetes: Systematic Review and Dose-Response Meta-Analysis of Cohort Studies», *BMJ,* 376, e067516. <https://doi.org/10.1136/bmj-2021-067516>.

10. Zheng, H. y Chen, C. (2015). «Body Mass Index and Risk of Knee Osteoarthritis: Systematic Review and Meta-Analysis of Prospective Studies», *BMJ Open,* 5(12), e007568. <https://doi.org/10.1136/bmjopen-2014-007568>.

11. Ul-Haq, Z., Mackay, D. F., Fenwick, E. y Pell, J. P. (2013). «Meta-Analysis of the Association Between Body Mass Index and Health-Related Quality of Life Among Adults, Assessed by the SF-36», *Obesity*, 21(3), E322-7. <https://doi.org/10.1002/oby.20107>.

12. Global BMI Mortality Collaboration, Di Angelantonio, E., Bhupathiraju *et al.* (2016). «Body-Mass Index and All-Cause Mortality: Individual-Participant-Data Meta-Analysis of 239 Prospective Studies in Four Continents». *The Lancet*, 388(10046), pp.776-786. <https://doi.org/10.1016/S0140-6736(16)30175-1>.

13. Dwyer, J. T. y Mayer, J. (1970). «Potential Dieters: Who Are They?», *Journal of the American Dietetic Association*, 56(6), pp.510-514. <https://doi.org/10.1016/S0002-8223(21)13354-1>.

14. Williamson, D. F., Serdula, M. K., Anda, R. F., Levy, A. y Byers, T. (1992). «Weight Loss Attempts in Adults: Goals, Duration, and Rate of Weight Loss», *American Journal of Public Health*, 82(9), pp.1251-1257. <https://doi.org/10.2105/ajph.82.9.1251>.

15. Serdula, M. K., Williamson, D. F., Anda, R. F., Levy, A., Heaton, A. y Byers, T. (1994). «Weight Control Practices in Adults: Results of a Multistate Telephone Survey», *American Journal of Public Health*, 84(11), pp.1821-1824. <https://doi.org/10.2105/ajph.84.11.1821>.

16. Han, L., You, D., Zeng, F., Feng, X., Astell-Burt, T., Duan, S. y Qi, L. (2019) «Trends in Self-Perceived Weight Status, Weight Loss Attempts, and Weight Loss Strategies Among Adults in the United States, 1999-2016», *JAMA Network Open*, 2(11), e1915219. <https://doi.org/10.1001/jamanetworkopen.2019.15219>.

17. Martin, C. B. *et al.* «Attempts to Lose Weight Among Adults in the United States, 2013-2016». *NCHS Data Brief*.

18. McDow, K. B., Nguyen, D. T., Herrick, K. A. y Akinbami, L. J. (2019). «Attempts to Lose Weight Among Adolescents Aged 16-19 in the United States, 2013-2016», *NCHS Data Brief*, (340), pp.1-8.

19. NCD Risk Factor Collaboration (NCD -RisC). «Worldwide Trends in Body-Mass Index, Underweight, Overweight, and Obesity From 1975 to 2016».

20. Malik, V. S., Willett, W. C. y Hu, F. B. (2013). «Global Obesity: Trends, Risk Factors and Policy Implications», *Nature Reviews: Endocrinology*, 9(1), pp.13-27. <https://doi.org/10.1038/nrendo.2012.199>.

21. Hall, K. D. (2018). «Did the Food Environment Cause the Obesity Epidemic?», *Obesity*, 26(1), pp. 11-13. <https://doi.org/10.1002/oby.22073>.

22. McAllister, E. J., Dhurandhar, N. V., Keith, S. W. *et al.* (2009). «Ten Putative Contributors to the Obesity Epidemic», *Critical Reviews in Food Science and Nutrition*, 49(10), pp.868-913. <https://doi.org/10.1080/10408390903372599>.

23. Ross, S. E., Flynn, J. I. y Pate, R. R. (2016). «What Is Really Causing the Obesity Epidemic? A Review of Reviews in Children and Adults», *Journal of Sports Sciences*, 34(12), pp.1148-1153. <https://doi.org/10.1080/02640414.2015. 1093650>.

24. Villablanca, P. A., Alegría, J. R., Mookadam, F., Holmes, D. R., Jr, Wright, R. S. y Levine, J. A. (2015). «Nonexercise Activity Thermogenesis in Obesity Management». *Mayo Clinic Proceedings*, 90(4), pp.509-519. <https://doi. org/10.1016/j.mayocp.2015.02.001>.

25. Rizzato, A., Marcolin, G. y Paoli, A. (2022). «Non-exercise Activity Thermogenesis in the Workplace: The Office Is on Fire», *Frontiers in Public Health*, 10, 1024856 <https://doi.org/10.3389/fpubh.2022.1024856>.

26. Levine, J. A., Vander Weg, M. W., Hill, J. O. y Klesges, R. C. (2006). «Non-exercise Activity Thermogenesis: The Crouching Tiger Hidden Dragon of Societal Weight Gain», *Arteriosclerosis, Thrombosis, and Vascular Biology*, 26(4), pp.729-736. <https://doi.org/10.1161/01.ATV.0000205848.83210.73>.

27. Church, T. S., Thomas, D. M., Tudor-Locke, C., Katzmarzyk, P. T., Earnest, C. P., Rodarte, R. Q., Martin, C. K., Blair, S. N. y Bouchard, C. (2011). «Trends Over 5 Decades in US Occupation-Related Physical Activity and Their Associations With Obesity», *PloS One*, 6(5), e19657. <https://doi. org/10.1371/journal.pone.0019657>.

28. McDonald's (s.f.). Franchising Overview. Consultado en <https://corporate. mcdonalds.com/corpmcd/franchising-overview.html>.

29. KFC (s.f.). Our Locations. Consultado en <https://global.kfc.com/ our-locations>.

30. Yum! (s.f.). Pizza Hut. No One Outpizzas the Hut. Consultado en <https://www.yum.com/wps/portal/yumbrands/Yumbrands/company/our-brands/pizza-hut>.

31. Restaurant Brands International (s.f.). Brands. Consultado en <https:// www.rbi.com/English/brands>.

32. Guthrie, J. F., Lin, B. H. y Frazao, D. (2002) «Role of Food Prepared Away From Home in the American Diet, 1977-78 Versus 1994-96: Changes and Consequences», *Journal of Nutrition Education and Behavior*, 34(3), pp.140-150. <https://doi.org/10.1016/s1499-4046(06)60083-3>.

33. McCrory, M. A., Harbaugh, A. G., Appeadu, S. y Roberts, S. B. (2019) «Fast-Food Offerings in the United States in 1986, 1991, and 2016 Show Large Increases in Food Variety, Portion Size, Dietary Energy, and Selected Micronutrients», *Journal of the Academy of Nutrition and Dietetics*, 119(6), pp.923-933. <https://doi.org/10.1016/j.jand.2018.12.004>.

34. Young, L. R. y Nestle, M. (2002). «The Contribution of Expanding Portion Sizes to the US Obesity Epidemic», *American Journal of Public Health*, 92(2), pp. 246-249. <https://doi.org/10.2105/ajph.92.2.246>.

35. Young, L. R. y Nestle, M. (2021). «Portion Sizes of Ultra-Processed Foods in the United States, 2002 to 2021», *American Journal of Public Health*, 111(12), pp. 2223-2226. <https://doi.org/10.2105/AJPH.2021.306513>.

36. *Ibid.*

37. Hoy, M. K., Clemens, J. C., Murayi, T. y Moshfegh, A. (2022). «Restaurant Food Consumption by US Adults: What We Eat in America, NHANES 2017-2018. In: FSRG», *Dietary Data Briefs*. United States Department of Agriculture (USDA).

38. Fraser, L. K., Edwards, K. L., Cade, J. y Clarke, G. P. (2010) «The Geography of Fast Food Outlets: A Review», *International Journal of Environmental Research and Public Health*, 7(5), pp. 2290-2308. <https://doi.org/10.3390/ijerph7052290>.

39. Hasan, H., Faris, M. A. E., Mohamad, M. N., Al Dhaheri, A. S., Hashim, M., Stojanovska, L., Al Daour, R., Rashid, M., El-Farra, L., Alsuwaidi, A., Altawfiq, H., Erwa, Z. y Cheikh Ismail, L. (2021) «Consumption, Attitudes, and Trends of Vending Machine Foods at a University Campus: A Cross-Sectional Study», en *Foods*, 10(9), 2122. <https://doi.org/10.3390/foods10092122>.

40. Cooke, C. B., Greatwood, H. C., McCullough, D., Kirwan, R., Duckworth, L. C., Sutton, L. y Gately, P. J. (2024). «The Effect of Discretionary Snack Consumption on Overall Energy Intake, Weight Status, and Diet Quality: A Systematic Review», *Obesity Reviews: An Official Journal of the International Association for the Study of Obesity*, 25(4), e13693. <https://doi.org/10.1111/obr.13693>.

41. Centers for Disease Control and Prevention (2018). «Characteristics of Vending Machines Available to Students in US Schools: Results from the School Health Policies and Practices Study, 2014». Atlanta, GA: US Department of Health and Human Services.

42. Neumark-Sztainer, D., French, S. A., Hannan, P. J., Story, M. y Fulkerson, J. A. (2005). «School Lunch and Snacking Patterns Among High School Students: Associations With School Food Environment and Policies», *The International Journal of Behavioral Nutrition and Physical Activity*, 2(1), 14. <https://doi.org/10.1186/1479-5868-2-14>.

43. Rovner, A. J., Nansel, T. R., Wang, J. y Iannotti, R. J. (2011). «Food Sold in School Vending Machines Is Associated With Overall Student Dietary Intake», *The Journal of Adolescent Health: Official Publication of the Society for Adolescent Medicine*, 48(1), pp. 13-19. <https://doi.org/10.1016/j. jadohealth.2010.08.021>.

44. Pasch, K. E., Lytle, L. A., Samuelson, A. C., Farbakhsh, K., Kubik, M. Y. y Patnode, C. D. (2011). «Are School Vending Machines Loaded With Calories and Fat: An Assessment of 106 Middle and High Schools», *The Journal of School Health*, 81(4), pp. 212-218. <https://doi.org/10.1111 /j.1746-1561.2010.00581.x>.

45. Whatnall, M. C., Patterson, A. J. y Hutchesson, M. J. (2020) «Effectiveness of Nutrition Interventions in Vending Machines to Encourage the Purchase and Consumption of Healthier Food and Drinks in the University Setting: A Systematic Review», *Nutrients*, 12(3), 876. <https://doi.org/10.3390/nu12030876>.

46. Lawrence, S., Boyle, M., Craypo, L. y Samuels, S. (2009) «The Food and Beverage Vending Environment in Health Care Facilities Participating in the Healthy Eating, Active Communities Program», *Pediatrics*, 123 Suppl. 5, S287-92. <https://doi.org/10.1542/peds.2008-2780G>.

47. Bell, C., Pond, N., Davies, L., Francis, J. L., Campbell, E. y Wiggers, J. (2013) «Healthier Choices in an Australian Health Service: A Pre-post Audit of an Intervention to Improve the Nutritional Value of Foods and Drinks in Vending Machines and Food Outlets», *BMC Health Services Research*, 13, pp. 492. <https://doi.org/10.1186/1472-6963-13-492>.

48. Pechey, R., Jenkins, H., Cartwright, E. y Marteau, T. M. (2019) «Altering the Availability of Healthier vs. Less Healthy Items in UK Hospital Vending Machines: A Multiple Treatment Reversal Design», *The International Journal of Behavioral Nutrition and Physical Activity*, 16(1), 114. <https://doi.org/10.1186/ s12966-019-0883-5>.

49. Kelly, B., Flood, V. M., Bicego, C. y Yeatman, H. (2012). «Derailing Healthy Choices: An Audit of Vending Machines at Train Stations in NSW», *Health Promotion Journal of Australia: Official Journal of Australian Association of Health Promotion Professionals*, 23(1), pp.73-75. <https://doi.org/10.1071/he12073>.

50. Thorndike, A. N., Sonnenberg, L., Riis, J., Barraclough, S. y Levy, D. E. (2012). «A 2-Phase Labeling and Choice Architecture Intervention to Improve Healthy Food and Beverage Choices», *American Journal of Public Health*, 102(3), pp.527-533. <https://doi.org/10.2105/AJPH.2011.300391>.

51. LaFata, E. M., Allison, K. C., Audrain-McGovern, J. y Forman, E. M. (2024) «Ultra-Processed Food Addiction: A Research Update», *Current Obesity Reports*, 13(2), pp.214-223. <https://doi.org/10.1007/s13679-024-00569-w>.

52. Van Boekel, M., Fogliano, V., Pellegrini, N., Stanton, C., Scholz, G., Lalljie, S., Somoza, V., Knorr, D., Jasti, P. R. y Eisenbrand, G. (2010). «A Review on the Beneficial Aspects of Food Processing», *Molecular Nutrition & Food Research*, 54(9), pp.1215-1247. <https://doi.org/10.1002/mnfr.200900608>.

53. Weaver, C. M., Dwyer, J., Fulgoni, V. L., 3rd, King, J. C., Leveille, G. A., MacDonald, R. S., Ordovas, J. y Schnakenberg, D. (2014). «Processed Foods: Contributions to Nutrition», *The American Journal of Clinical Nutrition*, 99(6), pp.1525-1542. <https://doi.org/10.3945/ajcn.114.089284>.

54. Price, E. J., Du, M., McKeown, N. M., Batterham, M. J. y Beck, E. J. (2024). «Excluding Whole Grain-Containing Foods From the NOVA Ultraprocessed Food Category: A Cross-Sectional Analysis of the Impact on Associations With Cardiometabolic Risk Measures», *The American Journal of Clinical Nutrition*, 119(5), pp.1133-1142. <https://doi.org/10.1016/j.ajcnut.2024.02.017>.

55. Chen, Z., Khandpur, N., Desjardins, C., Wang, L., Monteiro, C. A., Rossato, S. L., Fung, T. T., Manson, J. E., Willett, W. C., Rimm, E. B., Hu, F. B., Sun, Q. y Drouin-Chartier, J. P. (2023). «Ultra-Processed Food Consumption and Risk of Type 2 Diabetes: Three Large Prospective US Cohort Studies», *Diabetes Care*, 46(7), pp.1335-1344. <https://doi.org/10.2337/dc22-1993>.

56. Wang, L., Du, M., Wang, K., Khandpur, N., Rossato, S. L., Drouin-Chartier, J. P., Steele, E. M., Giovannucci, E., Song, M. y Zhang, F. F. (2022). «Association of Ultra-Processed Food Consumption With Colorectal Cancer Risk Among Men and Women: Results From Three Prospective Us Cohort Studies», *BMJ*, 378, e068921. <https://doi.org/10.1136/bmj-2021-068921>.

57. Lane, M. M., Gamage, E., Du, S., Ashtree, D. N., McGuinness, A. J., Gauci, S., Baker, P., Lawrence, M., Rebholz, C. M., Srour, B., Touvier, M.,

Jacka, F. N., O'Neil, A. , Segasby, T. y Marx, W. (2023). «Ultra-Processed Food Exposure and Adverse Health Outcomes: Umbrella Review of Epidemiological Meta-Analyses», *BMJ*, 384, e077310. <https://doi.org/10.1136/bmj-2023-077310>.

58. Hall, K. D., Ayuketah, A., Brychta, R. *et al.* (2019). «Ultra-Processed Diets Cause Excess Calorie Intake and Weight Gain: An Inpatient Randomized Controlled Trial of Ad Libitum Food Intake», *Cell Metabolism*, 30(1), pp.67-77.e3. <https://doi.org/10.1016/jxmet.2019.05.008>.

59. *Ibid.*

60. Russell, S. J., Croker, H. y Viner, R. M. (2019). «The Effect of Screen Advertising on Children's Dietary Intake: A Systematic Review and Meta-Analysis», *Obesity Reviews: An Official Journal of the International Association for the Study of Obesity*, 20(4), pp.554-568. <https://doi.org/10.1111/obr.12812>.

61. Coleman, P. C., Hanson, P., Van Rens, T. y Oyebode, O. (2022). «A Rapid Review of the Evidence for Children's TV and Online Advertisement Restrictions to Fight Obesity». *Preventive Medicine Reports*, 26, 101717. <https://doi.org/10.1016/j.pmedr.2022.101717>.

62. Juul, F., Parekh, N., Martínez-Steele, E., Monteiro, C. A. y Chang, V. W. (2022). «Ultra-Processed Food Consumption Among US Adults From 2001 to 2018», *The American Journal of Clinical Nutrition*, 115(1), pp. 211-221. <https://doi.org/10.1093/ajcn/nqab305>.

63. Wang, L., Martínez Steele, E., Du, M., Pomeranz, J. L., O'Connor, L. E., Herrick, K. A., Luo, H., Zhang, X., Mozaffarian, D. y Zhang, F. F. (2021). «Trends in Consumption of Ultraprocessed Foods Among US Youths Aged 2-19 Years, 1999-2018», *JAMA*, 326(6), pp.519-530. <https://doi.org/10.1001/jama.2021.10238>.

64. Franck, C., Grandi, S. M. y Eisenberg, M. J. (2013). «Agricultural Subsidies and the American Obesity Epidemic», *American Journal of Preventive Medicine*, 45(3), pp.327-333. <https://doi.org/10.1016/j.amepre.2013.04.010>.

65. Temple N. J. (2022). «The Origins of the Obesity Epidemic in the USA-Lessons for Today», *Nutrients*, 14(20), 4253. <https://doi.org/10.3390/nu14204253>.

66. Swinburn, B., Sacks, G. y Ravussin, E. (2009). «Increased Food Energy Supply Is More Than Sufficient to Explain the US Epidemic of Obesity», *The American Journal of Clinical Nutrition*, 90(6), pp.1453-6. <https://doi.org/10.3945/ajcn.2009.28595>.

67. Vandevijvere, S., Chow, C. C., Hall, K. D., Umali, E. y Swinburn, A. A. (2015). «Increased Food Energy Supply as a Major Driver of the Obesity Epidemic: A Global Analysis», *Bulletin of the World Health Organization,* 93(7), pp. 446-456. <https://doi.org/10.2471/BLT.14.150565>.

68. Rao, M., Afshin, A., Singh, G. y Mozaffarian, D. (2013). «Do Healthier Foods and Diet Patterns Cost More Than Less Healthy Options? A Systematic Review and Meta-Analysis», *BMJ Open,* 3(12), e004277. <https://doi.org/10.1136/bmjopen-2013-004277>.

69. Darmon, N. y Drewnowski, A. (2015). «Contribution of Food Prices and Diet Cost to Socioeconomic Disparities in Diet Quality and Health: A Systematic Review and Analysis», *Nutrition Reviews,* 73(10), pp. 643-660. <https://doi.org/10.1093/nutrit/nuv027>.

70. Langfield, T., Marty, L., Inns, M., Jones, A. y Robinson, E. (2023). «Healthier Diets for All? A Systematic Review and Meta-Analysis Examining Socioeconomic Equity of the Effect of Increasing Availability of Healthier Foods on Food Choice and Energy Intake», *Obesity Reviews: An Official Journal of the International Association for the Study of Obesity,* 24(6), e13565. <https://doi.org/10.1111/obr.13565>.

71. Malachowska, A. y Jezewska-Zychowicz, M. (2021). «Does Examining the Childhood Food Experiences Help to Better Understand Food Choices in Adulthood?», *Nutrients,* 13(3), pp. 983. <https://doi.org/10.3390/nu13030983>.

72. Telama, R., Yang, X., Viikari, J., Valimaki, I., Wanne, O. y Raitakari, O. (2005). «Physical Activity From Childhood to Adulthood: A 21-Year Tracking Study», *American Journal of Preventive Medicine,* 28(3), pp. 267-273. <https://doi.org/10.1016/j-amepre.2004.12.003>.

73. Thedinga, H. K., Zehl, R. y Thiel, A. (2021). «Weight Stigma Experiences and Self-Exclusion From Sport and Exercise Settings Among People With Obesity», *BMC Public Health,* 21(1), pp. 565. <https://doi.org/10.1186/s12889-021-10565-7>.

Capítulo 2

1. Anderson, J. W., Konz, E. C., Frederich, R. C. y Wood, C. L. (2001). «Long-Term Weight loss Maintenance: A Meta-Analysis of US Studies», *The American Journal of Clinical Nutrition,* 74(5), pp. 579-84. <https://doi.org/10.1093/ajcn/74.5.579>.

2. Nordmo, M., Danielsen, Y. S. y Nordmo, M. (2020). «The Challenge of Keeping It Off, a Descriptive Systematic Review of High-Quality, Follow-Up Studies of Obesity Treatments», *Obesity Reviews: An Official Journal of the International Association for the Study of Obesity,* 21(1), e12949. <https://doi.org/10.1111/obr.12949>.

3. Davenport, C. B. (1994). «Body-Build and Its Inheritance. 1923». *Obesity Research,* 2(6), pp. 606-623. <https://doi.org/10.1002/j.1550-8528.1994.tb00112.x>.

4. Clark, P. J. (1956). «The Heritability of Certain Anthropometric Characters As Ascertained From Measurements of Twins», *American Journal of Human Genetics,* 8(1), pp.49-54.

5. Osborne, R. H. y De George, E. V. (1959). *Genetic Basis of Morphological Variation: An Evaluation and Application of the Twin Study Method,* Harvard University Press. <https://doi.org/10.4159/harvard.9780674423312>.

6. Stunkard, A. J., Foch, T. T. y Hrubec, Z. (1986). «A Twin Study of Human Obesity», *JAMA,* 256(1), pp.51-54. <https://doi.org/10.1001/jama.1986.03380010055024>.

7. Stunkard, A. J., Harris, J. R., Pedersen, N. L. y McClearn, G. E. (1990). «The Body-Mass Index of Twins Who Have Been Reared Apart», *The New England Journal of Medicine,* 322(21), pp.1483-1487. <https://doi.org/10.1056/NEJM199005243222102>.

8. Stunkard, A. J., Sorensen, T. I., Hanis, C., Teasdale, T. W., Chakraborty, R., Schull, W. J. y Schulsinger, F. (1986). «An Adoption Study of Human Obesity», *The New England Journal of Medicine,* 314(4), pp.193-198. <https://doi.org/10.1056/NEJM198601233140401>.

9. Price, R. A., Cadoret, R. J., Stunkard, A. J. y Troughton, E. (1987). «Genetic Contributions to Human Fatness: An Adoption Study», *The American Journal of Psychiatry,* 144(8), pp.1003-1008. <https://doi.org/10.1176/ajp.144.8.1003>.

10. Ranadive, S. A. y Vaisse, C. (2008). «Lessons From Extreme Human Obesity: Monogenic Disorders», *Endocrinology and Metabolism Clinics of North America,* 37(3), 733-X. <https://doi.org/10.1016/j.ecl.2008.07.003>.

11. Mahmoud, R., Kimonis, V. y Butler, M. G. (2022). «Genetics of Obesity in Humans: A Clinical *Review*», *International Journal of Molecular Sciences,* 23(19), 11005. <https://doi.org/10.3390/ijms231911005>.

12. Hayashi, D., Edwards, C., Emond, J. A., Gilbert-Diamond, D., Butt, M., Rigby, A. y Masterson, T. D. (2023). «What Is Food Noise? A Conceptual

Model of Food Cue Reactivity», *Nutrients*, 15(22), 4809. <https://doi.org/10.3390/nu15224809>.

13. Ramos, R. G. y Olden, K. (2008). «Gene-Environment Interactions in the Development of Complex Disease Phenotypes», *International Journal of Environmental Research and Public Health*, 5(1), pp.4-11. <https://doi.org/10.3390/ijerph5010004>.

14. Kennedy G. C. (1953). «The Role of Depot Fat in the Hypothalamic Control of Food Intake in the Rat», *Proceedings of the Royal Society of London. Series B, Biological Sciences*, 140(901), pp.578-596. <https://doi.org/10.1098/rspb.1953.0009>.

15. Guyenet, S. J. y Schwartz, M. W. (2012). «Clinical Review: Regulation of Food Intake, Energy Balance, and Body Fat Mass: Implications for the Pathogenesis and Treatment of Obesity», *The Journal of Clinical Endocrinology and Metabolism*, 97(3), pp. 745-755. <https://doi.org/10.1210/jc.2011-2525>.

16. Speakman, J. R. (2018). «The Evolution of Body Fatness: Trading Off Disease and Predation Risk», *The Journal of Experimental Biology*, 221(Pt Suppl. 1), jeb167254. <https://doi.org/10.1242/jeb.167254>.

17. Thomas, J. G., Bond, D. S., Phelan, S., Hill, J. O. y Wing, R. R. (2014). «Weight loss Maintenance for 10 Years in the National Weight Control Registry», *American Journal of Preventive Medicine*, 46(1), pp.17-23. <https://doi.org/10.1016/j.amepre.2013.08.019>.

18. Speakman, J. R., & Hall, K. D. (2023). *«Models of Body Weight and Fatness Regulation»*, *Philosophical Transactions of the Royal Society of London. Series B. Biological Sciences*, 378(1888), 20220231. <https://doi.org/10.1098/rstb.2022.0231>.

19. Lund, J. y Clemmensen, C. (2023). «Physiological Protection Against Weight Gain: Evidence From Overfeeding Studies and Future Directions», *Philosophical Transactions of the Royal Society of London. Series B, Biological Sciences*, 378(1885), 20220229. <https://doi.org/10.1098/rstb.2022.0229>.

20. Polidori, D., Sanghvi, A., Seeley, R. J. y Hall, K. D. (2016). «How Strongly Does Appetite Counter Weight Loss? Quantification of the Feedback Control of Human Energy Intake», *Obesity* (Silver Spring, Md.), 24(11), pp.2289-2295. <https://doi.org/10.1002/oby.21653>.

21. Sumithran, P., Prendergast, L. A., Delbridge, E., Purcell, K., Shulkes, A., Kriketos, A. y Proietto, J. (2011). «Long-Term Persistence of Hormonal Adaptations to Weight Loss», *The New England Journal of Medicine*, 365(17), pp.1597-1604. <https://doi.org/10.1056/NEJMoa1105816>.

22. Muller, M. J., Enderle, J. y Bosy-Westphal, A. (2016). «Changes in Energy Expenditure With Weight Gain and Weight Loss in Humans», *Current Obesity Reports*, 5(4), pp. 413-423. <https://doi.org/10.1007/s13679-016-0237-4>.

23. Ravussin, E., Smith, S. R. y Ferrante, A. W., Jr (2021). «Physiology of Energy Expenditure in the Weight-Reduced State», *Obesity*, 29 Suppl. 1, S31-8. <https://doi.org/10.1002/oby.23095>.

24. Hall K. D. (2024). «Physiology of the Weight loss Plateau in Response to Diet Restriction, GLP1 Receptor Agonism, and Bariatric Surgery», *Obesity*, 32(6), pp. 1163-1168. <https://doi.org/10.1002/oby.24027>.

25. Wilding, J. P. H., Batterham, R. L., Davies, M., Van Gaal, L. F., Kandler, K., Konakli, K., Lingvay, I. McGowan, B. M., Oral, T. K., Rosenstock, J., Wadden, T. A., Wharton, S., Yokote, K., Kushner, R. F. y STEP 1 Study Group (2021). «Weight Regain and Cardiometabolic Effects After Withdrawal of Semaglutide: The Step 1 Trial Extension.», *Diabetes, Obesity & Metabolism*, 24(8), pp. 1553-1564. <https://doi.org/10.1111/dom.14725>.

26. Noria, S. F., Shelby, R. D., Atkins, K. D., Nguyen, N. T. y Gadde, K. M. (2023). «Weight Regain After Bariatric Surgery: Scope of the Problem, Causes, Prevention, and Treatment», *Current Diabetes Reports*, 23(3), pp. 31-42. <https://doi.org/i0.i007/sii892-023-0i498-z>.

27. Wilding, J. P. H. *et al.* «Weight Regain and Cardiometabolic Effects After Withdrawal of Semaglutide».

28. Eskandari, F., Lake, A. A., Rose, K., Butler, M. y O'Malley, C. (2022). «A Mixed-Method Systematic Review and Meta-Analysis of the Influences of Food Environments and Food Insecurity on Obesity in High-Income Countries», *Food Science & Nutrition*, 10(11), pp. 3689-3723. <https://doi.org/10.1002/fsn3.2969>.

29. Atanasova, P., Kusuma, D., Pineda, E., Frost, G., Sassi, F. y Miraldo, M. (2022). «The Impact of the Consumer and Neighbourhood Food Environment on Dietary Intake and Obesity-Related Outcomes: A Systematic Review of Causal Impact Studies», *Social Science & Medicine*, 299, 114879. <https://doi.org/10.1016/j.socscimed.2022.114879>.

30. Dakanalis, A., Mentzelou, M., Papadopoulou, S. K., Papandreou, D., Spanoudaki, M., Vasios, E. K., Pavlidou, E., Mantzorou, M. y Giaginis, C. (2023). «The Association of Emotional Eating With Overweight/Obesity, Depression, Anxiety/Stress, and Dietary Patterns: A Review of the Current Clinical Evidence», *Nutrients*, 15(5), H73. <https://doi.org/10.3390/nu15051173>.

31. Mannan, M., Mamun, A., Doi, S. y Clavarino, A. (2016). «Is There a Bi-directional Relationship Between Depression and Obesity Among Adult Men and Women? Systematic Review and Bias-Adjusted Meta Analysis», *Asian Journal of Psychiatry*, 21, pp. 51-66. <https://doi.org/10.1016/j.ajp.2015.12.008>.

32. Afzal, M., Siddiqi, N., Ahmad, A., Afsheen, N., Aslam, F., Ali, A., Ayesha, R., Bryant, M., Holt, R., Khalid, H., Ishaq, K., Koly, K. N., Rajan, S., Saba, J., Tirbhowan, N. y Zavala, G. A. (2021). «Prevalence of Overweight and Obesity in People With Severe Mental Illness: Systematic Review and Meta-Analysis», *Frontiers in Endocrinology*, 12, 769309. <https://doi.org/10.3389/fendo.2021.769309>.

33. World Health Organization (2021). WHO Acceleration Plan to Stop Obesity. Consultado en <https://iris.who.int/bitstream/handle/10665/370281/9789240075634-eng.pdf>.

34. Foster, G. D., Wadden, T. A., Vogt, R. A. y Brewer, G. (1997). «What Is a Reasonable Weight Loss? Patients' Expectations and Evaluations of Obesity Treatment Outcomes», *Journal of Consulting and Clinical Psychology*, 65(f), pp. 79-85. <https://doi.org/10.1037/0022-006x.65.1.79>.

35. Petre, B., Scheen, A., Ziegler, O., Donneau, A. F., Dardenne, N., Husson, E., Albert, A. y Guillaume, M. (2018). «Weight Loss Expectations and Determinants in a Large Community-Based Sample», *Preventive Medicine Reports*, 12, pp. 12-19. <https://doi.org/10.1016/j.pmedr.2018.08.005>.

36. Ferraro, Z. M., Patterson, S. y Chaput, J. P. (2015). «Unhealthy Weight Control Practices: Culprits and Clinical Recommendations», *Clinical Medicine Insights: Endocrinology and Diabetes*, 8, pp. 7-11. <https://doi.org/10.4137/CMED.S23060>.

37. Neumark-Sztainer, D., Wall, M., Story, M. y Standish, A. R. (2012). «Dieting and Unhealthy Weight Control Behaviors During Adolescence: Associations With 10-Year Changes in Body Mass Index», *The Journal of Adolescent Health: Official Publication of the Society for Adolescent Medicine*, 50(1), pp. 80-6. <https://doi.org/10.1016/j.jadohealth.2011.05.010>.

38. Neumark-Sztainer, D. R., Wall, M. M., Haines, J. I., Story, M. T., Sherwood, N. E. y Van Den Berg, P. A. (2007). «Shared Risk and Protective Factors for Overweight and Disordered Eating in Adolescents», *American Journal of Preventive Medicine*, 33(5), pp. 359-369. <https://doi.org/10.1016/j.amepre.2007.07.031>.

39. Chaitoff, A., Swetlik, C., Ituarte, C., Pfoh, E., Lee, L. L., Heinberg, L. J. y Rothberg, M. B. (2019). «Associations Between Unhealthy Weight loss

Strategies and Depressive Symptoms», *American Journal of Preventive Medicine*, 56(2), pp. 241-250. <https://doi.org/10.1016/j.amepre.2018.09.017>.

40. Crow, S., Eisenberg, M. E., Story, M. y Neumark-Sztainer, D. (2008). «Suicidal Behavior in Adolescents: Relationship to Weight Status, Weight Control Behaviors, and Body Dissatisfaction», *The International Journal of Eating Disorders*, 41(1), pp.82-87. <https://doi.org/10.1002/eat.20466>.

41. Golay, A., Buclin, S., Ybarra, J., Toti, F., Pichard, C., Picco, N., de Tonnac, N. y Allaz, A. F. (2004). «New Interdisciplinary Cognitive-Behavioural-Nutritional Approach to Obesity Treatment: A 5-Year Follow-Up Study», *Eating and Weight Disorders - Studies on Anorexia, Bulimia, and Obesity*, 9(1), pp. 29-34. <https://doi.org/10.1007/BF03325042>.

42. Look Ahead Research Group. (2024). «Eight-Year Weight Losses With an Intensive Lifestyle Intervention: The Look Ahead Study». *Obesity*, 22(1), pp.5-13. <https://doi.org/10.1002/oby.20662>.

43. Stunkard, A. y McLaren-Hume, M. (1959). «The Results of Treatment for Obesity: A Review of the Literature and Report of a Series», *A.M.A. Archives of Internal Medicine*, 103(1), pp.79-85. <https://doi.org/10.1001/archinte.1959.00270010085011>.

44. Golay, A. *et al.*, New Interdisciplinary Cognitive- Behavioural-Nutritional Approach to Obesity Treatment.

45. Look Ahead Research Group. Eight-Year Weight Losses With an Intensive Lifestyle Intervention.

46. Binsaeed, B., Aljohani, F. G., Alsobiai, F. F., Alraddadi, M., Alrehaili, A. A., Alnahdi, B. S., Almotairi, F. S., Jumah, M. A. y Alrehaili, A. T. (2023). «Barriers and Motivators to Weight Loss in People With Obesity», *Cureus*, 15(11), e49040. <https://doi.org/10.7759/cureus.49040>.

47. Tay, A., Hoeksema, H. y Murphy, R. (2023). «Uncovering Barriers and Facilitators of Weight Loss and Weight Loss Maintenance: Insights From Qualitative Research», *Nutrients*, 15(5), 1297. <https://doi.org/10.3390/nu15051297>.

48. Deslippe, A. L., Soanes, A., Bouchaud, C. C., Beckenstein, E., Slim, M., Plourde, H. y Cohen, T. R. (2023). «Barriers and Facilitators to Diet, Physical Activity and Lifestyle Behavior Intervention Adherence: *A Qualitative Systematic Review of the Literature*», *The International Journal of Behavioral Nutrition and Physical Activity*, 20(1), 14. <https://doi.org/10.1186/s12966-023-01424-2>.

49. Silva, D. F. O., Sena-Evangelista, K. C. M., Lyra, C. O., Pedrosa, L. F. C., Arrais, R. F. y Lima, S. C. V. C. (2018). «Motivations for Weight Loss in Adolescents With Overweight and Obesity: A Systematic Review», *BMC Pediatrics*, 18(1), 364. <https://doi.org/10.1186/s12887-018-1333-2>.

50. Kelly, S., Martin, S., Kuhn, I. Cowan, A., Brayne, C. y Lafortune, L. (2016). «Barriers and Facilitators to the Uptake and Maintenance of Healthy Behaviours by People at Mid-Life: A Rapid Systematic Review», *PloS One*, 11(1), e0145074. <https://doi.org/10.1371/journal.pone.0145074>.

51. Guess, N. (2012). «A Qualitative Investigation of Attitudes Towards Aerobic and Resistance Exercise Amongst Overweight and Obese Individuals», *BMC Research Notes*, 5, 191. <https://doi.org/10.1186/1756-0500-5-191>.

52. de Jong, M., Jansen, N., & van Middelkoop, M. (2023). «A Systematic Review of Patient Barriers and Facilitators for Implementing Lifestyle Interventions Targeting Weight Loss in Primary Care», *Obesity Reviews: An Official Journal of the International Association for the Study of Obesity*, 24(8), e13571. <https://doi.org/10.1111/obr.13571>.

53. McCormack, G. R., McFadden, K., McHugh, T. L. F., Spence, J. C. y Mummery, K. (2019). «Barriers and Facilitators Impacting the Experiences of Adults Participating in an Internet-Facilitated Pedometer Intervention», *Psychology of Sport and Exercise*, 45, 101549. <https://doi.org/10.1016/j.psychsport.2019.101549>.

54. Korkiakangas, E. E., Alahuhta, M. A., Husman, P. M., Keinanen-Kiukaanniemi, S., Taanila, A. M. y Laitinen, J. H. (2011). «Motivators and Barriers to Exercise Among Adults With a High Risk of Type 2 Diabetes —a Qualitative Study», *Scandinavian Journal of Caring Sciences*, 25(1), pp.62-69. <https://doi.org/10.1111/j.1471-6712.2010.00791.x>.

55. Wycherley, T. P., Mohr, P., Noakes, M., Clifton, P. M. y Brinkworth, G. D. (2012). «Self-Reported Facilitators of, and Impediments to Maintenance of Healthy Lifestyle Behaviours Following a Supervised Research-Based Lifestyle Intervention Programme in Patients With Type 2 Diabetes», *Diabetic Medicine: A Journal of the British Diabetic Association*, 29(5), pp.632-639. <https://doi.org/10.1111/j.1464-5491.2011.03451.X>.

56. Burke, L. E., Swigart, V., Warziski Turk, M., Derro, N. y Ewing, L. J. (2009). «Experiences of Self-Monitoring: Successes and Struggles During Treatment for Weight Loss», *Qualitative Health Research*, 19(6), pp.815-828. <https://doi.org/10.1177/1049732309335395>.

57. Cooke, A. B., Pace, R., Chan, D., Rosenberg, E., Dasgupta, K. y Daskalopoulou, S. S. (2018). «A Qualitative Evaluation of a Physician-Delivered Pedometer-Based Step Count Prescription Strategy With Insight From Participants and Treating Physicians», *Diabetes Research and Clinical Practice*, 139, pp.314-322. <https://doi.org/10.1016/j.diabres.2018.03.008>.

Capítulo 3

1. Johnston, B. C., Kanters, S., Bandayrel, K., Wu, P., Naji, F., Siemieniuk, R. A., Ball, G. D., Busse, J. W., Thorlund, K., Guyatt, G. , Jansen, J. P. y Mills, E. J. (2014). «Comparison of Weight Loss Among Named Diet Programs in Overweight and Obese Adults: A Meta-Analysis», *JAMA*, 312(9), pp.923-933. <https://doi.org/10.1001/jama.2014.10397>.

2. *Ibid.*

3. Ge, L., Sadeghirad, B., Ball, G. D. C., da Costa, B. R., Hitchcock, A. L., Svendrovski, A., Kiflen, R., Quadri, K., Kwon, H. Y., Karamouzian, M., Adams-Webber, T., Ahmed, W., Damanhoury, S., Zeraatkar, D., Nikolakopoulou, A., Tsuyuki, R. T., Tian, J., Yang, K., Guyatt, G. H. y Johnston, A. C. (2020). «Comparison of Dietary Macronutrient Patterns of 14 Popular Named Dietary Programmes for Weight and Cardiovascular Risk Factor Reduction in Adults: Systematic Review and Network Meta-Analysis of Randomised Trials», *BMJ*, 369, m696. <https://doi.org/10.1136/bmj.m696>.

4. Elortegui Pascual, P., Rolands, M. R., Eldridge, A. L., Kassis, A., Mainardi, F., Le, K. A., Karagounis, L. G., Gut, P. y Varady, K. A. (2023). «A Meta-Analysis Comparing the Effectiveness of Alternate Day Fasting, the 5:2 Diet, and Time-Restricted Eating for Weight Loss», *Obesity*, 31 Suppl. 1, pp.9-21. <https://doi.org/10.1002/oby.23568>.

5. Churuangsuk, C., Hall, J., Reynolds, A., Griffin, S. J., Combet, E. y Lean, M. E. J. (2022). «Diets for Weight Management in Adults With Type 2 Diabetes: An Umbrella Review of Published Meta-Analyses and Systematic Review of Trials of Diets for Diabetes Remission», *Diabetologia*, 65(1), pp.14-36. <https://doi.org/10.1007/s00125-021-05577-2>.

6. Dansinger, M. L., Gleason, J. A., Griffith, J. L., Selker, G. P. y Schaefer, E. J. (2005). «Comparison of the Atkins, Ornish, Weight Watchers, and Zone Diets for Weight Loss and Heart Disease Risk Reduction: A Randomized Trial», *JAMA*, 293(1), pp.43-53. <https://doi.org/10.1001/jama.293.1.43>.

7. Anton, S. D., Hida, A., Heekin, K., Sowalsky, K., Karabetian, C., Mutchie, H., Leeuwenburgh, C., Manini, T. M. y Barnett, T. E. (2017) «Effects of Popular Diets Without Specific Calorie Targets on Weight Loss Outcomes: Systematic Review of Findings From Clinical Trials», *Nutrients*, 9(8), 822. <https://doi.org/10.3390/nu9080822>.

8. Ludwig, D. S. y Ebbeling, C. B. (2017). «The Carbohydrate-Insulin Model of Obesity: Beyond "Calories In, Calories out"», *JAMA Internal Medicine*, 178(8), 1098. 103. <https://doi.org/10.1001/jamainternmed.2018.2933>.

9. Ludwig, D. S., Aronne, L. J., Astrup, A., de Cabo, R., Cantley, L. C., Friedman, M. I., Heymsfield, S. B., Johnson, J. D., King, J. C., Krauss, R. M., Lieberman, D. E., Taubes, G., Volek, J. S., Westman, D. C., Willett, W. C., Yancy, W. S. y Ebbeling, C. B. (2021). «The Carbohydrate-Insulin Model: A Physiological Perspective on the Obesity Pandemic», *The American Journal of Clinical Nutrition*, 114(6), pp.1873-1885. <https://doi.org/10.1093/ajcn/nqab270>.

10. Ludwig, D. S., Apovian, C. M., Aronne, L. J., Astrup, A., Cantley, L. C., Ebbeling, C. B., Heymsfield, S. B., Johnson, J. D., King, J. C., Krauss, R. M., Taubes, G., Volek, J. S., Westman, E. C., Willett, W. C., Yancy, W. S., Jr y Friedman, M. I. (2022). «Competing Paradigms of Obesity Pathogenesis: Energy Balance Versus Carbohydrate-Insulin Models», *European Journal of Clinical Nutrition*, 76(9), pp.1209-1221. <https://doi.org/10.1038/s41430-022-01179-2>.

11. Anton, S. D. *et al.*, Effects of Popular Diets Without Specific Calorie Targets on Weight Loss Outcomes.

12. Willems, A. E. M., Sura-DeJong, M., Van Beek, A. P., Nederhof, D. y Van Dijk, G. (2021). «Effects of Macronutrient Intake in Obesity: A Meta-Analysis of Low-Carbohydrate and Low-Fat Diets on Markers of the Metabolic Syndrome», *Nutrition Reviews*, 79(4), pp.429-444. <https://doi.org/10.1093/nutrit/nuaa044>.

13. Hansen, T. T., Astrup, A. y Sjodin, A. (2021). «Are Dietary Proteins the Key to Successful Body Weight Management? A Systematic Review and Meta-Analysis of Studies Assessing Body Weight Outcomes After Interventions With Increased Dietary Protein», *Nutrients*, 13(9), 3193. <https://doi.org/10.3390/nu13093193>.

14. Tagawa, R., Watanabe, D., Ito, K., Ueda, K., Nakayama, K., Sanbongi, A. y Miyachi, M. (2020). «Dose- Response Relationship Between Protein Intake and Muscle Mass Increase: A Systematic Review and Meta-Analysis of Randomized Controlled Trials», *Nutrition Reviews*, 79(1), pp.66-75. <https://doi.org/10.1093/nutrit/nuaa104>.

15. Yang, M. U. y Van Itallie, T. B. (1976). «Composition of Weight Lost During Short-Term Weight Reduction. Metabolic Responses of Obese Subjects to Starvation and Low-Calorie Ketogenic and Nonketogenic Diets», *The Journal of Clinical Investigation*, 58(3), pp.722-730. <https://doi.org/10.1172/JCI108519>.

16. Hall, K. D. y Guo, J. (2017). «Obesity Energetics: Body Weight Regulation and the Effects of Diet Composition», *Gastroenterology*, 152(7), 1718-27.e3. <https://doi.org/10.1053/j.gastro.2017.01.052>.

17. Churuangsuk, C., Kherouf, M., Combet, E. y Lean, M. (2018). «Low-Carbohydrate Diets for Overweight and Obesity: A Systematic Review of the Systematic Reviews», *Obesity Reviews: An Official Journal of the International Association for the Study of Obesity*, 19(12), pp.1700-1718. <https://doi.org/10.1111/obr.1274a>.

18. Ge, L. *et al.* Comparison of Dietary Macronutrient Patterns of 14 Popular Named Dietary Programmes for Weight and Cardiovascular Risk Factor Reduction in Adults.

19. Tobias, D. K., Chen, M., Manson, J. E., Ludwig, D. S., Willett, W. y Hu, F. B. (2015). «Effect of Low-Fat Diet Interventions Versus Other Diet Interventions on Long-Term Weight Change in Adults: A Systematic Review and Meta-Analysis», *The Lancet: Diabetes & Endocrinology*, 3(12), pp.968-979. <https://doi.org/10.1016/S2213-8587(15)00367-8>.

20. Rolls, B. J. (2017). «Dietary Energy Density: Applying Behavioural Science to Weight Management», *Nutrition Bulletin*, 42(3), pp.246-253. <https://doi.org/10.1111/nbu.12280>.

21. Lissner, L., Levitsky, D. A., Strupp, A. J., Kalkwarf, H. J. y Roe, A. A. (1987). «Dietary Fat and the Regulation of Energy Intake in Human Subjects», *The American Journal of Clinical Nutrition*, 46(6), pp.886-892. <https://doi.org/10.1093/ajcn/46.6.886>.

22. Kendall, A., Levitsky, D. A., Strupp, B. J. y Lissner, L. (1991). «Weight Loss on a Low-Fat Diet: Consequence of the Imprecision of the Control of Food Intake in Humans», *The American Journal of Clinical Nutrition*, 53(5), pp.1124-1129. <https://doi.org/10.1093/ajcn/53.5.1124>.

23. Hall, K. D. y Guo, J. Obesity Energetics.

24. *Ibid.*

25. Ge, L. *et al.* Comparison of Dietary Macronutrient Patterns of 14 Popular Named Dietary Programmes for Weight and Cardiovascular Risk Factor Reduction in Adults.

26. Wycherley, T. P., Moran, L. J., Clifton, P. M., Noakes, M. y Brinkworth, G. D. (2012). «Effects of Energy-Restricted High- Protein, Low-Fat Compared With Standard-Protein, Low-Fat Diets: A Meta-Analysis of Randomized Controlled Trials», *The American Journal of Clinical Nutrition*, 96(6), pp. 1281-1298. <https://doi.org/10.3945/ajcn.112.044321>.

27. Leidy, H. J., Clifton, P. M., Astrup, A., Wycherley, T. P., Westerterp-Plantenga, M. S., Luscombe-Marsh, N. D., Woods, S. C. y Mattes, R. D. (2015). «The Role of Protein in Weight Loss and Maintenance», *The American Journal of Clinical Nutrition*, 101(6), 1320-9S. <https://doi.org/10.3945/ajcn.114.084038>.

28. Hudson, J. L., Wang, Y., Bergia III, R. E. y Campbell, W. W. (2020). «Protein Intake Greater Than the RDA Differentially Influences Whole-Body Lean Mass Responses to Purposeful Catabolic and Anabolic Stressors: A Systematic Review and Meta-Analysis», *Advances in Nutrition*, 11(3), pp. 548-558. <https://doi.org/10.1093/advances/nmz106>.

29. Strasser, B., Volaklis, K., Fuchs, A. y Burtscher, M. (2018). «Role of Dietary Protein and Muscular Fitness on Longevity and Aging», *Aging and Disease*, 9(1), pp. 119-132. <https://doi.org/10.14336/AD.2017.0202>.

30. Moon, J. y Koh, G. (2020). «Clinical Evidence and Mechanisms of High-Protein Diet-Induced Weight Loss», *Journal of Obesity & Metabolic Syndrome*, 29(3), pp. 166-173. <https://doi.org/10.7570/jomes20028>.

31. Kohanmoo, A., Faghih, S. y Akhlaghi, M. (2020). «Effect of Short- and Long-Term Protein Consumption on Appetite and Appetite-Regulating Gastrointestinal Hormones, a Systematic Review and Meta-Analysis of Randomized Controlled Trials», *Physiology & Behavior*, 226, 113123. <https://doi.org/10.1016/j.physbeh.2020.113123>.

32. Hall, K. D. y Guo, J., Obesity Energetics.

33. Ventriglio, A., Sancassiani, F., Contu, M. P., Latorre, M., Di Slavatore, M., Fornaro, M. y Bhugra, D. (2020). «Mediterranean Diet and Its Benefits on Health and Mental Health: A Literature Review», *Clinical Practice and Epidemiology in Mental Health*, 16(Suppl. 1), pp. 156-164. <https://doi.org/10.2174/1745017902016010156>.

34. Papadaki, A., Nolen-Doerr, E. y Mantzoros, C. S. (2020). «The Effect of the Mediterranean Diet on Metabolic Health: A Systematic Review and Meta-Analysis of Controlled Trials in Adults», *Nutrients*, 12(11), 3342. <https://doi.org/10.3390/nu12113342>.

35. Dinu, M., Pagliai, G., Casini, A. y Sofi, F. (2018). «Mediterranean Diet and Multiple Health Outcomes: An Umbrella Review of Meta-Analyses of Observational Studies and Randomised Trials», *European Journal of Clinical Nutrition*, 72(1), pp.30-43. <https://doi.org/10.1038/ejcn.2017.58>.

36. Soltani, S., Jayedi, A., Shab-Bidar, S. Becerra-Tomás, N. y Salas-Salvadó, J. (2019). «Adherence to the Mediterranean Diet in Relation to All-Cause Mortality: A Systematic Review and Dose-Response Meta Analysis of Prospective Cohort Studies», *Advances in Nutrition*, 10(6), pp.1029-1039. <https://doi.org/10.1093/advances/nmz041>.

37. Schwingshackl, L., Morze, J. y Hoffmann, G. (2020). «Mediterranean Diet and Health Status: Active Ingredients and Pharmacological Mechanisms», *British Journal of Pharmacology*, 177(6), pp.1241-1257. <https://doi.org/10.1111/bph.14778>.

38. Hall, K. D. *et al*. Ultra-Processed Diets Cause Excess Calorie Intake and Weight Gain.

39. Mancini, J. G., Filion, K. B., Atallah, R. y Eisenberg, M. J. (2015) «Systematic Review of the Mediterranean Diet for Long-Term Weight Loss», *The American Journal of Medicine*, 129(4), 407-15.e4. <https://doi.org/10.1016/j.amjmed.2015.11.028>.

40. Appel, L. J., Moore, T. J., Obarzanek, E., Vollmer, W. M., Svetkey, L. P., Sacks, F. M., Bray, G. A., Vogt, T. M., Cutler, J. A., Windhauser, M. M., Lin, P. H. y Karanja, N. (1997). «A Clinical Trial of the Effects of Dietary Patterns on Blood Pressure. DASH Collaborative Research Group», *The New England Journal of Medicine*, 336(16), pp.1117-1124. <https://doi.org/10.1056/NEJM199704173361601>.

41. NCD Risk Factor Collaboration (NCD-RisC) (2021). «Worldwide Trends in Hypertension Prevalence and Progress in Treatment and Control From 1990 to 2019: A Pooled Analysis of 1201 Population-Representative Studies With 104 Million Participants», *The Lancet*, 398(10304), pp.957-980. <https://doi.org/10.1016/S0140-6736(21)01330-1>.

42. Carey, R. M., Moran, A. E. y Whelton, P. K. (2022). «Treatment of Hypertension: A Review», *JAMA*, 328(18), pp.1849-1861. <https://doi.org/10.1001/jama.2022.19590>.

43. Appel, L. J. *et al*. A Clinical Trial of the Effects of Dietary Patterns on Blood Pressure.

44. *Ibid.*

45. Sacks, F. M., Svetkey, L. P., Vollmer, W. M., Appel, L. J., Bray, G. A., Harsha, D., Obarzanek, E., Conlin, P. R., Miller, E. R., 3rd, Simons-Morton, D. G., Karanja, N., Lin, P. H. y DASH-Sodium Collaborative Research Group (2001). «Effects on Blood Pressure of Reduced Dietary Sodium and the Dietary Approaches to Stop Hypertension (DASH) Diet. DASH-Sodium Collaborative Research Group», *The New England Journal of Medicine*, 344(1), pp. 3-10. <https://doi.org/10.1056/NEJM200101043440101>.

46. Appel, L. J., Sacks, F. M., Carey, V. J., Obarzanek, E., Swain, J. F., Miller, E. R., 3rd, Conlin, P. R., Erlinger, T. P., Rosner, B. A., Laranjo, N. M., Charleston, J., McCarron, P., Bishop, L. M. y OmniHeart Collaborative Research Group (2005). «Effects of Protein, Monounsaturated Fat, and Carbohydrate Intake on Blood Pressure and Serum Lipids: Results of the OmniHeart Randomized Trial», *JAMA*, 294(19), pp.2455-2464. <https://doi.org/10.1001/jama.294.19.2455>.

47. Sacks, F. M., Carey, V. J., Anderson, A. A., Miller, E. R., 3rd, Copeland, T., Charleston, J., Harshfield, B. J., Laranjo, N., McCarron, P., Swain, J., White, K., Yee, K. y Appel, L. J. (2014). «Effects of High vs Low Glycemic Index of Dietary Carbohydrate on Cardiovascular Disease Risk Factors and Insulin Sensitivity: The OmniCarb Randomized Clinical Trial», *JAMA*, 312(23), pp.2531-2541. <https://doi.org/10.1001/jama.2014.16658>.

48. Lari, A., Sohouli, M. H., Fatahi, S. Cerqueira, H. S., Santos, H. O., Pourrajab, B., Rezaei, M., Saneie, S. y Rahideh, S. T. (2021). «The Effects of the Dietary Approaches to Stop Hypertension (DASH) Diet on Metabolic Risk Factors in Patients With Chronic Disease: A Systematic Review and Meta-Analysis of Randomized Controlled Trials», *Nutrition, Metabolism, and Cardiovascular Diseases: NMCD*, 31(10), pp.2766-2778. <https://doi.org/10.1016/j.numecd.2021.05.030>.

49. Cordain, L., Eaton, S. B., Sebastian, A., Mann, N., Lindeberg, S., Watkins, B. A., O'Keefe, J. H. y Brand-Miller, J. (2005). «Origins and Evolution of the Western Diet: Health Implications for the 21st Century», *The American Journal of Clinical Nutrition*, 81(2), pp.341-354. <https://doi.org/10.1093/ajcn.81.2.341>.

50. *Ibid.*

51. Genoni, A., Lo, J., Lyons-Wall, P. y Devine, A. (2016). «Compliance, Palatability and Feasibility of Paleolithic and Australian Guide to Healthy Eating Diets in Healthy Women: A 4-Week Dietary Intervention», *Nutrients*, 8(8), pp.481. <https://doi.org/10.3390/nu8080481>.

52. Hall, K. D. *et al.* Ultra-Processed Diets Cause Excess Calorie Intake and Weight Gain. (2017).

53. de Menezes, E. V. A., Sampaio, G. A. C., Carioca, A. A. F., Parente, N. A., Brito, F. O., Moreira, T. M. M., de Souza, A. C. C. y Arruda, S. P. M. (2017). «Influence of Paleolithic Diet on Anthropometric Markers in Chronic Diseases: Systematic Review and Meta-Analysis», *Nutrition Journal*, 18(1), 41. <https://doi.org/10.1186/s12937-019-0457-z>.

54. Ghaedi, E., Mohammadi, M., Mohammadi, H., Ramezani- Jolfaie, N., Malekzadeh, J., Hosseinzadeh, M. y Salehi-Abargouei, A. (2019). «Effects of a Paleolithic Diet on Cardiovascular Disease Risk Factors: A Systematic Review and Meta-Analysis of Randomized Controlled Trials», *Advances in Nutrition*, 10(4), pp.634-646. <https://doi.org/10.1093/advances/nmz007>.

55. Manheimer, E. W., van Zuuren, A. J., Fedorowicz, Z. y Pijl, H. (2015). «Paleolithic Nutrition for Metabolic Syndrome: Systematic Review and Meta-Analysis», *The American Journal of Clinical Nutrition*, 102(4), pp.922-932. <https://doi.org/10.3945/ajcn.115.113613>.

56. Liang, S., Mijatovic, J., Li, A., Koemel, N., Nasir, R., Toniutti, A., Bell-Anderson, K., Skilton, M. y O'Leary, F. (2022). «Dietary Patterns and Non-communicable Disease Biomarkers: A Network Meta-Analysis and Nutritional Geometry Approach», *Nutrients*, 15(1), 76. <https://doi.org/10.3390/nu15010076>.

57. Parker, H. W. y Vadiveloo, M. K. (2019). «Diet Quality of Vegetarian Diets Compared With Nonvegetarian Diets: A Systematic Review», *Nutrition Reviews*, 77(3), pp.144-160. <https://doi.org/10.1093/nutrit/nuy067>.

58. Oussalah, A., Levy, J., Berthezene, C., Alpers, D. H. y Gueant, J. L. (2020). «Health Outcomes Associated With Vegetarian Diets: An Umbrella Review of Systematic Reviews and Meta-Analyses», *Clinical Nutrition*, 39(11), pp. 3283-3307. <https://doi.org/10.1016/j.clnu.2020.02.037>.

59. Wang, T., Kroeger, C. M., Cassidy, S., Mitra, S., Ribeiro, R. V., Jose, S., Masedunskas, A., Senior, A. M. y Fontana, L. (2023). «Vegetarian Dietary Patterns and Cardiometabolic Risk in People With or at High Risk of Cardiovascular Disease: A Systematic Review and Meta-Analysis», *JAMA Network Open*, 6(7), e2325658. <https://doi.org/10.1001/jamanetworkopen.2023.25658>.

60. Landry, M. J., Ward, C. P., Cunanan, K. M., Durand, L. R., Perelman, D., Robinson, J. L., Hennings, T., Koh, L., Dant, C., Zeitlin, A., Ebel, E. R., Sonnenburg, A. D., Sonnenburg, J. L. y Gardner, C. D. (2023). «Cardiometabolic Effects of Omnivorous vs Vegan Diets in Identical Twins: A Randomized Clinical Trial», *JAMA Network Open*, 6(11), e2344457. <https://doi.org/10.1001/jamanetworkopen.2023.44457>.

61. Chew, H. S. J., Heng, F. K. X., Tien, S. A., Thian, J. Y., Chou, H. S., Loong, S. S. E., Ang, W. H. D., Chew, N. W. S., y Lo, K. K. (2023). «Effects of Plant-Based Diets on Anthropometric and Cardiometabolic Markers in Adults: An Umbrella Review», *Nutrients*, 15(10), 2331. <https://doi.org/10.3390/nu15102331>.

62. Selinger, E., Neuenschwander, M., Koller, A., Gojda, J., Kuhn, T., Schwingshackl, L., Barbaresko, J. y Schlesinger, S. (2023). «Evidence of a Vegan Diet for Health Benefits and Risks - an Umbrella Review of Meta-Analyses of Observational and Clinical Studies», *Critical Reviews in Food Science and Nutrition*, 63(29), pp.9926-9936. <https://doi.org/10.1080/10408398.2022.2075311>.

63. Pawlak, R., Lester, S. E. y Babatunde, T. (2014). «The Prevalence of Cobalamin Deficiency Among Vegetarians Assessed by Serum Vitamin B12: A Review of Literature», *European Journal of Clinical Nutrition*, 68(5), pp.541-548. <https://doi.org/10.1038/ejcn.2014.46>.

64. Bakaloudi, D. R., Halloran, A., Rippin, H. L., Oikonomidou, C., Dardavesis, T. I., Williams, J., Wickramasinghe, K., Breda, J. y Chourdakis, M. (2021). «Intake and Adequacy of the Vegan Diet. A Systematic Review of the Evidence», *Clinical Nutrition*, 40(5), pp.3503-3521. <https://doi.org/10.1016/j.clnu.2020.11.035>.

65. Hevia-Larrain, V., Gualano, B., Longobardi, I., Gil, S., Fernandes, A. L., Costa, L. A. R., Pereira, R. M. R., Artioli, G. G., Phillips, S. M. y Roschel, H. (2021). «High-Protein Plant-Based Diet Versus a Protein-Matched Omnivorous Diet to Support Resistance Training Adaptations: A Comparison Between Habitual Vegans and Omnivores», *Sports Medicine*, 51(6), pp.1317-1330. <https://doi.org/10.1007/s40279-021-01434-9>.

66. Judge, A. y Dodd, M. S. (2020). «Metabolism», *Essays in Biochemistry*, 64(4), pp.607-647. <https://doi.org/10.1042/EBC20190041>.

67. Fernando, H. A., Zibellini, J., Harris, R. A., Seimon, R. V. y Sainsbury, A. (2019). «Effect of Ramadan Fasting on Weight and Body Composition in Healthy Non-athlete Adults: A Systematic Review and Meta-Analysis», *Nutrients*, 11(2), 478. <https://doi.org/10.3390/nu11020478>.

68. Jahrami, H., Trabelsi, K., Alhaj, O. A., Saif, Z., Pandi-Perumal, S. R. y BaHammam, A. S. (2022). «The Impact of Ramadan Fasting on the Metabolic Syndrome Severity in Relation to Ethnicity and Sex: Results of a Systematic Review and Meta-Analysis», *Nutrition, Metabolism, and Cardiovascular Diseases: NMCD*, 32(12), pp.2714-2729. <https://doi.org/10.1016/j.numecd.2022.09.001>.

69. Huang, L., Chen, Y., Wen, S., Lu, D., Shen, x., Deng, H. y Xu, L. (2022). «Is Time-Restricted Eating (8/16) Beneficial for Body Weight and Metabolism of Obese and Overweight Adults? A Systematic Review and Meta-Analysis of Randomized Controlled Trials», *Food Science & Nutrition*, 11(3), pp.1187-1200. <https://doi.org/10.1002/fsn3.3194>.

70. Sievert, K., Hussain, S. M., Page, M. J., Wang, Y., Hughes, H. J., Malek, M. y Cicuttini, F. M. (2019). «Effect of Breakfast on Weight and Energy Intake: Systematic Review and Meta-Analysis of Randomised Controlled Trials», *BMJ*, 364, l42. <https://doi.org/10.1136/bmj.l42>.

71. Ma, X., Chen, Q., Pu, Y., Guo, M., Jiang, Z., Huang, W., Long, Y. y Xu, Y. (2020). «Skipping Breakfast Is Associated With Overweight and Obesity: A Systematic Review and Meta-Analysis», *Obesity Research & Clinical Practice*, 14(1), pp.1-8. <https://doi.org/10.1016/j.orcp.2019.12.002>.

72. Lin, S., Cienfuegos, S., Ezpeleta, M., Gabel, K., Pavlou, V., Mulas, A., Chakos, K., McStay, M., Wu, J., Tussing-Humphreys, L., Alexandria, S. J., Sanchez, J., Unterman, T. y Varady, K. A. (2022). «Time-Restricted Eating Without Calorie Counting for Weight Loss in a Racially Diverse Population: A Randomized Controlled Trial», *Annals of Internal Medicine*, 176(7), pp.885-895. <https://doi.org/10.7326/M23-0052>.

73. Liu, D., Huang, Y., Huang, C., Yang, S. Wei, X., Zhang, P., Guo, D., Lin, J., Xu, B., Li, C., He, H., He, J., Liu, S., Shi, L., Xue, Y., & Zhang, H. (2022). «Calorie Restriction With or Without Time-Restricted Eating in Weight Loss», *The New England Journal of Medicine*, 386(16), pp.1495-504. <https://doi.org/10.1056/NEJMoa2114833>.

74. Maruthur, N. M., Pilla, S. J., White, K., Wu, B., Maw, M. T. T., Duan, D., Turkson-Ocran, R. A., Zhao, D., Charleston, J., Peterson, C. M., Dougherty, R. J., Schrack, J. A., Appel, L. J., Guallar, E. y Clark, J. M. (2024). «Effect of Isocaloric, Time-Restricted Eating on Body Weight in Adults With Obesity: A Randomized Controlled Trial», *Annals of Internal Medicine*, 177(5), pp.549-558. <https://doi.org/10.7326/M23-3132>.

75. Chen, J. H., Lu, L. W., Ge, Q., Feng, D., Yu, J., Liu, B., Zhang, R., Zhang, X., Ouyang, C., y Chen, F. (2023). «Missing Puzzle Pieces of Time-Restricted-Eating (TRE) as a Long-Term Weight loss Strategy in Overweight and Obese People? A Systematic Review and Meta-Analysis of Randomized Controlled Trials», *Critical Reviews in Food Science and Nutrition*, 63(15), pp.2331-2347. <https://doi.org/10.1080/10408398.2021.19 74335>.

76. Pellegrini, M., Cioffi, I., Evangelista, A., Ponzo, V., Goitre, I., Ciccone, G., Ghigo, E. y Bo, S. (2020) «Effects of Time-Restricted Feeding on Body Weight and Metabolism. A Systematic Review and Meta-Analysis», *Reviews in Endocrine & Metabolic Disorders*, 21(1), pp.17-33. <https://doi.org/10.1007/s11154-019-09524-w>.

77. Ezzati, A., Rosenkranz, S. K., Phelan, J. y Logan, C. (2023). «The Effects of Isocaloric Intermittent Fasting vs Daily Caloric Restriction on Weight Loss and Metabolic Risk Factors for Noncommunicable Chronic Diseases: A Systematic Review of Randomized Controlled or Comparative Trials», *Journal of the Academy of Nutrition and Dietetics*, 123(2), 318-329.e1. <https://doi.org/10.1016/j.jand.2022.09.013>.

78. Dalle Grave, R. (2020). «Regular Eating, Not Intermittent Fasting, Is the Best Strategy for a Healthy Eating Control», *IJEDO*, 2, pp.5-7. <https://doi.org/10.32044/ijedo.2020.02>.

79. Heilbronn, L. K., Smith, S. R., Martin, C. K., Anton, S. D. y Ravussin, E. (2005). «Alternate-Day Fasting in Nonobese Subjects: Effects on Body Weight, Body Composition, and Energy Metabolism», *The American Journal of Clinical Nutrition*, 81(1), pp.69-73. <https://doi.org/10.1093/ajcn/81.1.69>.

80. *Ibid.*

81. Varady, K. A., Bhutani, S., Church, E. C. y Klempel, M. C. (2009). «Short-Term Modified Alternate- Day Fasting: A Novel Dietary Strategy for Weight Loss and Cardioprotection in Obese Adults», *The American Journal of Clinical Nutrition*, 90(5), pp.1138-1143. <https://doi.org/10.3945/ajcn.2009.28380>.

82. Eshghinia, S. y Mohammadzadeh, F. (2013). «The Effects of Modified Alternate-Day Fasting Diet on Weight Loss and CAD Risk Factors in Overweight and Obese Women» *Journal of Diabetes and Metabolic Disorders*, 12(1), 4. <https://doi.org/10.1186/2251-6581-12-4>.

83. Heilbronn, L. K. *et al*. Alternate- Day Fasting in Nonobese Subjects.

84. Catenacci, V. A., Pan, Z., Ostendorf, D., Brannon, S., Gozansky, W. S., Mattson, M. P., Martin, B., MacLean, P. S., Melanson, E. L. y Troy Donahoo, W. (2016). «A Randomized Pilot Study Comparing Zero-Calorie Alternate-Day Fasting to Daily Caloric Restriction in Adults With Obesity», *Obesity*, 24(9), pp.1874-1883. <https://doi.org/10.1002/oby.21581>.

85. Trepanowski, J. F., Kroeger, C. M., Barnosky, A., Klempel, M. C., Bhutani, S., Hoddy, K. K., Gabel, K., Freels, S., Rigdon, J., Rood, J., Ravussin, E. y Varady, K. A. (2017). «Effect of Alternate-Day Fasting on Weight Loss, Weight

Maintenance, and Cardioprotection Among Metabolically Healthy Obese Adults: A Randomized Clinical Trial», *JAMA Internal Medicine*, 177(7), pp.930-938. <https://doi.org/10.1001/jamainternmed.2017.0936>.

86. Templeman, I., Smith, H. A., Chowdhury, E., Chen, Y. C., Carroll, H., Johnson-Bonson, D., Hengist, A., Smith, R., Creighton, J., Clayton, D., Varley, I., Karagounis, L. G., Wilhelmsen, A., Tsintzas, K., Reeves, S., Walhin, J. P., González, J. T., Thompson, D. y Betts, J. A. (2021). «A Randomized Controlled Trial to Isolate the Effects of Fasting and Energy Restriction on Weight Loss and Metabolic Health in Lean Adults», *Science Translational Medicine*, 13(598), eabd8034. <https://doi.org/10.1126/scitranslmed.abd8034>.

87. Harvie, M. N., Pegington, M., Mattson, M. P., Frystyk, J., Dillon, B., Evans, G., Cuzick, J., Jebb, S. A., Martin, B., Cutler, R. G., Son, T. G., Maudsley, S., Carlson, O. D., Egan, J. M., Flyvbjerg, A. y Howell, A. (2011). «The Effects of Intermittent or Continuous Energy Restriction on Weight Loss and Metabolic Disease Risk Markers: A Randomized Trial in Young Overweight Women», *International Journal of Obesity*, 35(5), pp.714-727. <https://doi.org/10.1038/ijo.2010.171>.

88. Conley, M., Le Fevre, L., Haywood, C. y Proietto, J. (2018). «Is Two Days of Intermittent Energy Restriction per Week a Feasible Weight Loss Approach in Obese Males? A Randomised Pilot Study», *Nutrition & Dietetics: The Journal of the Dietitians Association of Australia*, 75(1), pp.65-72. <https://doi.org/10.1111/1747-0080.12372>

89. Headland, M. L., Clifton, P. M. y Keogh, J. B. (2019). «Effect of Intermittent Compared to Continuous Energy Restriction on Weight Loss and Weight Maintenance After 12 Months in Healthy Overweight or Obese Adults», *International Journal of Obesity*, 43(10), pp.2028-2036. <https://doi.org/i0.i038/s4i366-0i8-0247-2>.

90. Pinto, A. M., Bordoli, C., Buckner, L. P., Kim, C., Kaplan, P. C., Del Arenal, I. M., Jeffcock, E. J. y Hall, W. L. (2020). «Intermittent Energy Restriction Is Comparable to Continuous Energy Restriction for Cardiometabolic Health in Adults With Central Obesity: A Randomized Controlled Trial; the Met-IER Study», *Clinical Nutrition*, 39(6), pp.1753-1763. <https://doi.org/10.1016/j.clnu.20i9.07.014>.

91. Harvie, M. N. *et al.* The Effects of Intermittent or Continuous Energy Restriction on Weight Loss and Metabolic Disease Risk Markers.

92. Cook, F., Langdon-Daly, J. y Serpell, L. (2022). «Compliance of Participants Undergoing a "5-2" Intermittent Fasting Diet and Impact on

Body Weight», *Clinical Nutrition ESPEN*, 52, pp.257-261. <https://doi. org/10.1016/j.clnesp.2022.08.0i2>.

93. Elortegui Pascual, P. *et al*. A Meta-Analysis Comparing the Effectiveness of Alternate Day Fasting, the 5:2 Diet, and Time-Restricted Eating for Weight Loss.

94. Gu, L., Fu, R., Hong, J., Ni, H., Yu, K. y Lou, H. (2022). «Effects of Intermittent Fasting in Human Compared to a Non-intervention Diet and Caloric Restriction: A Meta-Analysis of Randomized Controlled Trials», *Frontiers in Nutrition*, 9, 871682. <https://doi.org/10.3389/fnut.2022.871682>.

95. Schroor, M. M., Joris, P. J., Plat, J. y Mensink, R. P. (2024). «Effects of Intermittent Energy Restriction Compared With Those of Continuous Energy Restriction on Body Composition and Cardiometabolic Risk Markers - A Systematic Review and Meta-Analysis of Randomized Controlled Trials in Adults», *Advances in Nutrition*, 15(1), 100130. <https://doi.org/10.1016/j. advnut.2023.10.003>.

96. Vizthum, D., Katz, S. E. y Pacanowski, C. R. (2023). «The Impact of Time Restricted Eating on Appetite and Disordered Eating in Adults: A Mixed Methods Systematic Review», *Appetite*, 183, 106452. <https://doi. org/10.1016/j.appet.2023.106452>.

97. Stice, E., Davis, K., Miller, N. P. y Marti, C. N. (2008). «Fasting Increases Risk for Onset of Binge Eating and Bulimic Pathology: A 5-Year Prospective Study», *Journal of Abnormal Psychology*, 117(4), pp.941-946. <https://doi. org/10.1037/a0013644>.

98. Cuccolo, K., Kramer, R., Petros, T. y Thoennes, M. (2022). «Intermittent fasting implementation and association with eating disorder symptomatology», *Eating Disorders*, 30(5), pp. 471-491. <https://doi.org/10.1080/10640266.2021.1922145>.

99. Schueler, J., Philip, S. R., Vitus, D., Engler, S. y Fields, S. A. (2023). «Group differences in binge eating, impulsivity, and intuitive and mindful eating among intermittent fasters and non-fasters», *Appetite*, 182, 106416. <https://doi.org/10.1016/j.appet.2022.106416>.

100. Blumberg, J., Hahn, S. L. y Bakke, J. (2023). «Intermittent Fasting: Consider the Risks of Disordered Eating for Your Patient», *Clinical Diabetes and Endocrinology*, 9(1), 4. <https://doi.org/10.1186/s40842-023-00152-7>.

101. *Ibid.*

102. Rickman, A. D., Williamson, D. A., Martin, C. K., Gilhooly, C. H., Stein, R. I., Bales, C. W., Roberts, S. y Das, S. K. (2011). «The CALERIE study:

Design and methods of an innovative 25% caloric restriction intervention», *Contemporary Clinical Trials*, 32(6), pp.874-881. <https://doi.org/10.1016/j.cct.2011.07.002>.

103. Kraus, W. E., Bhapkar, M., Huffman, K. M., Pieper, C. F., Krupa Das, S., Redman, L. M., Villareal, D. T., Rochon, J., Roberts, S. B., Ravussin, E., Holloszy, J. O., Fontana, L. y CALERIE Investigators. (2019). «2 years of calorie restriction and cardiometabolic risk (CALERIE): Exploratory outcomes of a multicentre, phase 2, randomised controlled trial», *The Lancet: Diabetes & Endocrinology*, 7(9), pp.673-683. <https://doi.org/10.1016/S2213-8587(19)30151-2>.

104. Dorling, J. L., van Vliet, S., Huffman, K. M., Kraus, W. E., Bhapkar, M., Pieper, C. F., Stewart, T., Das, S. K., Racette, S. B., Roberts, S. B., Ravussin, E., Redman, L. M., Martin, C. K. y CALERIE Study Group. (2021). «Effects of caloric restriction on human physiological, psychological, and behavioral outcomes: Highlights from CALERIE Phase 2», *Nutrition Reviews*, 79(1), pp.98–113. <https://doi.org/10.1093/nutrit/nuaa085>.

105. Kraus, W. E. *et al.* 2 Years of Calorie Restriction and Cardiometabolic Risk (CALERIE).

Capítulo 4

1. Santos, I. *et al.* Prevalence of Personal Weight Control Attempts in Adults: A Systematic Review and Meta-Analysis.

2. Wadden, T. A. y Foster, G. D. (2006). «Weight and Lifestyle Inventory (WALI)», *Obesity*, 14(Suppl. 2), pp.99-118S. <https://doi.org/10.1038/oby.2006.289>.

3. Garaulet, M., Canteras, M., Morales, E., López-Guimera, G., Sánchez-Carracedo, D. y Corbalán-Tutau, M. D. (2012). «Validation of a questionnaire on emotional eating for use in cases of obesity: The Emotional Eater Questionnaire (EEQ)», *Nutrición Hospitalaria*, 27(2), pp.645-651. <https://doi.org/10.1590/S0212-16112012000200043>.

4. Craig, C. L., Marshall, A. L., Sjöström, M., Bauman, A. E., Booth, M. L., Ainsworth, B. E., Pratt, M., Ekelund, U., Yngve, A., Sallis, J. F. y Oja, P. (2003). «International Physical Activity Questionnaire: 12-country reliability and validity», *Medicine and Science in Sports and Exercise*, 35(8), pp.1381–1395. <https://doi.org/10.1249/01.MSS.0000078924.61453.FB>.

5. Lee, P. H., Macfarlane, D. J., Lam, T. H. y Stewart, S. M. (2011). «Validity of the International Physical Activity Questionnaire Short Form (IPAQ-SF): A systematic review», *The International Journal of Behavioral Nutrition and Physical Activity*, 8, pp.115. <https://doi.org/10.1186/1479-5868-8-115>.

6. Ravelli, M. N. y Schoeller, D. A. (2020). «Traditional self-reported dietary instruments are prone to inaccuracies and new approaches are needed», *Frontiers in Nutrition*, 7, pp.90. <https://doi.org/10.3389/fnut.2020.00090>.

7. Wehling, H. y Lusher, J. (2019). «People with a body mass index ≥30 under-report their dietary intake: A systematic review», *Journal of Health Psychology*, 24(14), pp.2042-2059. <https://doi.org/10.1177/1359105317714318>.

8. Fuente González, C. E., Chávez-Servín, J. L., de la Torre-Carbot, K., Ronquillo González, D., Aguilera Barreiro, M. L. Á. y Ojeda Navarro, L. R. (2022). «Relationship between emotional eating, consumption of hyperpalatable energy-dense foods, and indicators of nutritional status: A systematic review», *Journal of Obesity*, 2.022, pp.4243868. <https://doi.org/10.1155/2022/4243868>.

9. Dakanalis, A. *et al.* The Association of Emotional Eating With Overweight/Obesity, Depression, Anxiety/Stress, and Dietary Patterns.

10. Braden, A., Flatt, S. W., Boutelle, K. N., Strong, D., Sherwood, N. E. y Rock, C. L. (2016). «Emotional eating is associated with weight loss success among adults enrolled in a weight loss program», *Journal of Behavioral Medicine*, 39(4), pp.727-732. <https://doi.org/10.1007/s10865-016-9728-8>.

11. Sainsbury, K., Evans, E. H., Pedersen, S., Marqués, M. M., Teixeira, P. J., Lähteenmäki, L., Stubbs, R. J., Heitmann, B. L. y Sniehotta, F. F. (2019). «Attribution of weight regain to emotional reasons amongst European adults with overweight and obesity who regained weight following a weight loss attempt», *Eating and Weight Disorders – Studies on Anorexia, Bulimia, and Obesity*, 24(2), pp.351-361. <https://doi.org/10.1007/s40519-018-0487-0>.

12. *Ibid.*

13. Wren, G. M., Koutoukidis, D. A., Scragg, J., Whitman, M. y Jebb, S. (2023). «The association between goal setting and weight loss: Prospective analysis of a community weight loss program», *Journal of Medical Internet Research*, 25, pp.e43869. <https://doi.org/10.2196/43869>.

14. Linde, J. A., Jeffery, R. W., Finch, E. A., Ng, D. M. y Rothman, A. J. (2004). «Are unrealistic weight loss goals associated with outcomes for

overweight women?», *Obesity Research*, 12(3), pp.569-576. <https://doi. org/10.1038/oby.2004.65>.

15. Fabricatore, A. N., Wadden, T. A., Womble, L. G., Sarwer, D. B., Berkowitz, R. I., Foster, G. D. y Brock, J. R. (2007). «The role of patients' expectations and goals in the behavioral and pharmacological treatment of obesity», *International Journal of Obesity* (2005), 31(11), pp.1739-1745. <https://doi.org/10.1038/sj.ijo.0803649>.

16. Foster, G. D. *et al*. What Is a Reasonable Weight Loss? Patients' Expectations and Evaluations of Obesity Treatment Outcomes.

17. Durant, N. H., Joseph, R. P., Affuso, O. H., Dutton, G. R., Robertson, H. T. y Allison, D. B. (2013). «Empirical evidence does not support an association between less ambitious pre-treatment goals and better treatment outcomes: A meta-analysis», *Obesity Reviews*, 14(7), pp.532-540. <https://doi.org/10.1111/ obr.12038>.

18. Foster, G. D. *et al*. What Is a Reasonable Weight Loss? Patients' Expectations and Evaluations of Obesity Treatment Outcomes.

19. Serrat, O. (2017). «The five whys technique», en *Knowledge Solutions*. Springer, Singapore. <https://doi.org/10.1007/978-981-10-0983-9_32>.

20. Teixeira, P. J., Carraça, E. V., Markland, D., Silva, M. N. y Ryan, R. M. (2012). «Exercise, physical activity, and self-determination theory: A systematic review», *The International Journal of Behavioral Nutrition and Physical Activity*, 9, pp.78. <https://doi.org/10.1186/1479-5868-9-781479-5868-9-78>.

21. Panão, I. y Carraça, E. V. (2020). «Effects of exercise motivations on body image and eating habits/behaviours: A systematic review», *Nutrition & Dietetics*, 77(1), pp.41-59. <https://doi.org/10.1111/1747-0080.12575>.

22. DiLillo, V., Siegfried, N. J. y West, D. S. (2003). «Incorporating motivational interviewing into behavioral obesity treatment», *Cognitive and Behavioral Practice*, 10(2), pp.120-130. <https://doi.org/10.1016/S1077-7229(03)80020-2>.

23. DiLillo, V. y West, D. S. (2011). «Motivational interviewing for weight loss», *The Psychiatric Clinics of North America*, 34(4), pp.861-869. <https://doi. org/10.1016/j.psc.2011.08.003>.

24. Cole, S. A., Sannidhi, D., Jadotte, Y. T. y Rozanski, A. (2023). «Using motivational interviewing and brief action planning for adopting and maintaining positive health behaviors», *Progress in Cardiovascular Diseases*, 77, pp.86-94. <https://doi.org/10.1016/j.pcad.2023.02.003>.

25. Barrett, S., Begg, S., O'Halloran, P. y Kingsley, M. (2018). «Integrated motivational interviewing and cognitive behaviour therapy for lifestyle mediators of overweight and obesity in community-dwelling adults: A systematic review and meta-analyses», *BMC Public Health*, 18(1), pp.1160. <https://doi.org/10.1186/s12889-018-6062-9>.

26. Morisano, D., Hirsh, J. B., Peterson, J. B., Pihl, R. O. y Shore, B. M. (2010). «Setting, elaborating, and reflecting on personal goals improves academic performance», *The Journal of Applied Psychology*, 95(2), pp.255-264. <https://doi.org/10.1037/a0018478>.

27. SSchippers, M. C., Morisano, D., Locke, E. A., Scheepers, A. W., Latham, G. P. y De Jong, E. M. (2020). «Writing about personal goals and plans regardless of goal type boosts academic performance», *Contemporary Educational Psychology*, 60, 101823. <https://doi.org/10.1016/j.cedpsych.2019.101823>.

28. Morisano, D. *et al*. Setting, Elaborating, and Reflecting on Personal Goals Improves Academic Performance.

29. Epton, T., Currie, S. y Armitage, C. J. (2017). «Unique effects of setting goals on behavior change: Systematic review and meta-analysis», *Journal of Consulting and Clinical Psychology*, 85(12), pp.1182-1198. <https://doi.org/10.1037/ccp0000260>.

30. Pearson, E. S. (2012). «Goal setting as a health behavior change strategy in overweight and obese adults: A systematic literature review examining intervention components», *Patient Education and Counseling*, 87(1), pp.32-42. <https://doi.org/10.1016/j.pec.2011.07.018>.

Capítulo 5

1. García-Hermoso, A., López-Gil, J. F., Ramírez-Vélez, R., Alonso-Martínez, A. M., Izquierdo, M. y Ezzatvar, Y. (2023). «Adherence to aerobic and muscle-strengthening activities guidelines: A systematic review and meta-analysis of 3.3 million participants across 32 countries», *British Journal of Sports Medicine*, 57(4), pp.225-229. <https://doi.org/10.1136/bjsports-2022-106189>.

2. Guthold, R., Stevens, G. A., Riley, L. M. y Bull, F. C. (2018). «Worldwide trends in insufficient physical activity from 2001 to 2016: A pooled analysis of 358 population-based surveys with 1,9 million participants», *The Lancet Global Health*, 6(10), e1077-e1086. <https://doi.org/10.1016/S2214-109X(18)30357-7>.

3. Grannell, A., Fallon, F., Al-Najim, W. y Le Roux, C. (2021). «Obesity and responsibility: Is it time to rethink agency?», *Obesity Reviews*, 22(8), e13270. <https://doi.org/10.1111/obr.13270>.

4. Jebb, S. A. y Aveyard, P. (2023). «"Willpower" is not enough: Time for a new approach to public health policy to prevent obesity», *BMC Medicine*, 21(1), 89. <https://doi.org/10.1186/s12916-023-02803-z>.

5. Ainslie, G. (2020). «Willpower with and without effort», *Behavioral and Brain Sciences*, 44, e30. <https://doi.org/10.1017/S0140525X20000357>.

6. Mischel, W., Ayduk, O., Berman, M. G., Casey, B. J., Gotlib, I. H., Jonides, J., Kross, E., Teslovich, T., Wilson, N. L., Zayas, V. y Shoda, Y. (2011). «"Willpower" over the life span: Decomposing self-regulation», *Social Cognitive and Affective Neuroscience*, 6(2), pp.252-256. <https://doi.org/10.1093/scan/nsq081>.

7. Duckworth, A. L., Milkman, K. L. y Laibson, D. (2018). «Beyond willpower: Strategies for reducing failures of self-control», *Psychological Science in the Public Interest,* 19(3), pp.102-129. <https://doi.org/10.1177/1529100618821893>.

8. James, W. (1890). *The Principles of Psychology, Vol. 1*. Henry Holt and Co. <https://doi.org/10.1037/10538-000>.

9. Van't Riet, J., Sijtsema, S. J., Dagevos, H. y De Bruijn, G. J. (2011). «The importance of habits in eating behaviour: An overview and recommendations for future research», *Appetite*, 57(3), pp.585-596. <https://doi.org/10.1016/j.appet.2011.07.010>.

10. Gardner, B., Rebar, A. L. y Lally, P. (2020). «Habit interventions», en *The Handbook of Behaviour Change*. Cambridge University Press, pp.599-616. <https://doi.org/10.1017/9781108677318.041>.

11. *Ibid.*

12. Gardner, B., Lally, P. y Wardle, J. (2012). «Making health habitual: The psychology of "habit-formation" and general practice», *The British Journal of General Practice,* 62(605), pp.664-666. <https://doi.org/10.3399/bjgp12X659466>.

13. Lally, P., Chipperfield, A. y Wardle, J. (2008). «Healthy habits: Efficacy of simple advice on weight control based on a habit-formation model», *International Journal of Obesity*, 32(4), pp.700-707. <https://doi.org/10.1038/sj.ijo.0803771>.

14. Cleo, G., Glasziou, P., Beller, E., Isenring, E. y Thomas, R. (2019). «Habit-based interventions for weight loss maintenance in adults with overweight and obesity: A randomized controlled trial», *International Journal of Obesity*, 43(2), pp. 374-383. <https://doi.org/10.1038/s41366-018-0067-4>.

15. Cleo, G., Isenring, E., Thomas, R. y Glasziou, P. (2017). «Could habits hold the key to weight loss maintenance? A narrative review», *Journal of Human Nutrition and Dietetics*, 30(5), pp. 655-664. <https://doi.org/10.1111/jhn.12456>.

16. Cleo, G., Beller, E., Glasziou, P., Isenring, E. y Thomas, R. (2020). «Efficacy of habit-based weight loss interventions: A systematic review and meta-analysis», *Journal of Behavioral Medicine*, 43(4), pp. 519-532. <https://doi.org/10.1007/s10865-019-00100-w>.

17. Robinson, E., Khuttan, M., McFarland-Lesser, I., Patel, Z. y Jones, A. (2022). «Calorie reformulation: A systematic review and meta-analysis examining the effect of manipulating food energy density on daily energy intake», *The International Journal of Behavioral Nutrition and Physical Activity*, 19(1), pp. 48. <https://doi.org/10.1186/s12966-022-01287-z>.

18. Klos, B., Cook, J., Crepaz, L., Weiland, A., Zipfel, S. y Mack, I. (2023). «Impact of energy density on energy intake in children and adults: A systematic review and meta-analysis of randomized controlled trials», *European Journal of Nutrition*, 62(3), pp. 1059-1076. <https://doi.org/10.1007/s00394-022-03054-z>.

19. Stewart, T. M., Martin, C. K. y Williamson, D. A. (2022). «The complicated relationship between dieting, dietary restraint, caloric restriction, and eating disorders: Is a shift in public health messaging warranted?», *International Journal of Environmental Research and Public Health*, 19(1), p. 491. <https://doi.org/10.3390/ijerph19010491>.

20. Dakin, C., Beaulieu, K., Hopkins, M., Gibbons, C., Finlayson, G. y Stubbs, R. J. (2023). «Do eating behavior traits predict energy intake and body mass index? A systematic review and meta-analysis», *Obesity Reviews*, 24(1), e13515. <https://doi.org/10.1111/obr.13515>.

21. Lee, S. H., Moore, L. V., Park, S., Harris, D. M. y Blanck, H. M. (2022). «Adults meeting fruit and vegetable intake recommendations – United States, 2019», *MMWR. Morbidity and Mortality Weekly Report*, 71(1), pp. 1-9. <https://doi.org/10.15585/mmwr.mm7101a1>.

22. W Wallace, T. C., Bailey, R. L., Blumberg, J. B., Burton-Freeman, B., Chen, C. O., Crowe-White, K. M., Drewnowski, A., Hooshmand, S., Johnson, E., Lewis, R., Murray, R., Shapses, S. A. y Wang, D. D. (2020). «Fruits, vegetables,

and health: A comprehensive narrative, umbrella review of the science and recommendations for enhanced public policy to improve intake», *Critical Reviews in Food Science and Nutrition*, 60(13), pp.2174-2211. <https://doi.org/1 0.1080/10408398.2019.1632258>.

23. Wang, D. D., Li, Y., Bhupathiraju, S. N., Rosner, B. A., Sun, Q., Giovannucci, E. L., Rimm, E. B., Manson, J. E., Willett, W. C., Stampfer, M. J. y Hu, F. B. (2021). «Fruit and vegetable intake and mortality: Results from 2 prospective cohort studies of US men and women and a meta-analysis of 26 cohort studies», *Circulation*, 143(17), pp.1642-1654. <https://doi.org/10.1161/ circulationaha.120.048996>.

24. Ello-Martin, J. A., Roe, L. S., Ledikwe, J. H., Beach, A. M. y Rolls, B. J. (2007). «Dietary energy density in the treatment of obesity: A year-long trial comparing 2 weight loss diets», *The American Journal of Clinical Nutrition*, 85(6), pp.1465-1477. <https://doi.org/10.1093/ajcn/85.6.1465>.

25. Rolls, B. J., Roe, L. S. y Meengs, J. S. (2010). «Portion size can be used strategically to increase vegetable consumption in adults», *The American Journal of Clinical Nutrition*, 91(4), pp.913-922. <https://doi.org/10.3945/ ajcn.2009.28801>.

26. Blatt, A. D., Roe, L. S. y Rolls, B. J. (2011). «Hidden vegetables: An effective strategy to reduce energy intake and increase vegetable intake in adults», *The American Journal of Clinical Nutrition*, 93(4), pp.756-763. <https:// doi.org/10.3945/ajcn.110.009332>.

27. Spill, M. K., Birch, L. L., Roe, L. S. y Rolls, B. J. (2011). «Hiding vegetables to reduce energy density: An effective strategy to increase children's vegetable intake and reduce energy intake», *The American Journal of Clinical Nutrition*, 94(3), pp.735-741. <https://doi.org/10.3945/ajcn.111.015206>.

28. Rolls, B. J., Roe, L. S. y Meengs, J. S. (2004). «Salad and satiety: Energy density and portion size of a first-course salad affect energy intake at lunch», *Journal of the American Dietetic Association*, 104(10), pp.1570-1576. <https:// doi.org/10.1016/j.jada.2004.07.001>.

29. Flood-Obbagy, J. E. y Rolls, B. J. (2009). «The effect of fruit in different forms on energy intake and satiety at a meal», *Appetite*, 52(2), pp.416-422. <https://doi.org/10.1016/j.appet.2008.12.001>.

30. Redden, J. P., Mann, T., Vickers, Z., Mykerezi, E., Reicks, M. y Elsbernd, S. (2015). «Serving first in isolation increases vegetable intake among elementary schoolchildren», *PloS One*, 10(4), e0121283. <https://doi.org/10.1371/journal. pone.0121283>.

31. Elsbernd, S. L., Reicks, M. M., Mann, T. L., Redden, J. P., Mykerezi, E. y Vickers, Z. M. (2016). «Serving vegetables first: A strategy to increase vegetable consumption in elementary school cafeterias», *Appetite*, 96, pp.111-115. <https://doi.org/10.1016/j.appet.2015.09.001>.

32. Livingstone, K. M., Burton, M., Brown, A. K. y McNaughton, S. A. (2020). «Exploring barriers to meeting recommendations for fruit and vegetable intake among adults in regional areas: A mixed-methods analysis of variations across socio-demographics», *Appetite*, 153, 104750. <https://doi.org/10.1016/j.appet.2020.104750>.

33. Li, L., Pegg, R. B., Eitenmiller, R. R., Chun, J. Y. y Kerrihard, A. L. (2017). «Selected nutrient analyses of fresh, fresh-stored, and frozen fruits and vegetables», *Journal of Food Composition and Analysis*, 59, pp.8-17. <https://doi.org/10.1016/j.jfca.2017.02.002>.

34. Rickman, J. C., Barrett, D. M. y Bruhn, C. M. (2007). «Nutritional comparison of fresh, frozen and canned fruits and vegetables. Part 1. Vitamins C and B and phenolic compounds», *Journal of the Science of Food and Agriculture*, 87(6), pp.930-944. <https://doi.org/10.1002/jsfa.2825>.

35. Freedman, M. R. y Fulgoni, V. L., 3rd (2016). «Canned vegetable and fruit consumption is associated with changes in nutrient intake and higher diet quality in children and adults: National Health and Nutrition Examination Survey 2001–2010», *Journal of the Academy of Nutrition and Dietetics*, 116(6), pp.940-948. <https://doi.org/10.1016/j.jand.2015.10.013>.

36. Wang, D. D. *et al.* Fruit and Vegetable Intake and Mortality.

37. US Department of Agriculture y US Department of Health and Human Services. (2020). *Dietary Guidelines for Americans, 2020–2025* (9.ª ed.). Consultado en <https://www.dietaryguidelines.gov/sites/default/files/2020-12/Dietary_Guidelines_for_Americans_2020-2025.pdf>.

38. Public Health England. (2019). *Saturated fats and health: SACN report*. Consultado en <https://www.gov.uk/government/publications/saturated-fats-and-health-sacn-report>.

39. Peterson, S., Sigman-Grant, M., Eissenstat, B. y Kris-Etherton, P. (1999). «Impact of adopting lower-fat food choices on energy and nutrient intakes of American adults», *Journal of the American Dietetic Association*, 99(2), pp.177-183. <https://doi.org/10.1016/S0002-8223(99)00043-7>.

40. Borela, V. L., De Alencar, E. R., Mendonça, M. A., Han, H., Raposo, A., Ariza-Montes, A., Araya-Castillo, L. y Zandonadi, R. P. (2022). «Influence of

different cooking methods on fillet steak physicochemical characteristics», *International Journal of Environmental Research and Public Health*, 19(1), 606. <https://doi.org/10.3390/ijerph19010606>.

41. Gerber, N., Scheeder, M. R. y Wenk, C. (2009). «The influence of cooking and fat trimming on the actual nutrient intake from meat», *Meat Science*, 81(1), pp.148-154. <https://doi.org/10.1016/j.meatsci.2008.07.012>.

42. Lally, P. *et al.* Healthy Habits: Efficacy of Simple Advice on Weight Control Based on a Habit- Formation Model.

43. Schwingshackl, L., Zähringer, J., Beyerbach, J., Werner, S. S., Heseker, H., Koletzko, B. y Meerpohl, J. J. (2021). «Total dietary fat intake, fat quality, and health outcomes: A scoping review of systematic reviews of prospective studies», *Annals of Nutrition & Metabolism*, 77(1), pp.4-15. <https://doi.org/10.1159/000515058>.

44. Huang, C., Dumanovsky, T., Silver, L. D., Nonas, C. y Bassett, M. T. (2009). «Calories from beverages purchased at 2 major coffee chains in New York City, 2007», *Preventing Chronic Disease*, 6(4), A118. <https://www.cdc.gov/pcd/issues/2009/jul/08_0196.htm>.

45. Duffey, K. J. y Popkin, B. M. (2007). «Shifts in patterns and consumption of beverages between 1965 and 2002», *Obesity*, 15(11), pp.2739-2747. <https://doi.org/10.1038/oby.2007.326>.

46. Pan, A. y Hu, F. B. (2011). «Effects of carbohydrates on satiety: Differences between liquid and solid food», *Current Opinion in Clinical Nutrition and Metabolic Care*, 14(4), pp.385-390. <https://doi.org/10.1097/MCO.0b013e328346df36>.

47. Appelhans, B. M., Bleil, M. E., Waring, M. E., Schneider, K. L., Nackers, L. M., Busch, A. M., Whited, M. C. y Pagoto, S. L. (2013). «Beverages contribute extra calories to meals and daily energy intake in overweight and obese women», *Physiology & Behavior*, 122, pp.129-133. <https://doi.org/10.1016/j.physbeh.2013.09.004>.

48. Tran, Q. D., Nguyen, T. H. H., Le, C. L., Hoang, L. V., Vu, T. Q. C., Phan, N. Q. y Bui, T. T. (2023). «Sugar-sweetened beverages consumption increases the risk of metabolic syndrome and its components in adults: Consistent and robust evidence from an umbrella review», *Clinical Nutrition ESPEN*, 57, pp.655-664. <https://doi.org/10.1016/j.clnesp.2023.08.001>.

49. Andreyeva, T., Marple, K., Marinello, S., Moore, T. E. y Powell, L. M. (2022). «Outcomes following taxation of sugar-sweetened beverages: A

systematic review and meta-analysis», *JAMA Network Open*, 5(6), e2215276. <https://doi.org/10.1001/jamanetworkopen.2022.15276>.

50. Harrold, J. A., Hill, S., Radu, C., Thomas, P., Thorp, P., Hardman, C. A., Christiansen, P. y Halford, J. C. G. (2024). «Non-nutritive sweetened beverages versus water after a 52-week weight management programme: A randomised controlled trial», *International Journal of Obesity*, 48(1), pp.83-93. <https://doi.org/10.1038/s41366-023-01393-3>.

51. McGlynn, N. D., Khan, T. A., Wang, L., Zhang, R., Chiavaroli, L., Au-Yeung, F., Lee, J. J., Noronha, J. C., Comelli, E. M., Blanco Mejía, S., Ahmed, A., Malik, V. S., Hill, J. O., Leiter, L. A., Agarwal, A., Jeppesen, P. B., Rahelic, D., Kahleová, H., Salas-Salvadó, J., Kendall, C. W. C. y Sievenpiper, J. L. (2022). «Association of low- and no-calorie sweetened beverages as a replacement for sugar-sweetened beverages with body weight and cardiometabolic risk: A systematic review and meta-analysis», *JAMA Network Open*, 5(3), e222092. <https://doi.org/10.1001/jamanetworkopen.2022.2092>.

52. Nguyen, M., Jarvis, S. E., Tinajero, M. G., Yu, J., Chiavaroli, L., Mejía, S. B., Khan, T. A., Tobias, D. K., Willett, W. C., Hu, F. B., Hanley, A. J., Birken, C. S., Sievenpiper, J. L. y Malik, V. S. (2023). «Sugar-sweetened beverage consumption and weight gain in children and adults: A systematic review and meta-analysis of prospective cohort studies and randomized controlled trials», *The American Journal of Clinical Nutrition*, 117(1), pp.160-174. <https://doi.org/10.1016/j.ajcnut.2022.11.008>

53. Tran, Q. D. et al. Sugar-Sweetened Beverages Consumption Increases the Risk of Metabolic Syndrome and Its Components in Adults: Consistent and Robust Evidence From an Umbrella Review.

54. Warburton, D. E. R. y Bredin, S. S. D. (2017). «Health benefits of physical activity: A systematic review of current systematic reviews», *Current Opinion in Cardiology*, 32(5), pp.541-556. <https://doi.org/10.1097/HCO.0000000000000437>.

55. Ramakrishnan, R., He, J. R., Ponsonby, A. L., Woodward, M., Rahimi, K., Blair, S. N. y Dwyer, T. (2021). «Objectively measured physical activity and all-cause mortality: A systematic review and meta-analysis», *Preventive Medicine*, 143, 106356. <https://doi.org/10.1016/j.ypmed.2020.106356>.

56. Yuan, Y., Lin, S., Lin, W., Huang, F. y Zhu, P. (2022). «Modifiable predictive factors and all-cause mortality in the non-hospitalized elderly population: An umbrella review of meta-analyses», *Experimental Gerontology*, 163, 111792. <https://doi.org/10.1016/j.exger.2022.111792>.

57. Dale, L. P., Vanderloo, L., Moore, S. y Faulkner, G. (2019). «Physical activity and depression, anxiety, and self-esteem in children and youth: An umbrella systematic review», *Mental Health and Physical Activity*, 16, pp.66-79. <https://doi.org/10.1016/j.mhpa.2018.12.001>.

58. Noetel, M., Sanders, T., Gallardo-Gómez, D., Taylor, P., Del Pozo Cruz, B., van den Hoek, D., Smith, J. J., Mahoney, J., Spathis, J., Moresi, M., Pagano, R., Pagano, L., Vasconcellos, R., Arnott, H., Varley, B., Parker, P., Biddle, S. y Lonsdale, C. (2024). «Effect of exercise for depression: Systematic review and network meta-analysis of randomised controlled trials», *BMJ*, 384, e075847. <https://doi.org/10.1136/bmj-2023-075847>.

59. Warburton, D. E. R. y Bredin, S. S. D., Health Benefits of Physical Activity: A Systematic Review of Current Systematic Reviews.

60. Ainsworth, B. E., Haskell, W. L., Herrmann, S. D., Meckes, N., Bassett, D. R., Jr, Tudor-Locke, C., Greer, J. L., Vezina, J., Whitt-Glover, M. C. y Leon, A. S. (2011). «2011 compendium of physical activities: A second update of codes and MET values», *Medicine and Science in Sports and Exercise*, 43(8), pp.1575-1581. <https://doi.org/10.1249/MSS.0b013e31821ece12>

61. Maclean, P. S., Bergouignan, A., Cornier, M. A. y Jackman, M. R. (2011). «Biology's response to dieting: The impetus for weight regain», *American Journal of Physiology: Regulatory, Integrative and Comparative Physiology*, 301(3), R581–R600. <https://doi.org/10.1152/ajpregu.00755.2010>.

62. Thorogood, A., Mottillo, S., Shimony, A., Filion, K. B., Joseph, L., Genest, J., Pilote, L., Poirier, P., Schiffrin, E. L. y Eisenberg, M. J. (2011). «Isolated aerobic exercise and weight loss: A systematic review and meta-analysis of randomized controlled trials», *The American Journal of Medicine*, 124(8), pp.747-755. <https://doi.org/10.1016/j.amjmed.2011.02.037>.

63. Flack, K. D., Ufholz, K., Johnson, L., Fitzgerald, J. S. y Roemmich, J. N. (2018). «Energy compensation in response to aerobic exercise training in overweight adults», *American Journal of Physiology: Regulatory, Integrative and Comparative Physiology*, 315(4), R619–R626. <https://doi.org/10.1152/ajpregu.00071.2018>.

64. Martin, C. K., Johnson, W. D., Myers, C. A., Apolzan, J. W., Earnest, C. P., Thomas, D. M., Rood, J. C., Johannsen, N. M., Tudor-Locke, C., Harris, M., Hsia, D. S. y Church, T. S. (2019). «Effect of different doses of supervised exercise on food intake, metabolism, and non-exercise physical activity: The E-Mechanic randomized controlled trial», *The American Journal of Clinical Nutrition*, 110(3), pp.583-592. <https://doi.org/10.1093/ajcn/nqz054>.

65. Careau, V., Halsey, L. G., Pontzer, H., Ainslie, P. N., Andersen, L. F., Anderson, L. J., Arab, L., Baddou, I., Bedu-Addo, K., Blaak, E. E., Blanc, S., Bonomi, A. G., Bouten, C. V. C., Buchowski, M. S., Butte, N. F., Camps, S. G. J. A., Close, G. L., Cooper, J. A., Das, S. K., Cooper, R. y IAEA DLW Database Group. (2021). «Energy compensation and adiposity in humans», *Current Biology*, 31(20), pp.4659-4666.e2. <https://doi.org/10.1016/j.cub.2021.08.016>.

66. Fernández-Verdejo, R., Alcántara, J. M. A., Galgani, J. E., Acosta, F. M., Migueles, J. H., Amaro-Gahete, F. J., Labayen, I., Ortega, F. B. y Ruiz, J. R. (2021). «Deciphering the constrained total energy expenditure model in humans by associating accelerometer-measured physical activity from wrist and hip», *Scientific Reports*, *11*(1), 12302. <https://doi.org/10.1038/s41598-021-91750-x>.

67. González, J. T., Batterham, A. M., Atkinson, G. y Thompson, D. (2023). «Perspective: Is the response of human energy expenditure to increased physical activity additive or constrained?», *Advances in Nutrition*, 14(3), pp.406-419. <https://doi.org/10.1016/j.advnut.2023.02.003>.

68. Thomas, D. M., Kyle, T. K. y Stanford, F. C. (2015). «The gap between expectations and reality of exercise-induced weight loss is associated with discouragement», *Preventive Medicine*, 81, pp.357-360. <https://doi.org/10.1016/j.ypmed.2015.10.001>.

69. Recchia, F., Leung, C. K., Yu, A. P., Leung, W., Yu, D. J., Fong, D. Y., Montero, D., Lee, C. H., Wong, S. H. S. y Siu, P. M. (2023). «Dose-response effects of exercise and caloric restriction on visceral adiposity in overweight and obese adults: A systematic review and meta-analysis of randomised controlled trials», *British Journal of Sports Medicine*, 57(16), pp.1035-1041. <https://doi.org/10.1136/bjsports-2022-106304>.

70. Verheggen, R. J., Maessen, M. F., Green, D. J., Hermus, A. R., Hopman, M. T. y Thijssen, D. H. (2016). «A systematic review and meta-analysis on the effects of exercise training versus hypocaloric diet: Distinct effects on body weight and visceral adipose tissue», *Obesity Reviews*, 17(8), pp.664-690. <https://doi.org/10.1111/obr.12406>.

71. Neeland, I. J., Ross, R., Després, J. P., Matsuzawa, Y., Yamashita, S., Shai, I., Seidell, J., Magni, P., Santos, R. D., Arsenault, B., Cuevas, A., Hu, F. B., Griffin, B., Zambon, A., Barter, P., Fruchart, J. C., Eckel, R. H., International Atherosclerosis Society y International Chair on Cardiometabolic Risk Working Group on Visceral Obesity. (2019). «Visceral and ectopic fat, atherosclerosis, and cardiometabolic disease: A position statement», *The Lancet: Diabetes & Endocrinology*, 7(9), pp.715-725. <https://doi.org/10.1016/S2213-8587(19)30084-1>.

72. Bellicha, A., van Baak, M. A., Battista, F., Beaulieu, K., Blundell, J. E., Busetto, L., Carraça, E. V., Dicker, D., Encantado, J., Ermolao, A., Farpour-Lambert, N., Pramono, A., Woodward, E. y Oppert, J. M. (2021). «Effect of exercise training on weight loss, body composition changes, and weight maintenance in adults with overweight or obesity: An overview of 12 systematic reviews and 149 studies», *Obesity Reviews*, 22(Suppl. 4), e13256. <https://doi.org/10.1111/obr.13256>.

73. Bull, F. C., Al-Ansari, S. S., Biddle, S., Borodulin, K., Buman, M. P., Cardon, G., Carty, C., Chaput, J. P., Chastin, S., Chou, R., Dempsey, P. C., DiPietro, L., Ekelund, U., Firth, J., Friedenreich, C. M., García, L., Gichu, M., Jago, R., Katzmarzyk, P. T., Lambert, E. y Willumsen, J. F. (2020). «World Health Organization 2020 guidelines on physical activity and sedentary behaviour», *British Journal of Sports Medicine*, 54(24), pp.1451-1462. <https://doi.org/10.1136/bjsports-2020-102955>.

74. McCrady-Spitzer, S. K. y Levine, J. A. (2012). «Nonexercise activity thermogenesis: A way forward to treat the worldwide obesity epidemic», *Surgery for Obesity and Related Diseases*, 8(5), pp.501-506. <https://doi.org/10.1016/j.soard.2012.08.001>.

75. Malaeb, S., Perez-Leighton, C. E., Noble, E. E. y Billington, C. (2019). «A "NEAT" approach to obesity prevention in the modern work environment», *Workplace Health & Safety*, 67(3), pp.102-110. <https://doi.org/10.1177/2165079918790980>.

76. Rizzato, A. *et al*. Non-exercise Activity Thermogenesis in the Workplace: The Office Is on Fire.

77. Villablanca, P. A. *et al*. Nonexercise Activity Thermogenesis in Obesity Management.

78. *Ibid*.

79. Schneider, P. L., Bassett, D. R., Jr, Thompson, D. L., Pronk, N. P. y Bielak, K. M. (2006). «Effects of a 10,000 steps per day goal in overweight adults», *American Journal of Health Promotion*, 21(2), pp.85-89. <https://doi.org/10.4278/0890-1171-21.2.85>.

80. Musto, A., Jacobs, K., Nash, M., DelRossi, G. y Perry, A. (2010). «The effects of an incremental approach to 10,000 steps/day on metabolic syndrome components in sedentary overweight women», *Journal of Physical Activity & Health*, 7(6), pp.737-745. <https://doi.org/10.1123/jpah.7.6.737>.

81. Saint-Maurice, P. F., Troiano, R. P., Bassett, D. R., Jr, Graubard, B. I., Carlson, S. A., Shiroma, E. J., Fulton, J. E. y Matthews, C. E. (2020). «Association of daily step count and step intensity with mortality among US adults», *JAMA*, 323(12), pp.1151-1160. <https://doi.org/10.1001/jama.2020.1382>.

82. Sheng, M., Yang, J., Bao, M., Chen, T., Cai, R., Zhang, N., Chen, H., Liu, M., Wu, X., Zhang, B., Liu, Y. y Chao, J. (2021). «The relationships between step count and all-cause mortality and cardiovascular events: A dose-response meta-analysis», *Journal of Sport and Health Science*, 10(6), pp.620-628. <https://doi.org/10.1016/j.jshs.2021.09.004>.

83. *Ibid.*

84. Islam, H., Gibala, M. J. y Little, J. P. (2022). «Exercise snacks: A novel strategy to improve cardiometabolic health», *Exercise and Sport Sciences Reviews*, 50(1), pp.31-37. <https://doi.org/10.1249/JES.0000000000000275>.

85. Sanders, J. P., Biddle, S. J. H., Gokal, K., Sherar, L. B., Skrybant, M., Parretti, H. M., Ives, N., Yates, T., Mutrie, N., Daley, A. J. y Snacktivity Study Team. (2021). «"Snacktivity™" to increase physical activity: Time to try something different?», *Preventive Medicine*, 153, pp.106851. <https://doi.org/10.1016/j.ypmed.2021.106851>.

86. Jones, M. D., Clifford, B. K., Stamatakis, E. y Gibbs, M. T. (2024). «Exercise snacks and other forms of intermittent physical activity for improving health in adults and older adults: A scoping review of epidemiological, experimental and qualitative studies», *Sports Medicine*, 54, pp.813-835. <https://doi.org/10.1007/s40279-023-01983-1>.

87. Han, M., Qie, R., Shi, X., Yang, Y., Lu, J., Hu, F., Zhang, M., Zhang, Z., Hu, D. y Zhao, Y. (2022). «Cardiorespiratory fitness and mortality from all causes, cardiovascular disease and cancer: Dose-response meta-analysis of cohort studies», *British Journal of Sports Medicine*, 56(13), pp.733-739. <https://doi.org/10.1136/bjsports-2021-104876>.

88. Lally, P. *et al.* Healthy Habits: Efficacy of Simple Advice on Weight Control Based on a Habit- Formation Model.

89. Li, J., Cao, D., Huang, Y., Chen, Z., Wang, R., Dong, Q. y Liu, L. (2022). «Sleep duration and health outcomes: An umbrella review», *Sleep and Breathing*, 26, pp.1479-1501. <https://doi.org/10.1007/s11325-021-02458-1>.

90. Mosavat, M., Mirsanjari, M., Arabiat, D., Smyth, A. y Whitehead, L. (2021). «The role of sleep curtailment on leptin levels in obesity and

diabetes mellitus», *Obesity Facts*, *14*(2), pp. 214-221. <https://doi.org/10.1159/000514095>.

91. Schmid, S. M., Hallschmid, M., Jauch-Chara, K., Born, J. y Schultes, B. (2008). «A single night of sleep deprivation increases ghrelin levels and feelings of hunger in normal-weight healthy men», *Journal of Sleep Research*, 17(3), pp. 331-334. <https://doi.org/10.1111/j.1365-2869.2008.00662.x>.

92. van Egmond, L. T., Meth, E. M. S., Engström, J., Ilemosoglou, M., Keller, J. A., Vogel, H. y Benedict, C. (2023). «Effects of acute sleep loss on leptin, ghrelin, and adiponectin in adults with healthy weight and obesity: A laboratory study», *Obesity*, 31(3), pp. 635-641. <https://doi.org/10.1002/oby.23616>.

93. Brondel, L., Romer, M. A., Nougues, P. M., Touyarou, P. y Davenne, D. (2010). «Acute partial sleep deprivation increases food intake in healthy men», *The American Journal of Clinical Nutrition*, 91(6), pp. 1550-1559. <https://doi.org/10.3945/ajcn.2009.28523>.

94. Nedeltcheva, A. V., Kilkus, J. M., Imperial, J., Kasza, K., Schoeller, D. A. y Penev, P. D. (2009). «Sleep curtailment is accompanied by increased intake of calories from snacks», *The American Journal of Clinical Nutrition*, 89(1), pp. 126-133. <https://doi.org/10.3945/ajcn.2008.26574>.

95. Brondel, L. *et al.* Acute Partial Sleep Deprivation Increases Food Intake in Healthy Men.

96. Nedeltcheva, A. V., Kilkus, J. M., Imperial, J., Schoeller, D. A. y Penev, P. D. (2010). «Insufficient sleep undermines dietary efforts to reduce adiposity», *Annals of Internal Medicine*, 153(7), pp. 435-441. <https://doi.org/10.7326/0003-4819-153-7-201010050-00006>.

97. Tasali, E., Wroblewski, K., Kahn, E., Kilkus, J. y Schoeller, D. A. (2022). «Effect of sleep extension on objectively assessed energy intake among adults with overweight in real-life settings: A randomized clinical trial», *JAMA Internal Medicine*, 182(4), pp. 365-374. <https://doi.org/10.1001/jamainternmed.2021.8098>.

98. *Ibid.*

99. Jåbekk, P., Jensen, R. M., Sandell, M. B., Haugen, E., Katralen, L. M. y Bjorvatn, B. (2020). «A randomized controlled pilot trial of sleep health education on body composition changes following 10 weeks' resistance exercise», *The Journal of Sports Medicine and Physical Fitness*, 60(5), pp. 743-748. <https://doi.org/10.23736/S0022-4707.20.10136-1>.

100. *Ibid.*

101. Kohanmoo, A. *et al.* Effect of Short- and Long-Term Protein Consumption on Appetite and Appetite-Regulating Gastrointestinal Hormones, a Systematic Review and Meta-Analysis of Randomized Controlled Trials.

102. Ludwig, D. S., Majzoub, J. A., Al-Zahrani, A., Dallal, G. E., Blanco, I. y Roberts, S. B. (1999). «High glycemic index foods, overeating, and obesity», *Pediatrics*, 103(3), E26. <https://doi.org/10.1542/peds.103.3.e26>.

103. Vander Wal, J. S., Gupta, A., Khosla, P. y Dhurandhar, N. V. (2008). «Egg breakfast enhances weight loss», *International Journal of Obesity*, 32(10), pp.1545-1551. <https://doi.org/10.1038/ijo.2008.130>.

104. Leidy, H. J., Hoertel, H. A., Douglas, S. M., Higgins, K. A. y Shafer, R. S. (2015). «A high-protein breakfast prevents body fat gain, through reductions in daily intake and hunger, in "breakfast skipping" adolescents», *Obesity*, 23(9), pp.1761-1764. <https://doi.org/10.1002/oby.21185>.

105. Qiu, M., Zhang, Y., Long, Z. y He, Y. (2021). «Effect of protein-rich breakfast on subsequent energy intake and subjective appetite in children and adolescents: Systematic review and meta-analysis of randomized controlled trials», *Nutrients*, 13(8), 2840. <https://doi.org/10.3390/nu13082840>.

106. Dhillon, J., Craig, B. A., Leidy, H. J., Amankwaah, A. F., Osei-Boadi Anguah, K., Jacobs, A., Jones, B. L., Jones, J. B., Keeler, C. L., Keller, C. E., McCrory, M. A., Rivera, R. L., Slebodnik, M., Mattes, R. D. y Tucker, R. M. (2016). «The effects of increased protein intake on fullness: A meta-analysis and its limitations», *Journal of the Academy of Nutrition and Dietetics*, 116(6), pp.968-983. <https://doi.org/10.1016/j.jand.2016.01.003>.

107. Khaing, I. K., Tahara, Y., Chimed-Ochir, O., Shibata, S. y Kubo, T. (2024). «Effect of breakfast protein intake on muscle mass and strength in adults: A scoping review», *Nutrition Reviews*, nuad167. <https://doi.org/10.1093/nutrit/nuad167>.

108. Gortmaker, S. L., Must, A., Sobol, A. M., Peterson, K., Colditz, G. A. y Dietz, W. H. (1996). «Television viewing as a cause of increasing obesity among children in the United States, 1986–1990», *Archives of Pediatrics & Adolescent Medicine*, 150(4), pp.356-362. <https://doi.org/10.1001/archpedi.1996.02170290022003>.

109. Russell, S. J. *et al.* The Effect of Screen Advertising on Children's Dietary Intake: A Systematic Review and Meta-Analysis.

110. Sadeghirad, B., Duhaney, T., Motaghipisheh, S., Campbell, N. R. y Johnston, B. C. (2016). «Influence of unhealthy food and beverage marketing on children's dietary intake and preference: A systematic review and meta-analysis of randomized trials», *Obesity Reviews*, 17(10), pp.945-959. <https://doi.org/10.1111/obr.12445>.

111. Blass, E. M., Anderson, D. R., Kirkorian, H. L., Pempek, T. A., Price, I. y Koleini, M. F. (2006). «On the road to obesity: Television viewing increases intake of high-density foods», *Physiology & Behavior*, 88(4-5), pp.597-604. <https://doi.org/10.1016/j.physbeh.2006.05.035>.

112. *Ibid.*

113. Ding, L., Hamid, N., Shepherd, D. y Kantono, K. (2019). «How is satiety affected when consuming food while working on a computer?», *Nutrients*, 11(7), 1545. <https://doi.org/10.3390/nu11071545>.

114. La Marra, M., Caviglia, G. y Perrella, R. (2020). «Using smartphones when eating increases caloric intake in young people: An overview of the literature», *Frontiers in Psychology*, 11, pp.587886. <https://doi.org/10.3389/fpsyg.2020.587886>.

115. Robinson, E., Aveyard, P., Daley, A., Jolly, K., Lewis, A., Lycett, D. y Higgs, S. (2013). «Eating attentively: A systematic review and meta-analysis of the effect of food intake memory and awareness on eating», *The American Journal of Clinical Nutrition*, 97(4), pp.728-742. <https://doi.org/10.3945/ajcn.112.045245>.

116. Ohkuma, T., Hirakawa, Y., Nakamura, U., Kiyohara, Y., Kitazono, T. y Ninomiya, T. (2015). «Association between eating rate and obesity: A systematic review and meta-analysis», *International Journal of Obesity*, 39(11), pp.1589-1596. <https://doi.org/10.1038/ijo.2015.96>.

117. Yuan, S. Q., Liu, Y. M., Liang, W., Li, F. F., Zeng, Y., Liu, Y. Y., Huang, S. Z., He, Q. Y., Quach, B., Jiao, J., Baker, J. S. y Yang, Y. D. (2021). «Association between eating speed and metabolic syndrome: A systematic review and meta-analysis», *Frontiers in Nutrition*, 8, 700936. <https://doi.org/10.3389/fnut.2021.700936>.

118. Robinson, E., Almiron-Roig, E., Rutters, F., De Graaf, C., Forde, C. G., Tudur Smith, C., Nolan, S. J. y Jebb, S. A. (2014). «A systematic review and meta-analysis examining the effect of eating rate on energy intake and hunger», *The American Journal of Clinical Nutrition*, 100(1), pp.123-151. <https://doi.org/10.3945/ajcn.113.081745>.

119. Hunter, J. A., Hollands, G. J., Couturier, D. L. y Marteau, T. M. (2018). «Effect of snack-food proximity on intake in general population samples with higher and lower cognitive resource», *Appetite*, 121, pp.337-347. <https://doi.org/10.1016/j.appet.2017.11.101>

120. Vogel, C., Crozier, S., Penn-Newman, D., Ball, K., Moon, G., Lord, J., Cooper, C. y Baird, J. (2021). «Altering product placement to create a healthier layout in supermarkets: Outcomes on store sales, customer purchasing, and diet in a prospective matched controlled cluster study», *PLOS Medicine*, 18(9), e1003729. <https://doi.org/10.1371/journal.pmed.1003729>.

121. Thorndike, A. N. *et al.* A 2-Phase Labeling and Choice Architecture Intervention to Improve Healthy Food and Beverage Choices.

122. Adjoian, T., Dannefer, R., Willingham, C., Brathwaite, C. y Franklin, S. (2017). «Healthy checkout lines: A study in urban supermarkets», *Journal of Nutrition Education and Behavior*, 49(8), pp.615-622.e1. <https://doi.org/10.1016/j.jneb.2017.02.004>.

123. Nakamura, R., Pechey, R., Suhrcke, M., Jebb, S. A. y Marteau, T. M. (2014). «Sales impact of displaying alcoholic and non-alcoholic beverages in end-of-aisle locations: An observational study», *Social Science & Medicine*, 108, pp.68-73. <https://doi.org/10.1016/j.socscimed.2014.02.032>.

124. Arno, A. y Thomas, S. (2016). «The efficacy of nudge theory strategies in influencing adult dietary behaviour: A systematic review and meta-analysis», *BMC Public Health*, 16, 676. <https://doi.org/10.1186/s12889-016-3272-x>.

125. Neve, K. L. y Isaacs, A. (2022). «How does the food environment influence people engaged in weight management? A systematic review and thematic synthesis of the qualitative literature», *Obesity Reviews*, 23(3), e13398. <https://doi.org/10.1111/obr.13398>.

126. Blazey, P., Habibi, A., Hassen, N., Friedman, D., Khan, K. M. y Ardern, C. L. (2023). «The effects of eating frequency on changes in body composition and cardiometabolic health in adults: A systematic review with meta-analysis of randomized trials», *The International Journal of Behavioral Nutrition and Physical Activity*, 20(1), 133. <https://doi.org/10.1186/s12966-023-01532-z>.

127. Westenhoefer, J., von Falck, B., Stellfeldt, A. y Fintelmann, S. (2004). «Behavioural correlates of successful weight reduction over 3 y. Results from the Lean Habits Study», *International Journal of Obesity and Related Metabolic Disorders*, 28(2), pp.334-335. <https://doi.org/10.1038/sj.ijo.0802530>.

128. Zendegui, E. A., West, J. A. y Zandberg, L. J. (2014). «Binge eating frequency and regular eating adherence: The role of eating pattern in cognitive behavioral guided self-help», *Eating Behaviors*, 15(2), pp.241-243. <https://doi.org/10.1016/j.eatbeh.2014.03.002>.

129. Gorin, A. A., Phelan, S., Wing, R. R. y Hill, J. O. (2004). «Promoting long-term weight control: Does dieting consistency matter?», *International Journal of Obesity and Related Metabolic Disorders*, 28(2), pp.278-281. <https://doi.org/10.1038/sj.ijo.0802550>.

130. Jorge, R., Santos, I., Teixeira, V. H. y Teixeira, P. J. (2019). «Does diet strictness level during weekends and holiday periods influence 1-year follow-up weight loss maintenance? Evidence from the Portuguese Weight Control Registry», *Nutrition Journal*, 18(1), 3. <https://doi.org/10.1186/s12937-019-0430-x>.

131. *Ibid.*

Capítulo 6

1. Feil, K., Fritsch, J. y Rhodes, R. E. (2023). «The intention-behaviour gap in physical activity: A systematic review and meta-analysis of the action control framework», *British Journal of Sports Medicine*, 57(19), pp. 1265-1271. <https://doi.org/10.1136/bjsports-2022-106640>.

2. MacLean, P. S., Wing, R. R., Davidson, T., Epstein, L., Goodpaster, B., Hall, K. D., Levin, B. E., Perri, M. G., Rolls, B. J., Rosenbaum, M., Rothman, A. J. y Ryan, D. (2015). «NIH Working Group Report: Innovative research to improve maintenance of weight loss», *Obesity*, 23(1), pp. 7-15. <https://doi.org/10.1002/oby.20967>.

3. Pigsborg, K., Kalea, A. Z., De Dominicis, S. y Magkos, F. (2023). «Behavioral and psychological factors affecting weight loss success», *Current Obesity Reports*, 12(3), pp. 223-230. <https://doi.org/10.1007/s13679-023-00511-6>.

4. Bidgood, J. y Buckroyd, J. (2005). «An exploration of obese adults' experience of attempting to lose weight and to maintain a reduced weight», *Counselling and Psychotherapy Research*, 5(3), pp. 221-229. <https://doi.org/10.1080/17441690500310395>.

5. Byrne, S., Cooper, Z. y Fairburn, C. (2003). «Weight maintenance and relapse in obesity: A qualitative study», *International Journal of Obesity and*

Related Metabolic Disorders, 27(8), pp. 955-962. <https://doi.org/10.1038/sj.ijo.0802305>.

6. Ohsiek, S. y Williams, M. (2011). «Psychological factors influencing weight loss maintenance: An integrative literature review», *Journal of the American Academy of Nurse Practitioners*, 23(11), pp. 592-601. <https://doi.org/10.1111/j.1745-7599.2011.00647.x>.

7. Gormally, J., Rardin, D. y Black, S. (1980). «Correlates of successful response to a behavioral weight control clinic», *Journal of Counseling Psychology*, 27(2), pp. 179-191. <https://doi.org/10.1037/0022-0167.27.2.179>.

8. Dakanalis, A. *et al.* The Association of Emotional Eating With Overweight/Obesity, Depression, Anxiety/Stress, and Dietary Patterns: A Review of the Current Clinical Evidence.

9. Fuente González, C. E. *et al.* Relationship Between Emotional Eating, Consumption of Hyperpalatable Energy-Dense Foods, and Indicators of Nutritional Status: A Systematic Review.

10. Micanti, F., Iasevoli, F., Cucciniello, C., Costabile, R., Loiarro, G., Pecoraro, G., Pasanisi, F., Rossetti, G. y Galletta, D. (2017). «The relationship between emotional regulation and eating behaviour: A multidimensional analysis of obesity psychopathology», *Eating and Weight Disorders – Studies on Anorexia, Bulimia, and Obesity*, 22(1), pp. 105-115. <https://doi.org/10.1007/s40519-016-0275-7>.

11. Frayn, M., Livshits, S. y Knäuper, B. (2018). «Emotional eating and weight regulation: A qualitative study of compensatory behaviors and concerns», *Journal of Eating Disorders*, 6, 23. <https://doi.org/10.1186/s40337-018-0210-6>.

12. Ingels, J. S. y Zizzi, S. (2018). «A qualitative analysis of the role of emotions in different patterns of long-term weight loss», *Psychology & Health*, 33(8), pp. 1014-1027. <https://doi.org/10.1080/08870446.2018.1453511>.

13. Czepczor-Bernat, K. y Brytek-Matera, A. (2021). «The impact of food-related behaviours and emotional functioning on body mass index in an adult sample», *Eating and Weight Disorders – Studies on Anorexia, Bulimia, and Obesity*, 26(1), pp. 323-329. <https://doi.org/10.1007/s40519-020-00853-3>.

14. *Ibid.*

15. Smith, J., Ang, X. Q., Giles, E. L. y Traviss-Turner, G. (2023). «Emotional eating interventions for adults living with overweight or obesity: A systematic review and meta-analysis», *International Journal of Environmental Research and Public Health*, 20(3), 2722. <https://doi.org/10.3390/ijerph20032722>.

16. Weinbach, N., Barzilay, G. y Cohen, N. (2022). «Cognitive reappraisal reduces the influence of threat on food craving», *Affective Science*, 3(4), pp. 818-826. <https://doi.org/10.1007/s42761-022-00141-6>.

17. Gerosa, M., Canessa, N., Morawetz, C. y Mattavelli, G. (2024). «Cognitive reappraisal of food craving and emotions: A coordinate-based meta-analysis of fMRI studies», *Social Cognitive and Affective Neuroscience*, 19(1), nsad077. <https://doi.org/10.1093/scan/nsad077>.

18. Fernandes, J., Ferreira-Santos, F., Miller, K. y Torres, S. (2018). «Emotional processing in obesity: A systematic review and exploratory meta-analysis», *Obesity Reviews*, 19(1), pp. 111-120. <https://doi.org/10.1111/obr.12607>.

19. Favieri, F., Marini, A. y Casagrande, M. (2021). «Emotional regulation and overeating behaviors in children and adolescents: A systematic review», *Behavioral Sciences*, 11(1), 11. <https://doi.org/10.3390/bs11010011>.

20. Ranney, R. M., Bruehlman-Senecal, E. y Ayduk, O. (2017). «Comparing the effects of three online cognitive reappraisal trainings on well-being», *Journal of Happiness Studies*, 18, pp. 1319-1338. <https://doi.org/10.1007/s10902-016-9779-0>.

21. Herman, C. P. y Mack, D. (1975). «Restrained and unrestrained eating», *Journal of Personality*, 43(4), pp. 647-660. <https://doi.org/10.1111/j.1467-6494.1975.tb00727.x>.

22. Polivy, J. y Herman, C. P. (2020). «Overeating in restrained and unrestrained eaters», *Frontiers in Nutrition*, 7, 30. <https://doi.org/10.3389/fnut.2020.00030>.

23. Oshio, A. (2009). «Development and validation of the Dichotomous Thinking Inventory», *Social Behavior and Personality: An International Journal*, 37(6), pp. 729-742. <https://doi.org/10.2224/sbp.2009.37.6.729>.

24. Ohsiek, S., y Williams, M. Psychological Factors Influencing Weight Loss Maintenance.

25. Byrne, S. M., Cooper, Z. y Fairburn, C. G. (2004). «Psychological predictors of weight regain in obesity», *Behaviour Research and Therapy*, 42(11), pp. 1341-1356. <https://doi.org/10.1016/j.brat.2003.09.004>.

26. Palascha, A., Van Kleef, E. y Van Trijp, H. C. (2015). «How does thinking in black and white terms relate to eating behavior and weight regain?», *Journal of Health Psychology*, 20(5), pp. 638-648. <https://doi.org/10.1177/1359105315573440>.

27. Marshall, C., Reay, R. y Bowman, A. R. (2024). «Weight loss after weight-loss surgery: The mediating role of dichotomous thinking», *Obesity Surgery,* 34(5), pp.1523-1527. <https://doi.org/10.1007/s11695-024-07122-7>.

28. Byrne, S. M., Allen, K. L., Dove, E. R., Watt, F. J. y Nathan, P. R. (2008). «The reliability and validity of the Dichotomous Thinking in Eating Disorders Scale», *Eating Behaviors,* 9(2), pp.154-162. <https://doi.org/10.1016/j.eatbeh.2007.07.002>.

29. He, X. (2016). «When perfectionism leads to imperfect consumer choices: The role of dichotomous thinking», *Journal of Consumer Psychology,* 26(1), pp.98-104. <https://doi.org/10.1016/j.jcps.2015.04.002>.

30. Goldstein, S. P., Evans, E. W., Espel-Huynh, H. M., Goldstein, C. M., Karchere-Sun, R. y Thomas, J. G. (2022). «Dietary lapses are associated with meaningful elevations in daily caloric intake and added sugar consumption during a lifestyle modification intervention», *Obesity Science & Practice,* 8(4), pp.442-454. <https://doi.org/10.1002/osp4.587>.

31. Carels, R. A., Hoffman, J., Collins, A., Raber, A. C., Cacciapaglia, H. y O'Brien, W. H. (2001). «Ecological momentary assessment of temptation and lapse in dieting», *Eating Behaviors,* 2(4), pp.307-321. <https://doi.org/10.1016/s1471-0153(01)00037-X>.

32. Carels, R. A., Douglass, O. M., Cacciapaglia, H. M. y O'Brien, W. H. (2004). «An ecological momentary assessment of relapse crises in dieting», *Journal of Consulting and Clinical Psychology,* 72(2), pp.341-348. <https://doi.org/10.1037/0022-006X.72.2.341>.

33. Neff, K. D. (2023). «Self-compassion: Theory, method, research, and intervention», *Annual Review of Psychology,* 74, pp.193-218. <https://doi.org/10.1146/annurev-psych-032420-031047>.

34. Hagerman, C. J., Ehmann, M. M., Taylor, L. C. y Forman, E. M. (2023). «The role of self-compassion and its individual components in adaptive responses to dietary lapses», *Appetite,* 190, 107009. <https://doi.org/10.1016/j.appet.2023.107009>.

35. Adams, C. E. y Leary, M. R. (2007). «Promoting self-compassionate attitudes toward eating among restrictive and guilty eaters», *Journal of Social and Clinical Psychology,* 26(10), pp.1120-1144. <https://doi.org/10.1521/jscp.2007.26.10.1120>.

36. Rahimi-Ardabili, H., Reynolds, R., Vartanian, L. R., McLeod, L. V. D. y Zwar, N. (2018). «A systematic review of the efficacy of interventions that aim

to increase self-compassion on nutrition habits, eating behaviours, body weight and body image», *Mindfulness*, 9, pp. 388-400. <https://doi.org/10.1007/s12671-017-0804-0>.

37. Brenton-Peters, J., Consedine, N. S., Boggiss, A., Wallace-Boyd, K., Roy, R. y Serlachius, A. (2021). «Self-compassion in weight management: A systematic review», *Journal of Psychosomatic Research*, 150, 110617. <https://doi.org/10.1016/j.jpsychores.2021.110617>.

38. Byrne, S. *et al*. Weight Maintenance and Relapse in Obesity.

39. Teixeira, P. J., Carraça, E. V., Marqués, M. M., Rutter, H., Oppert, J. M., De Bourdeaudhuij, I., Lakerveld, J. y Brug, J. (2015). «Successful behavior change in obesity interventions in adults: A systematic review of self-regulation mediators», *BMC Medicine*, 13, 84. <https://doi.org/10.1186/s12916-015-0323-6>.

40. Rafiei, N. y Gill, T. (2018). «Identification of factors contributing to successful self-directed weight loss: A qualitative study», *Journal of Human Nutrition and Dietetics*, 31(3), pp. 329-336. <https://doi.org/10.1111/jhn.12522>.

41. Byrne, S. *et al*. Weight Maintenance and Relapse in Obesity.

42. Ohsiek, S., y Williams, M. Psychological Factors Influencing Weight Loss Maintenance.

43. Frayn, M. *et al*. Emotional Eating and Weight Regulation.

44. Teixeira, P. J. *et al*. Successful Behavior Change in Obesity Interventions in Adults.

45. Dalle Grave, R., Centis, E., Marzocchi, R., El Ghoch, M. y Marchesini, G. (2013). «Major factors for facilitating change in behavioral strategies to reduce obesity», *Psychology Research and Behavior Management*, 6, pp. 101-110. <https://doi.org/10.2147/PRBM.S40460>.

46. Shriver, L. H., Dollar, J. M., Calkins, S. D., Keane, S. P., Shanahan, L. y Wideman, L. (2020). «Emotional eating in adolescence: Effects of emotion regulation, weight status and negative body image», *Nutrients*, 13(1), 79. <https://doi.org/10.3390/nu13010079>.

Capítulo 7

1. Wadden, T. A. y Foster, G. D. (2000). «Behavioral treatment of obesity», *The Medical Clinics of North America*, 84(2), pp. 441-461. <https://doi.org/10.1016/s0025-7125(05)70230-3>.

2. Bravata, D. M., Smith-Spangler, C., Sundaram, V., Gienger, A. L., Lin, N., Lewis, R., Stave, C. D., Olkin, I. y Sirard, J. R. (2007). «Using pedometers to increase physical activity and improve health: A systematic review», *JAMA*, 298(19), pp.2296-2304. <https://doi.org/10.1001/jama.298.19.2296>.

3. Longhini, J., Marzaro, C., Bargeri, S., Palese, A., Dell'Isola, A., Turolla, A., Pillastrini, P., Battista, S., Castellini, G., Cook, C., Gianola, S. y Rossettini, G. (2024). «Wearable devices to improve physical activity and reduce sedentary behaviour: An umbrella review», *Sports Medicine – Open*, 10(1), 9. <https://doi.org/10.1186/s40798-024-00678-9>.

4. Rosenbaum, M., Hirsch, J., Gallagher, D. A. y Leibel, R. L. (2008). «Long-term persistence of adaptive thermogenesis in subjects who have maintained a reduced body weight», *The American Journal of Clinical Nutrition*, 88(4), pp.906-912. <https://doi.org/10.1093/ajcn/88.4.906>.

5. Ostendorf, D. M., Caldwell, A. E., Creasy, S. A., Pan, Z., Lyden, K., Bergouignan, A., MacLean, P. S., Wyatt, H. R., Hill, J. O., Melanson, E. L. y Catenacci, V. A. (2019). «Physical activity energy expenditure and total daily energy expenditure in successful weight loss maintainers», *Obesity*, 27(3), pp.496-504. <https://doi.org/10.1002/oby.22373>.

6. *Ibid.*

7. Sperduto, W. A., Thompson, H. S. y O'Brien, R. M. (1986). «The effect of target behavior monitoring on weight loss and completion rate in a behavior modification program for weight reduction», *Addictive Behaviors*, 11(3), pp.337-340. <https://doi.org/10.1016/0306-4603(86)90060-2>.

8. Baker, R. C. y Kirschenbaum, D. S. (1993). «Self-monitoring may be necessary for successful weight control», *Behavior Therapy, 24*(3), pp. 377-394. <https://doi.org/10.1016/S0005-7894(05)80212-6>.

9. Carter, M. C., Burley, V. J., Nykjaer, C. y Cade, J. E. (2013). «Adherence to a smartphone application for weight loss compared to website and paper diary: Pilot randomized controlled trial», *Journal of Medical Internet Research*, 15(4), e32. <https://doi.org/10.2196/jmir.2283>.

10. Ferrara, G., Kim, J., Lin, S., Hua, J. y Seto, E. (2019). «A focused review of smartphone diet-tracking apps: Usability, functionality, coherence with behavior change theory, and comparative validity of nutrient intake and energy estimates», *JMIR mHealth and uHealth*, 7(5), e9232. <https://doi.org/10.2196/mhealth.9232>.

11. Rumbo-Rodríguez, L., Sánchez-San Segundo, M., Ruiz-Robledillo, N., Albaladejo-Blázquez, N., Ferrer-Cascales, R. y Zaragoza-Martí, A. (2020).

«Use of technology-based interventions in the treatment of patients with overweight and obesity: A systematic review», *Nutrients*, 12(12), 3634 <https://doi.org/10.3390/nu12123634>.

12. Semper, H. M., Povey, R. y Clark- Carter, D. (2016). «A Systematic Review of the Effectiveness of Smartphone Applications That Encourage Dietary Self-Regulatory Strategies for Weight Loss in Overweight and Obese Adults», *Obesity Reviews: An Official Journal of the International Association for the Study of Obesity*, 17(9), pp.895-906. <https://doi.org/10.1111/obr.12428>.

13. Kupila, S. K. E., Joki, A., Suojanen, L. U. y Pietilainen, K. H. (2023). «The Effectiveness of eHealth Interventions for Weight Loss and Weight Loss Maintenance in Adults With Overweight or Obesity: A Systematic Review of Systematic Reviews», *Current Obesity Reports*, 12(3), pp.371-394. <https://doi.org/10.1007/s13679-023-00515-2>.

14. US Food & Drug Administration. (2018). *Guidance for industry: Guide for developing and using data bases for nutrition labeling.* Consultado en <https://www.fda.gov/regulatory-information/search-fda-guidance-documents/guidance-industry-guide-developing-and-using-data-bases-nutrition-labeling#N_1_>.

15. Urban, L. E., Dallal, G. E., Robinson, L. M., Ausman, L. M., Saltzman, E. y Roberts, S. B. (2010). «The accuracy of stated energy contents of reduced-energy, commercially prepared foods», *Journal of the American Dietetic Association*, 110(1), pp.116-123. <https://doi.org/10.1016/j.jada.2009.10.003>.

16. Levinson, C. A., Fewell, L. y Brosof, L. C. (2017). «My Fitness Pal calorie tracker usage in the eating disorders», *Eating Behaviors*, 27, pp.14-16. <https://doi.org/10.1016/j.eatbeh.2017.08.003>.

17. Simpson, C. C. y Mazzeo, S. E. (2017). «Calorie counting and fitness tracking technology: Associations with eating disorder symptomatology», *Eating Behaviors*, 26, pp.89-92. <https://doi.org/10.1016/j.eatbeh.2017.02.002>.

18. Linardon, J. y Messer, M. (2019). «My Fitness Pal usage in men: Associations with eating disorder symptoms and psychosocial impairment», *Eating Behaviors*, 33, pp.13-17. <https://doi.org/10.1016/j.eatbeh.2019.02.003>.

19. Romano, K. A., Swanbrow Becker, M. A., Colgary, C. D. y Magnuson, A. (2018). «Helpful or harmful? The comparative value of self-weighing and calorie counting versus intuitive eating on the eating disorder symptomology of college students», *Eating and Weight Disorders – Studies on Anorexia, Bulimia, and Obesity*, 23(6), pp.841-848. <https://doi.org/10.1007/s40519-018-0562-6>.

20. Jospe, M. R., Brown, R. C., Williams, S. M., Roy, M., Meredith-Jones, K. A. y Taylor, R. W. (2018). «Self-monitoring has no adverse effect on disordered eating in adults seeking treatment for obesity», *Obesity Science & Practice*, 4(3), pp.283-288. <https://doi.org/10.1002/osp4.168>.

21. Hahn, S. L., Kaciroti, N., Eisenberg, D., Weeks, H. M., Bauer, K. W. y Sonneville, K. R. (2021). «Introducing dietary self-monitoring to undergraduate women via a calorie counting app has no effect on mental health or health behaviors: Results from a randomized controlled trial», *Journal of the Academy of Nutrition and Dietetics*, 121(12), pp.2377-2388 <https://doi.org/10.1016/j.jand.2021.06.311>.

22. Semper, H. M. *et al.* A Systematic Review of the Effectiveness of Smartphone Applications That Encourage Dietary Self-Regulatory Strategies for Weight Loss in Overweight and Obese Adults.

23. Kupila, S. K. E. *et al.* The Effectiveness of eHealth Interventions for Weight Loss and Weight Loss Maintenance in Adults With Overweight or Obesity.

24. Burke, L. E., Wang, J. y Sevick, M. A. (2011). «Self-monitoring in weight loss: A systematic review of the literature», *Journal of the American Dietetic Association*, 111(1), pp.92-102. <https://doi.org/10.1016/j.jada.2010.10.008>.

25. Raber, M., Liao, Y., Rara, A., Schembre, S. M., Krause, K. J., Strong, L., Daniel-MacDougall, C. y Basen-Engquist, K. (2021). «A systematic review of the use of dietary self-monitoring in behavioural weight loss interventions: Delivery, intensity and effectiveness», *Public Health Nutrition*, 24(17), pp.5885-5913. <https://doi.org/10.1017/S136898002100358X>.

26. Berry, R., Kassavou, A. y Sutton, S. (2021). «Does self-monitoring diet and physical activity behaviors using digital technology support adults with obesity or overweight to lose weight? A systematic literature review with meta-analysis», *Obesity Reviews*, 22(10), e13306 <https://doi.org/10.1111/obr.13306>.

27. Krukowski, R. A., Harvey, J., Borden, J., Stansbury, M. L. y West, D. S. (2022). «Expert opinions on reducing dietary self-monitoring burden and maintaining efficacy in weight loss programs: A Delphi study», *Obesity Science & Practice*, 8(4), pp. 401-410. <https://doi.org/10.1002/osp4.586>.

28. Helsel, D. L., Jakicic, J. M. y Otto, A. D. (2007). «Comparison of techniques for self-monitoring eating and exercise behaviors on weight loss in a correspondence-based intervention», *Journal of the American Dietetic Association*, 107(10), pp.1807-1810. <https://doi.org/10.1016/j.jada.2007.07.014>.

29. Crane, M. M., Lutes, L. D., Ward, D. S., Bowling, J. M. y Tate, D. F. (2015). «A randomized trial testing the efficacy of a novel approach to weight loss among men with overweight and obesity», *Obesity,* 23(12), pp.2398-2405. <https://doi.org/10.1002/oby.21265>.

30. Tate, D. F., Quesnel, D. A., Lutes, L., Hatley, K. E., Nezami, B. T., Wojtanowski, A. C., Pinto, A. M., Power, J., Diamond, M., Polzien, K. y Foster, G. (2020). «Examination of a partial dietary self-monitoring approach for behavioral weight management», *Obesity Science & Practice,* 6(4), pp.353-364 <https://doi.org/10.1002/osp4.416>.

31. Nezami, B. T., Hurley, L., Power, J., Valle, C. G. y Tate, D. F. (2022). «A pilot randomized trial of simplified versus standard calorie dietary self-monitoring in a mobile weight loss intervention», *Obesity,* 30(3), pp.628-638. <https://doi.org/10.1002/oby.23377>.

32. Patel, M. L., Cleare, A. E., Smith, C. M., Rosas, L. G. y King, A. C. (2022). «Detailed versus simplified dietary self-monitoring in a digital weight loss intervention among racial and ethnic minority adults: Fully remote, randomized pilot study», *JMIR Formative Research,* 6(12), e42191 <https://doi.org/10.2196/42191>.

33. Beeken, R. J., Leurent, B., Vickerstaff, V., Wilson, R., Croker, H., Morris, S., Omar, R. Z., Nazareth, I. y Wardle, J. (2017). «A brief intervention for weight control based on habit-formation theory delivered through primary care: Results from a randomised controlled trial», *International Journal of Obesity,* 41(2), pp.246–254. <https://doi.org/10.1038/ijo.2016.206>.

34. Burke, L. E. *et al.* Self-Monitoring in Weight Loss.

35. *Ibid.*

36. VanWormer, J. J., French, S. A., Pereira, M. A. y Welsh, E. M. (2008). «The impact of regular self-weighing on weight management: A systematic literature review», *The International Journal of Behavioral Nutrition and Physical Activity,* 5, 54. <https://doi.org/10.1186/1479-5868-5-54>.

37. Zheng, Y., Klem, M. L., Sereika, S. M., Danford, C. A., Ewing, L. J. y Burke, L. E. (2015). «Self-weighing in weight management: A systematic literature review», *Obesity,* 23(2), pp.256-265. <https://doi.org/10.1002/oby.20946>.

38. Shieh, C., Knisely, M. R., Clark, D. y Carpenter, J. S. (2016). «Self-weighing in weight management interventions: A systematic review of literature», *Obesity Research & Clinical Practice,* 10(5), pp.493-519. <https://doi.org/10.1016/j.orcp.2016.01.004>.

39. Paixão, C., Dias, C. M., Jorge, R., Carraça, E. V., Yannakoulia, M., De Zwaan, M., Soini, S., Hill, J. O., Teixeira, P. J. y Santos, I. (2020). «Successful weight loss maintenance: A systematic review of weight control registries», *Obesity Reviews*, 21(5), e13003. <https://doi.org/10.1111/obr.13003>.

40. Hahn, S. L., Pacanowski, C. R., Loth, K. A., Miller, J., Eisenberg, M. E. y Neumark-Sztainer, D. (2021). «Self-weighing among young adults: Who weighs themselves and for whom does weighing affect mood? A cross-sectional study of a population-based sample», *Journal of Eating Disorders*, 9(1), 37. <https://doi.org/10.1186/s40337-021-00391-y>.

41. Mintz, L. B., Awad, G. H., Stinson, R. D., Bledman, R. A., Coker, A. D., Kashubeck-West, S. y Connelly, K. (2013). «Weighing and body monitoring among college women: The scale number as an emotional barometer», *Journal of College Student Psychotherapy*, 27(1), pp.78-91. <https://doi.org/10.1080/8756 8225.2013.739039>.

42. Ogden, J. y Whyman, C. (1997). «The effect of repeated weighing on psychological state», *European Eating Disorders Review*, 5(2), pp.121-130. <https://doi.org/10.1002/(SICI)1099-0968(199706)5:2<121::AID-ERV167>3.0.CO;2-N>.

43. Hagerman, C. J., Onu, M. C., Crane, N. T., Butryn, M. L. y Forman, E. M. (2024). «Psychological and behavioral responses to daily weight gain during behavioral weight loss treatment», *Journal of Behavioral Medicine*, 47(3), pp.492-503. <https://doi.org/10.1007/s10865-024-00476-4>.

44. Tylka, T. L., Annunziato, R. A., Burgard, D., Daníelsdóttir, S., Shuman, E., Davis, C. y Calogero, R. M. (2014). «The weight-inclusive versus weight-normative approach to health: Evaluating the evidence for prioritizing well-being over weight loss», *Journal of Obesity*, 983495. <https://doi.org/10.1155/2014/983495>.

45. Dugmore, J. A., Winten, C. G., Niven, H. E. y Bauer, J. (2020). «Effects of weight-neutral approaches compared with traditional weight-loss approaches on behavioral, physical, and psychological health outcomes: A systematic review and meta-analysis», *Nutrition Reviews*, 78(1), pp.39-55. <https://doi.org/10.1093/nutrit/nuz020>.

46. Gaesser, G. A. y Angadi, S. S. (2021). «Obesity treatment: Weight loss versus increasing fitness and physical activity for reducing health risks», *iScience*, 24(10), 102995. <https://doi.org/10.1016/j.isci.2021.102995>.

47. Jospe, M. R. *et al.* Self-Monitoring Has No Adverse Effect on Disordered Eating in Adults Seeking Treatment for Obesity.

48. Fahey, M. C., Klesges, R. C., Kocak, M., Wayne Talcott, G. y Krukowski, R. A. (2018). «Changes in the perceptions of self-weighing across time in a behavioral weight loss intervention», *Obesity,* 26(10), pp.1566-1575. <https://doi.org/10.1002/oby.22275>.

49. Pacanowski, C. R., Linde, J. A. y Neumark-Sztainer, D. (2015). «Self-weighing: Helpful or harmful for psychological well-being? A review of the literature», *Current Obesity Reports,* 4(1), pp. 65-72. <https://doi.org/10.1007/s13679-015-0142-2>.

50. Benn, Y., Webb, T. L., Chang, B. P. y Harkin, B. (2016). «What is the psychological impact of self-weighing? A meta-analysis», *Health Psychology Review,* 10(2), pp. 187-203. <https://doi.org/10.1080/17437199.2016.1138871>.

51. Kiernan, M., Brown, S. D., Schoffman, D. E., Lee, K., King, A. C., Taylor, C. B., Schleicher, N. C. y Perri, M. G. (2013). «Promoting healthy weight with "stability skills first": A randomized trial», *Journal of Consulting and Clinical Psychology,* 81(2), pp.336-346. <https://doi.org/10.1037/a0030544>.

52. Ross, R., Neeland, I. J., Yamashita, S., Shai, I., Seidell, J., Magni, P., Santos, R. D., Arsenault, B., Cuevas, A., Hu, F. B., Griffin, B. A., Zambon, A., Barter, P., Fruchart, J. C., Eckel, R. H., Matsuzawa, Y. y Després, J. P. (2020). «Waist circumference as a vital sign in clinical practice: A consensus statement from the IAS and ICCR Working Group on Visceral Obesity», *Nature Reviews: Endocrinology,* 16(3), pp.177-189. <https://doi.org/10.1038/s41574-019-0310-7>.

53. Jayedi, A., Soltani, S., Zargar, M. S., Khan, T. A. y Shab-Bidar, S. (2020). «Central fatness and risk of all cause mortality: Systematic review and dose-response meta-analysis of 72 prospective cohort studies», *BMJ,* 370, m3324. <https://doi.org/10.1136/bmj.m3324>.

Agradecimientos

Gracias por tomarte el tiempo de leer este libro. Me resulta imposible expresar con palabras lo agradecido que estoy con todos los que han formado parte de este camino, pero intentaré hacerlo lo mejor que pueda.

Siempre he sido muy tímido y he tenido poca confianza en mí mismo, así que la afortunada posición en la que me encuentro hoy no habría sido posible sin tu increíble apoyo.

Jamás creí que llegaría a escribir un libro, y mucho menos dos. No porque no quisiera, sino porque no creía tener el talento necesario para hacerlo bien. ¿A quién le iba a importar que yo escribiera un libro? ¿Quién iba a querer dedicar unas cuantas horas de su preciado tiempo a leer lo que yo tenía que decir? Lo dudaba muchísimo.

Mi esposa fue la primera en ayudarme a cambiar de perspectiva. Cuando nos conocimos, ella no entendía cómo podía dudar de mis capacidades. Ella sabía que yo llevaba más de una década compartiendo contenido gratuito en redes sociales, y me aseguró que eso era prueba de que había mucha gente interesada en lo que yo contaba. Se convirtió al mismo tiempo en mi mayor inspiración y en mi fan número uno. De no ser por ella, jamás habría empezado a escribir. Tener a alguien que confía plenamente en ti, incluso más que tú en toda tu vida, puede cambiar tu existencia por completo.

El objetivo de mi primer libro, *Everything Fat Loss*, era sencillo: tomar el tema más popular de la industria del *fitness* (la pérdida de grasa corporal) y escribir el mejor libro y recurso científico que pudiera. Si salía bien, esperaba que fuera mi pequeño granito de arena para cuestionar una industria que está plagada de desinformación peligrosa y personajes dispuestos a mentirte con tal de quedarse con el dinero que tanto te cuesta ganar.

Cuando terminé el primer borrador, que tenía nada menos que 140.000 palabras (cualquier autor te dirá que eso equivale más a dos libros que a uno), un buen amigo mío, Luke Betts, me dijo cariñosamente que estaba siendo un gilipollas por haber pasado casi tres años escribiendo un libro para luego sacarlo solo en formato digital. Cito textualmente: «Debes apostar por ti. Haz las cosas como corresponde, paga para que se imprima como un libro autopublicado y deja que la gente tenga en sus manos eso en lo que has invertido tanto sudor, lágrimas y esfuerzo». Sin esa confianza, mi primer libro nunca habría llegado a imprimirse, no se habría convertido en un *best seller* en internet, y jamás habría despertado el interés de varias de las editoriales más importantes del mundo.

Cuando me escribió Helena, editora de Octopus Books, quedó claro que no solo había leído mi primer libro entero (algo que ningún otro editor había hecho), sino que además le había encantado y había entendido la pasión que yo sentía por este tema. Cuando me preguntó si tenía planeado escribir un segundo libro, le dije que el único libro que me interesaba escribir era la continuación del primero. En lugar de crear un gran compendio científico que solo resultara atractivo a quienes disfrutan de los detalles más técnicos, quería hacer que esa información fuera más accesible para un público más amplio. Quería dar a personas como tú la práctica y los consejos que te ofrecería si trabajáramos juntos en persona. Si ella no hubiera depositado esa confianza en mí, este segundo libro no existiría. Tanto ella como todo el equipo de Octopus han sido increíbles compartiendo mi visión y haciéndola realidad.

Aunque en la portada de los dos libros solo aparezca mi nombre, sé muy bien que no merezco todo el mérito. Gracias a mi esposa, Sohee Carpenter, por ser la primera persona en mi vida en hacerme ver que merecía aspirar a cosas más grandes en mi carrera profesional. Gracias a Luke Betts por creer tanto en mí que me animé a jugármela y a apostar por mí. Gracias al maravilloso equipo de Octopus, por ayudarme a publicar y dar vida al libro que ahora tienes en las manos.

Y por último, pero no menos importante, gracias a todas las personas que me han apoyado y animado en redes sociales a lo largo de estos años. Sin vosotros, nada de esto habría sido posible. Me habéis cambiado la vida de formas que jamás podré expresar. Ojalá veáis lo mucho que me he esforzado para escribir estos libros; quiero que os sintáis orgullosos de haber confiado en mí desde el principio.

Créditos de las imágenes

Figura en la página 16: ©Baillot, A. *et al.* (2021). *PLoS ONE.* Licencia CC BY 4.0. <https://creativecommons.org/licenses/by/4.0/>;

Figura en la página 19: ©Abarca-Gómez, L. *et al.* (2017). *The Lancet,* publicado por Elsevier. Licencia CC BY 4.0. <https://creativecommons.org/licenses/by/4.0/>;

Figura en la página 32: Reproducida de Hall, K. D. *et al.* (2019). *Ultra-Processed Diets Cause Excess Calorie Intake and Weight Gain, Cell Metabolism, 30* (1). Imagen utilizada con permiso de Elsevier;

Figura en la página 46: ©Wilding, J. P. H. *et al.* (2022). *Diabetes, Obesity and Metabolism,* publicado por John Wiley & Sons Ltd. Licencia CC BY 4.0. <https://creativecommons.org/licenses/by/4.0/>;

Figura en la página 101: Reproducida de Kraus, W. E. *et al.* (2019). *2 Years of Calorie Restriction and Cardiometabolic Risk (CALERIE), The Lancet, 7*(9), Fig. 2a. Imagen utilizada con permiso de Elsevier;

Figura en la página 114: ©Sainsbury, K. *et al.* (2018). *Eating and Weight Disorders.* Licencia CC BY 4.0. <http://creativecommons.org/licenses/by/4.0/>. Proporcionada por Springer Nature SharedIt;

Figura en la página 128: Adaptada de *The Handbook of Behaviour Change,* editado por Martin S. Hagger *et al.* (2020). Reproducida con permiso de Cambridge University Press a través de PLSclear;

Figura en la página 149: Adaptada de Tran, Quang Duc *et al.* (2023). *Sugar-sweetened Beverages Consumption Increases the Risk of Metabolic Syndrome and its Components in Adults, Clinical Nutrition ESPEN, 57.* Imagen utilizada con permiso de Elsevier;

Figura en la página 151: Reproducida de Warburton, D. E. R. y Bredin, S. S. D. (2017). *Health Benefits of Physical Activity, Current Opinion in Cardiology, 32*(5), Fig. 3a. ©Wolters Kluwer Health, Inc. Todos los derechos reservados;